U0941381

新编骨与关节外科治疗学

（下）

姜雪峰等◎主编

吉林科学技术出版社

第三篇

骨、关节疾病与康复

第十章　脊柱疾病

第一节　颈椎间盘突出症

一、病因

颈椎间盘突出症是脊柱外科的常见疾病之一，是颈椎间盘在尚无明显退行性改变的基础上，受到一定的外力作用而使纤维环破裂，引起髓核后突，突出的髓核直接引起颈髓和神经根受压，产生的一系列临床症状。

通常是由于颈部突然的过度活动或椎间盘发生退行性变而引起。颈部外伤，如颈椎过伸性损伤引起的上位椎体向后移位和屈曲性损伤所致的双侧小关节脱位或半脱位，均可使椎间盘后方张力增加，导致纤维环破裂，髓核突出，压迫颈髓和神经根。

椎间盘是人体各组织中最早、最易随年龄而发生退行性变的。随着年龄的增长，髓核失去一部分水分及其原有的弹性，致使椎间盘发生退变。颈椎间盘变性和破裂与颈椎伸屈活动频繁引起的局部劳损和全身代谢、内分泌紊乱有关，并且由于齿状韧带的作用，颈髓较为固定，当椎间盘纤维环和后纵韧带破裂时，髓核突出易压迫颈髓。颈椎后外侧的纤维环和后纵韧带较薄弱，颈部神经根在椎间盘水平呈横向走行进入椎间孔，即使突出的椎间盘很少，也可引起神经根受压。

二、病理

椎间盘又称椎间纤维软骨盘，是由纤维环、髓核及软骨板组成并连结于上、下两个椎体之间的重要结构。颈部椎间盘除了 C_1，C_2 间没有外，自 C_2 下方至 T_1 上方共有 6 个。

颈椎间盘的特点是：纤维环为其周边部的纤维软骨组织，质地坚韧而富弹性，在增加椎间关节的弹性，扭曲和旋转运动方面起重要作用。颈部椎间盘的总高度为颈部脊柱高度的 20% ~24%。颈部椎间盘前部较高、较厚，髓核偏后，髓核易向后方突出或脱出。髓核富含水分（含水量在 80% 左右，随年龄增长而递减，老年人可低于 70%）和类似黏蛋白组织。髓核具有较高的膨胀性，受到压力时，含水量减少；解除压力时又吸收水分，体积增大，使髓核能较好地调节椎间盘内压力。椎间盘的血液供应随年龄增长而逐年减少，血管口径变细，一般在 13 岁以后已无血管再穿入深层。所以，在劳损和退变后，椎间盘的修复能力相对较弱。

正是由于颈部椎间盘上述特点，从而保持了颈椎的正常活动。但因前纵韧带宽大肥厚，髓核又偏居于椎间隙后方，在病变、运动负荷过大和外力因素作用下，易导致椎间盘纤维环后部破裂，髓核向狭窄薄弱的后纵韧带处突出或脱出，造成颈椎间盘突出症。尤其是在椎间盘发生一定退变的基础上，受到一定的外力作用，甚至是轻微的外力都可造成颈椎间盘突出或脱出。这种椎间盘的退变，一方面是由于年龄的增长，髓核失去水分和弹性所致；另一方面则与颈椎过度屈伸引起局部劳损有关。另外，全身代谢、内分泌方面的改变，也是颈椎间盘退变和破裂不可忽略的因素。

椎间盘突出症多见于腰段；胸段几乎很少发生；颈段则介于胸段、腰段两者之间，其发生率大约是腰椎间盘突出症的 10%。因为颈椎间盘突出的部位不同，可分别压迫脊髓和脊神经根，产生一系列类似颈椎病的症状和体征。

三、临床表现

临床上经常由于轻度劳损或外伤引起，轻重程度主要视神经根受压的程度而不同。一般根据颈椎间盘向椎管内突出所压迫的部位的不同，分为中央突出型、侧方突出型。

1. 中央突出型　突出部位在椎管中央，此型以颈髓受压为主要表现。当颈椎间盘中央突出后，因脊髓受压，可出现不同程度的四肢无力，且下肢重于上肢，表现为步态不稳；严重时可出现四肢不完全性或完全性瘫痪以及大小便功能障碍，表现为尿潴留和排便困难。中央型的体征为：不同程度的肢体肌力下降；肢体肌张力增高；深、浅感觉异常，可因椎间盘突出的节段不同而显示不同的平面；四肢腱反射呈现亢进，病理征可显示阳性。

2. 侧方突出型　突出部位在后纵韧带的外侧，钩椎关节的内侧，该处有颈脊神经通过，因此突出的椎间盘可压迫脊神经根而产生根性症状。主要症状为后颈部疼痛，僵硬，活动受限，疼痛可放射至肩部或枕部；一侧上肢有疼痛和麻木感，但很少双侧同时发生；肌力改变不明显。在发作间歇期，患者可以毫无症状。查体时发现头颈部常处于僵直位，活动受限；病变节段相应椎旁压痛、叩痛；椎间孔挤压实验阳性，根性牵拉试验阳性；受累的脊神经根支配区感觉异常、肌力减退、肌肉萎缩、反射改变（表 10－1）。

表 10－1　颈椎间盘突出症的主要体征

椎间隙	受压神经	麻木区	疼痛区	肌力减退	腱反射
$C_{2\sim3}$	C_3	颈后部，尤其乳突周围	颈后部及乳突周围	无明显肌力减退	无改变
$C_{3\sim4}$	C_4	颈后部	颈后部，沿肩胛提肌放射	无明显肌力减退	无改变
$C_{4\sim5}$	C_5	三角肌区	颈部侧方至肩部	三角肌	无改变
$C_{5\sim6}$	C_6	前臂桡侧和拇指	肩及肩胛内侧	肱二头肌，拇指及示指屈伸肌	肱二头肌反射改变或消失
$C_{6\sim7}$	C_7	示指，中指	肩内侧，胸大肌	肱三头肌	肱三头肌反射改变

续 表

椎间隙	受压神经	麻木区	疼痛区	肌力减退	腱反射
$C_7 \sim T_1$	C_8	前臂尺侧，环指，小指	上肢内侧，手掌尺侧，环指，小指	握力减退	反射正常

四、诊断

根据本病的病史特点，临床表现以及影像学特点，诊断颈椎间盘突出症多无困难。

1. 临床诊断　本病可分为急性和慢性颈椎间盘突出症。前者多有轻重不等的颈部外伤史，起病后即可出现神经根或脊髓受压症状，如神经根放射痛、上肢麻木、手臂无力、腱反射亢进、病理反射阳性等，并伴有颈椎椎节局部症状。影像学上提示椎间盘有明显的突出或脱出，并压迫颈髓或神经根。本型无颈椎骨折或脱位征，但约50%的病例伴有椎管狭窄征。慢性颈椎间盘突出症与脊髓型颈椎病不同，一般发病年龄较轻，病情发展较快。多为缓慢或亚急性起病，大多在连续劳累多日后发生，临床上主要以颈髓或颈神经根受压症状，伴有颈椎椎节局部症状。影像学检查证实致压物为突出的椎间盘，不应存在骨性致压物。此外，根据椎间盘突出的部位及突出物与受压组织结构的关系，可分为中央型和侧方型椎间盘突出，前者指髓核从椎节后方中央突向椎管内者，临床上以颈髓受压所引起的四肢肌力减弱和感觉障碍为主要症状。MRI、CTM等影像学检查显示椎间盘突出，并压迫硬脊膜或脊髓，大多伴有椎管狭窄。后者指髓核向侧方突出，以根性痛为主要临床表现，影像学检查可见椎间盘突出位于椎管的前外侧，以致颈神经根受压。

2. 影像学表现

（1）X线检查：常规拍摄包括颈椎正位、侧位及动力位X线平片。可发现颈椎生理前凸减小或消失；受累椎间隙变窄，可有退行性变。在年轻或急性外伤性突出的病例，其椎间隙可无异常发现，但在颈椎动力位侧位片上可见受累节段不稳，并出现较为明显的梯形变（假性半脱位）。

（2）CT检查：在常规的CT片上往往不能确诊。近年来，多数学者认为采用脊髓造影+CT检查（CTM）对诊断侧方型颈椎间盘突出症具有一定的价值。

（3）MRI检查：MRI检查对颈椎间盘突出症的诊断有着重要价值。其准确率明显高于CTM，MRI可直接显示颈椎间盘突出的部位、类型以及颈髓和神经根的受损程度，为颈椎间盘突出症的诊断、鉴别诊断、治疗方法的选择和预后判断提供可靠的依据。在MRI片上可直接观察到椎间盘向后突入椎管内，椎间盘突出成分与残余髓核的信号强度基本一致。中央型突出者，在MRI上可见椎间盘从后方中央部位呈团块状突出，压迫颈髓前方，受压颈髓弯曲变扁及向后移位，并且受压部位的颈髓信号异常。侧方型突出者，在MRI上椎间盘从后外侧呈块状或碎片状突出，压迫颈髓前外侧，受压颈髓信号改变，神经根向后外侧移位或消失。

五、治疗

本病的外科治疗包括非手术治疗和手术治疗。前者适用于轻型、无明显脊髓压迫或神经根压迫症状者。后者适用于重型、出现脊髓压迫或严重的神经根压迫症状者，以及病情反复发作，经非手术治疗无效者。治疗上宜遵循如下原则：①影像学显示颈椎间盘突出对脊髓、神经根压迫，但无临床表现，或仅有轻微症状，宜取保守治疗，并严密观察。②影像学显示颈椎间盘突出，有明显脊髓神经根压迫征象，有明显症状但无明显临床体征，虽经3个月以上正确的保守治疗，但无明显改善，或稍改善后又有进展时，应予手术治疗。③影像学显示颈椎间盘突出，脊髓神经根明显受压，有或无明显症状，但有轻微的神经系统体征者，宜早期手术治疗。④外伤后，无颈部和神经系统症状体征，影像学显示椎间盘突出对脊髓、神经根有重度压迫（MRI显示超过该矢状面的1/2）时，宜尽早手术治疗。这是防止术后并发外伤性脊髓空洞症的重要环节。

1. 非手术疗法

（1）颈部牵引：可采取坐位或卧位用四头带（Glisson带）牵引。重量从轻到重，开始一般用2~3kg，以后逐渐增至4~5kg，牵引时间为每次1~2h，每日2次，2周为1个疗程。也可采取卧位持续性牵引，重量变化同前，2~3周为1个疗程。在牵引过程中如有不良或不适反应，应暂停牵引。牵引适用于侧方型椎间盘突出症。对中央型颈椎间盘突出症，牵引可能加重病情，应用时应慎重。

（2）颈围保护：用一般简易的颈围保护可限制颈部过度活动，增加颈部的支撑作用和减轻椎间隙内压力。在颈部牵引后症状缓解者或者颈椎手术后，应用颈围保护，有利于病情恢复。

（3）理疗和按摩：对轻型病例可选择应用理疗方法，如蜡疗和醋离子透入法。对于按摩或推拿，对一部分病例有效，但对部分病例可能加重症状，甚至瘫痪，应慎用。

（4）药物治疗：可适当应用消炎止痛药物，如塞来昔布（西乐葆）、双氯芬酸（扶他林）、美洛昔康（莫比可）等，对缓解病情有一定作用。

2. 手术疗法　对反复发作，经非手术治疗无效，或是出现脊髓压迫症状者，应及早行手术治疗。对于单节段或双节段受累者，手术方法以颈前路为主，主要是颈前路减压、摘除突出椎间盘及椎体间植骨融合术。近年来，在颈前路摘除突出椎间盘后，行椎间融合器或前路钢板螺钉系统内固定等，已成为当前治疗颈椎间盘突出症的常用方法。采用颈后路手术不能去除脊髓和神经根前方致压物，只起到间接减压作用，仅适用于多节段受累伴椎管狭窄或后纵韧带骨化（OPLL）者。对合并有椎管狭窄的病例，可酌情在前路减压术后间隔3~8周，再行颈后路椎管扩大减压术。

（1）颈前路减压、Cage植入术：在行颈前路减压后，植入Cage是治疗颈椎间盘突出症的一种常用手术方法。Cage具有支撑、稳定手术节段和诱导成骨的作用。从而达到椎间融合稳定。大多数学者认为手术成功的关键是严格掌握手术适应证、正确放置Cage的位置和术后行外固定3~4周。近来有文献报道，由于Cage的材料与颈椎骨质的弹性模量相差太大或局部植骨量有限等原因，出现Cage沉陷、脱出和假关节形成等并发症。

法国Scient X公司生产了一种钢板-融合器系统（PCB）。该系统为一体化设计，Cage置入椎间隙并用两枚螺钉固定在上下方椎体上。临床应用结果表明，PCB具有提供牢固的即刻稳定性，术后不需颈围外固定，恢复椎间高度和颈椎生理弧度，减少植骨和供骨部位相关的并发症等优点。

（2）颈前路减压植骨、钢板系统内固定术：虽然颈前路减压、植骨融合术对颈椎间盘突出症是有良好的疗效，但对两个节段以上同时受累者，在行开槽减压后，植骨块稳定性较差。如发生植骨块向后移位可压迫颈髓，导致高位截瘫，甚至危及生命，如向前滑移可造成食管、血管、神经损伤等后果。此外，植骨块与上下椎体接触之间存在微动，可引起植骨融合失败，形成假关节，影响手术效果。为防止发生上述情况，术后搬动和翻身时，需特别小心，以防发生意外，日常需行石膏固定2～3个月。随着颈前路内固定系统（ACPS）和技术的不断问世和改进，在行颈前路减压、植骨同时行ACPS内固定已成为新的手术方法。

不少生物力学实验和临床研究证实ACPS具有显著的优越性。目前，临床上应用的ACPS种类很多。这些ACPS具有操作简单、可达到术后即刻稳定、防止植骨块移位、术后无需行石膏外固定和可显著提高植骨融合率等优点。

近年来，国内外有报道采用人工颈椎间盘置换术治疗颈椎间盘突出症。临床应用结果表明，人工颈椎间盘置换术可保留颈椎的活动范围，初步应用临床效果令人满意，但其远期疗效仍有待进一步观察。为确保手术效果，应严格掌握手术适应证和操作规程。

（许江峰）

第二节　颈椎管狭窄症

一、病因和病理

（一）病因

1. 先天性因素　先天性颈椎管狭窄是软骨发育不全（Achondroplasia）、神经纤维瘤病、颈椎先天性畸形的相应表现，其椎体、椎弓形态往往也有异常。

2. 发育性因素　颈椎在胚胎发生和发育过程中，由于某种因素造成椎弓发育障碍，导致椎管矢状径小于正常的长度，椎管扁平。

3. 颈椎退行性病变　颈椎退行性变是后天继发性颈椎管狭窄的最主要原因，其病因主要是颈椎间盘退变、椎体后缘骨质增生、黄韧带肥厚、椎板增厚、小关节增生肥大等，这些因素都可引起椎管径的继发性狭窄。

4. 外伤　严重的颈椎外伤可引起外伤性颈椎管狭窄症。骨折的椎体向背侧突入椎管腔，使局部椎管变形；外伤性颈椎脱位、半脱位使相应节段颈椎管狭窄，引起颈髓或神经根受压。

5. 医源性病变　颈部的某些手术可致颈椎管狭窄。例如，颈椎板切除术后可产生硬膜外纤维化，而局部的纤维化常导致瘢痕形成，是医源性颈椎管狭窄的常见原因；颈前路椎间盘切除、自体髂骨植骨块或钛网置入太深，亦可造成颈椎管狭窄，甚至颈髓压迫。

6. 其他　后纵韧带骨化症、黄韧带骨化症、特发性弥漫性骨肥厚症、氟骨症、强直性脊柱炎等疾病均可伴有颈椎管狭窄。

（二）病理

由于发育性、退变性或其他原因所致的颈椎管狭窄症，均可引起脊髓血液循环障碍，导致脊髓压迫。因此，引起颈椎管狭窄症的病理改变也是多方面的。

（1）椎弓根变短，引起椎管矢状径较正常狭窄，但是单纯先天性狭小一般不致产生脊髓和脊神经根病变，只有在原有椎管先天性狭小基础上再附加有其他病变，使管腔有进一步的不规则狭小时，才产生神经系统的症状。

（2）椎体后缘骨质增生，后纵韧带骨化和髓核的突出或脱出等，均易造成脊髓前方受压，尤以仰伸时最为明显（图 10-1）。

（3）椎板增厚、黄韧带肥厚、硬膜外瘢痕等在颈后伸时从后方刺激、压迫脊髓。

（4）小关节突增生肥大，从脊髓侧后方压迫脊髓。

（5）钩椎关节的增生性改变引起椎间孔的狭窄，从而导致颈椎神经根受刺激或压迫。

（6）上述病理改变可使构成颈椎管后壁、前壁和侧壁的骨性和纤维性结构均存在不同程度的增生、肥大，向椎管内占位，使椎管狭窄而压迫脊髓。另外，椎间孔狭窄亦属椎管狭窄的范畴，其狭窄症的表现以神经根受刺激而引起的根性神经症状为主。

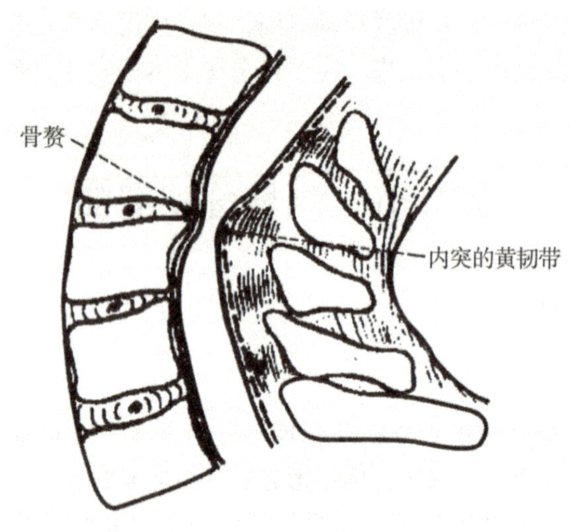

图 10-1　颈椎管狭窄

在椎管狭窄基础上，如椎管前方有骨刺或髓核突出，则脊髓更易受累，尤以仰伸时为甚

二、临床表现

颈椎管狭窄症多见于中老年人，发病缓慢，好发于下颈椎，以 $C_4 \sim C_6$ 节段最为多见。颈椎管狭窄引起颈髓受压，从而出现颈脊髓损害的症状与体征，主要表现为四肢感觉运动与括约肌功能障碍。

1. 症状　大多数患者于本病的早期即可出现四肢麻木、皮肤过敏或感觉分离的感觉障碍的表现。这主要是由于脊髓丘脑束及其他感觉神经纤维束受累所致，其中 90% 以上的病例感觉障碍先从上肢开始，以手臂部尤为多发，亦可能先从肩部开始；而感觉障碍出现后一般持续时间较长，可有阵发性加剧，此多与各种诱发因素有关。而运动障碍出现多在感觉障碍之后出现，其中大多是在检查时发现，表现为椎体束征，患者大多从步态沉重、下肢无力、抬步困难、易跪倒及胸腹或骨盆区的束带感等症状开始，随着症状的逐渐加重而出现四肢瘫痪。另外，部分患者在本病的中后期可出现大小便障碍，以尿频、尿急及便秘为多见；后期则可引起尿潴留，甚至有大小便失禁等表现。

2. 体征　颈部症状不多，活动受限不明显。躯干及四肢常有感觉障碍，但很不规则，四肢肌肉萎缩、肌力减退、肌张力增高，而肌萎缩出现较早，且症状也多较明显，范围亦较广泛。浅反射诸如腹壁反射、提睾反射及肛门反射等多呈现减弱或消失；而深反射如上肢的肱二头肌反射、肱三头肌反射、桡骨膜反射，下肢的膝反射和踝反射等多呈对称性活跃或亢进，而 Hoffmann 征；掌颏反射及 Babinski 等病理征亦多发。

三、诊断和鉴别诊断

（一）诊断

颈椎管狭窄症的诊断主要依据临床症状、体征和影像学检查。

1. 一般特点　患者多为中老年，发病缓慢，逐渐出现四肢麻木、无力、步态不稳等脊髓受压症状。往往从下肢开始，双脚有踩棉花的感觉，躯干部有“束带感”。

2. 检查和体征　查体可见患者呈痉挛步态，行走缓慢，四肢及躯干感觉减退或消失，肌力减退，肌张力增加，四肢腱反射亢进，Hoffmann 征阳性，重者存在踝阵挛及 Babinski 征阳性。

3. X 线平片　在 X 线平片侧位片上可清晰显示颈椎椎管矢状径和椎体矢状径，而在标准侧位片行椎管矢状径测量是诊断发育性颈椎管狭窄简便的方法。椎管矢状径为椎体后缘中点到椎板棘突结合部之间的最短距离，一般以 C_5、C_6 椎节为标准，其他椎节也应逐一测量。实际测得的颈椎管中矢径绝对值小于 12mm，为椎管相对狭窄；小于 10mm 为绝对狭窄。为排除放大率的影响，测量颈椎管中矢状径与椎体中矢状径的比值更为准确。若 3 节以上的比值均小于 0.82，则提示椎管狭窄；当比值小于 0.75 则可确定为椎管狭窄（图 10－2）。

而继发性颈椎管狭窄症的影像学表现除上述所见外，尚可见到原发病的相应表现，如侧位片显示颈椎变直或弧度反曲、多发性椎间隙狭窄、颈椎不稳、关节突增生等；而动态测量颈椎过伸、过屈位颈椎管功能性矢状径对了解颈椎管的退变状况有意义。功能性矢状径Ⅰ：椎体后下缘到下位颈椎棘突根部前上缘的距离；功能性矢状径Ⅱ：下一椎体后上缘至自体棘突根部前上缘的距离（图 10－3）。

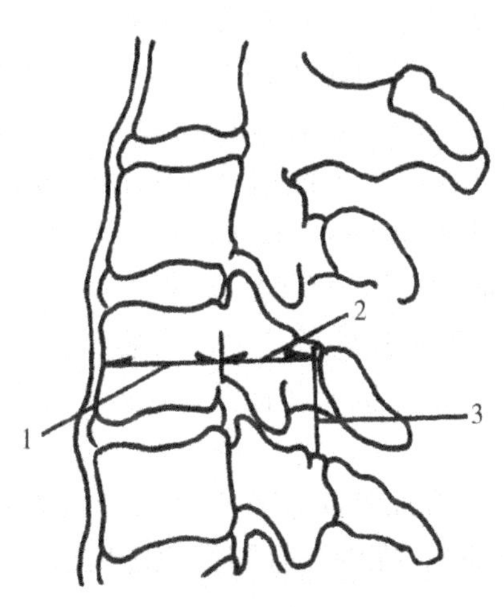

图 10－2　颈椎矢状径测量

1. 矢状径；2. 椎管矢状径；3. 棘突基底连线

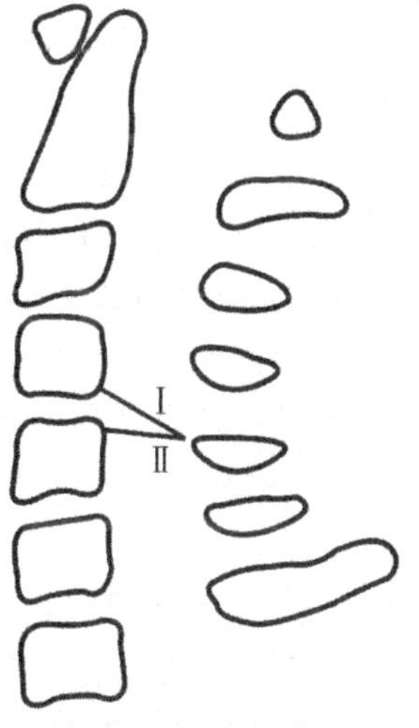

图 10－3　颈椎功能矢状径测量

Ⅰ：功能矢状径Ⅰ；Ⅱ：功能矢状径Ⅱ

而对于后天性颈椎管狭窄症，我们尚可计算有效颈椎管率，分别测量椎管矢状径（a）及其相应的椎体中矢径（b），测量如前述。因椎体的退变首发于椎体上下缘，我们测量同一椎体下缘的椎体矢状径（c），包括向椎管内突入的骨嵴，但不包括向椎体前方突出的骨嵴（图 10－4）。有效颈椎管率＝（a＋b－c）/c，当数值＜0.6 时，临床应考虑退行性颈椎管狭窄。

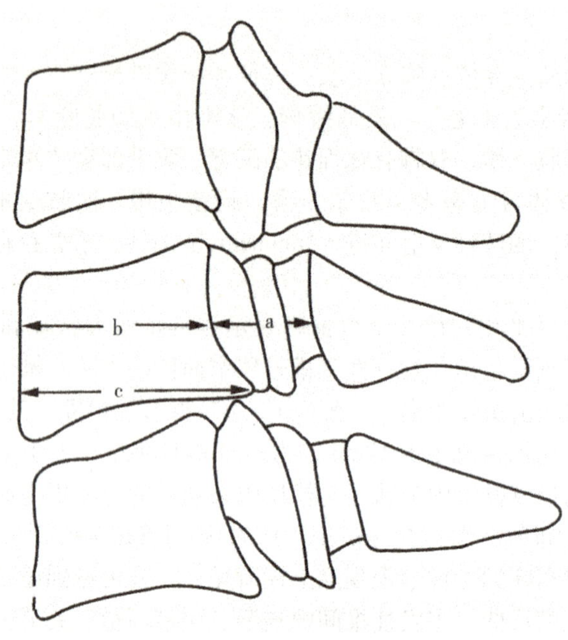

图 10－4　有效颈椎管率测量

4. CT 扫描　CT 扫描可清楚地显示骨性椎管，但对软性椎管显示不良。CT 的轴位断层扫描时须注意平面与椎管纵轴相互垂直，否则斜面扫描而呈椎管扩大伪像，影响测量效果。将增强造影和 CT 扫描结合在一起的 CTM 检查可清楚地显示骨性椎管、硬膜囊和病变的相互关系，可在 CTM 图像上对颈椎横断面的各种不同组织和结构的面积及其之间的比值进行测量，从而诊断病变程度和判定预后。有椎管内造影增强 CT 扫描（IntCECT）和静脉注入造影剂颈椎对比增强 CT 扫描（IvCECT）两种方法。IvCECT 不能用来评定脊髓型的颈椎病，主要用来诊断神经根性的椎管狭窄，尤其是在带有特殊软件 CT 机上，可重组出椎管和颈椎 45°角斜位三维立体图像，骨窗上可以非常准确地描绘出神经孔的形状和大小。另外，随着 CT 三维成像技术的迅速发展和不断完善，在颈椎管狭窄症的评价中，三维重建图像能更精确显示解剖结构和病变的立体毗邻关系，在骨性病变的评价上具有积极意义，为手术提供更多更丰富的影像信息。

而 CT 尚可通过测量椎管与脊髓的截面积来诊断椎管狭窄。正常人颈椎管截面积在 $200mm^2$ 以上，而椎管狭窄者最大横截面积为 $185mm^2$；椎管与脊髓面积之比值，正常人为 2.24 ：1，而椎管狭窄者为 1.15 ：1。

5. MRI 检查　MRI 技术是当前了解脊柱脊髓内在图像和各种病理变化最敏感的图像技术，它可了解椎管内外的解剖结构情况，对确定椎管的矢径、椎体后缘骨质增生、椎间盘退变程度及局部炎症情况等可提供准确的依据。但其不能清晰显示椎体、椎板骨皮质及骨化的韧带。颈椎管狭窄症的 MRI 特征表现为颈髓蛛网膜下隙的消失，伴有脊髓的受压变形、髓内改变和致压因素。MRI 尤其在 T_2 加权图像上可看到象征伴随着椎管狭窄的软组织水肿或脊髓软化的髓内信号强度增强。Okado 等在 T_1 加权的横切面图像上定出颈髓正中矢径距和左右最宽横距，设计脊髓受压率的等式为：压迫率 = 矢状距/横距 * 100%，并可用求积仪测绘出颈髓横截面积。而且对于带有钛钢内植入的机体 MRI 可提供安全的检查，并且图像清晰，有助于手术后的随访检查。

6. 脊髓造影检查　颈椎椎管造影术对确定颈椎管狭窄的部位和范围及手术方案制定均具有重要意义。颈椎管造影可采取 2 个途径：腰椎穿刺椎管造影和小脑延髓池穿刺椎管造影。可诊断椎管内占位性病变和椎管形态变化及其与脊髓的相互关系。能早期发现椎管内病变，确定病变部位、范围及大小。对某些疾病尚能做出定性诊断。

（二）鉴别诊断

颈椎管狭窄症临床需与多种疾病鉴别，分述如下。

1. 脊髓型颈椎病　临床上颈椎管狭窄症与颈椎病经常伴发，而且约 80% 以上的颈椎病是建立在椎管狭窄这一病理解剖基础上的，但两者仍需鉴别，尤其发育性颈椎管狭窄症和脊髓型颈椎病。鉴别要点：前者好发年龄较轻，起病缓慢，早期以上肢或手部麻木、疼痛为早发症状，临床表现以感觉障碍为主，X 线平片显示椎管狭窄。而后者好发年龄多在 55 岁以后，起病较快，早发症状主要为下肢无力、易跌倒，临床以运动障碍为主，X 线主要显示椎间隙狭窄、骨刺及颈椎不稳表现。对临床难以鉴别者，凭借 MRI 检查多能做出诊断。

2. 颈椎后纵韧带骨化症　因颈椎的后纵韧带发生骨化，压迫脊髓和神经根，从而产生肢体感觉和运动障碍，借助影像学检查可予以鉴别。要点如下：侧位 X 线片上可见椎体后有长条状钙化阴影，必要时加摄断层片即可确诊；CT 片上则可见椎体后方有骨化块，从而临床可予鉴别。

3. 椎管内肿瘤　椎管内有占位性病变从而导致脊髓压迫的症状。鉴别如下：临床表现为脊髓呈进行性受压，患者症状逐渐增多，从单肢发展至四肢，感觉障碍及运动障碍同时出现。X 线平片可有椎弓根变薄、距离增宽、椎间孔增大等椎管内占位征象；如瘤体位于髓外硬膜下，造影可有杯口样改变；脑脊液蛋白含量增加，MRI 检查对鉴别诊断很有帮助。

4. 脊髓空洞症　多见于青年人，病程缓慢。痛温觉与触觉分离，尤以温度觉减退或消失更为突出。脊髓造影通畅，MRI 检查可见颈髓呈囊性变，中央管扩大。

5. 脊髓侧索硬化症　系运动神经元性疾病，症状以肢体无力为主，手部早发，呈进行性、强直性瘫痪，无感觉障碍及膀胱症状；可有明显肌肉萎缩，尤以双手为重；影像学检查可无阳性所见。另外，患者可多伴有发音障碍、舌偏斜及吞咽困难等症状。

四、治疗

1. 保守疗法　本病由于其病理解剖基础是器质性的椎管狭窄，因此保守疗法常难以解决根本问题。保守治疗主要用于本病的早期阶段及在手术疗法前后作为辅助疗法，而对于发病时间较晚的年迈患者，尤其是全身实质性脏器有病变的患者，临床亦以保守治疗为主。具体措施主要以颈部保护为主，辅以理疗及一般对症措施，对伴有颈椎间盘突出及颈椎节段性不稳的病例可行牵引疗法。对发育性颈椎管狭窄的患者，应慎重应用手法治疗，避免过度旋转及前屈、后伸等被动粗暴手法。而对颈椎管重度狭窄的高龄患者，手法治疗应列为禁忌证。平日应注意颈部体位，不可过伸，更不宜长时间或突然屈颈，尤其是在有骨刺的情况下，易引起脊髓损伤。

2. 手术疗法

（1）手术适应证：①广泛的发育性颈椎管狭窄，颈椎管前后径在12mm以下，或椎管矢状中径与椎体矢状中径比值小于75%，且有临床症状者。②颈椎后纵韧带骨化致广泛椎管狭窄，有相应临床症状者。③颈椎病3个椎间隙以上的多发性椎间隙退变致椎管狭窄，有相应临床症状者。④颈椎前路手术后，症状改善不佳，复查仍有颈椎管狭窄者。⑤黄韧带肥厚或骨化致相应临床症状者。

（2）手术入路选择：手术途径应根据压迫脊髓的组织来自脊髓前方或后方，以及椎管狭窄的范围进行选择，以达到使脊髓压迫彻底解除的目的。由于CT和MRI的广泛临床应用，不仅显示脊髓受压的方位，还可显示脊髓受压的范围和程度，对选择手术途径和方法提供了有利依据。

对于压迫来自脊髓前方，累及范围局限在2个椎间隙以内，选用前路手术可直接解除对脊髓的压迫，并植骨融合稳定颈椎以达到治疗效果，如仍有椎管狭窄症状则可酌情再行后路手术。而先天性颈椎管狭窄、黄韧带肥厚、后纵韧带连续性骨化造成的颈椎管狭窄以及虽然脊髓压迫来自前方，但累及3个椎间隙以上的颈椎退行性改变致椎体后缘增生，均应施行后路手术。

（3）前路手术：前路手术主要分为2类：一类为经颈前路手术，去除间盘组织、骨赘、骨化灶、开槽或椎体次全切除减压后行植骨融合术；另一类为颈椎前路椎管成形术，临床也称前壁漂浮法，主要用于明显的椎管狭窄及严重的后纵韧带骨化者，分述如下。

1）椎体次全切除植骨椎管扩大术：麻醉、体位与入路同颈椎前路手术。术中X线定位后，先用小尖刀、小刮匙和髓核钳切除拟次全切除的椎体上下端的2节椎间盘组织，用三关节咬骨钳咬除或用环钻钻除，或用刮匙刮除拟次全切除椎体宽度的中间约1/2椎体骨质（约1.2cm宽），深至后纵韧带浅层或硬膜囊浅层。刮除上下方的椎间隙椎体终板软骨并保留骨性终板组织，与被次全切除椎体相邻椎体的后缘骨赘宜切除干净。切取带三面皮质骨的髂骨块修整成型植入颈椎次全切除处，并予颈椎前路钢板固定。对于经济条件较好的患者可不取自体髂骨，颈椎次全切除处予钛网植入并加颈椎前路钢板固定，术后处理同颈椎前路手术。

2）颈椎前路椎管成形术（前壁漂浮法）：麻醉、体位与入路同颈椎前路手术。术中X线定位无误后，利用电钻、凿及刮匙先将病节椎体前方、中部及后部的大半全部切除，后方仅保留椎管前壁骨质（即椎体后缘）。范围视具体要求而定。用小号钻头将椎体后缘骨壳四周骨质磨薄，再磨透，使其呈游离状。当椎体前方骨壳呈漂浮状时，由于椎管内的压力较高，则可使已游离的骨壳自动地向前方漂浮，从而扩大椎管的矢状径而有利于改善脊髓受压状态。取自体髂骨块或钛网植入骨槽内并加予颈椎前路钢板固定，术后处理同颈椎前路手术（图10－5）。

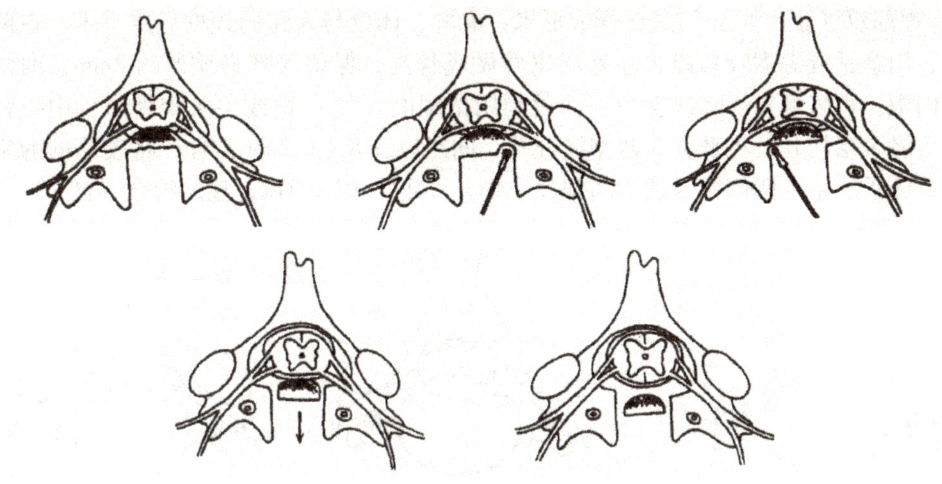

图 10－5 颈椎前路椎管成形术手术图解

切除前方骨质及椎间盘，磨去一侧椎体后缘骨质再磨去另侧椎体后缘双侧骨质磨去后，使后方的骨化物呈游离状物逐渐漂向前方，游离骨化从而达到减压目的

（4）后路手术：目前较常用的手术方法主要有 4 种：①颈椎管单开门成形术。②颈椎管双开门成形术。③棘突悬吊式颈椎管成形术。④颈椎后路“Z”字成形术，分述如下。

1）颈椎管单开门成形术：麻醉、体位与入路同颈椎后路手术。用尖嘴咬骨钳或高速磨钻切除一侧椎板之外板及另侧椎板全层。向半椎板切断侧推动棘突，形成内板骨折，扩大椎管矢状径。椎管矢状径扩大后，为维持其有效间隙的间距，防止再关门，最好将棘突缝合固定至椎板骨折侧的椎旁肌中，以降低关门率。而为避免椎板还位，可将带蒂肌肉或脂肪块置于椎板开口处，亦可以切除棘突，以降低椎板还位程度。关闭切口，逐层缝合（图 10－6）。

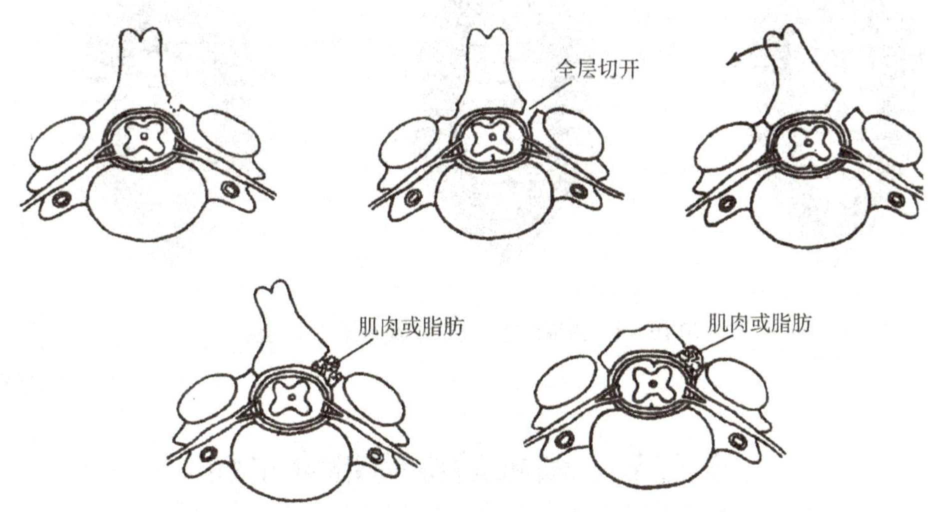

图 10－6 颈椎管单开门成形术手术图解

切除一侧椎体外板，再全层切断另侧椎板，推动棘突形成内板骨折，扩大椎管矢状径。为避免椎板还位，可将带蒂肌肉或脂肪块置于椎板开口处，亦可将棘突切除以降低椎板还位程度

2）颈部双（正中）开门式椎管成形术：麻醉、体位与入路同颈椎后路手术。在两侧关节内缘，用磨钻或尖嘴咬骨钳去除外层皮质做成骨沟，保留底部骨质厚约2mm，两侧均保留椎板内板。可将棘突切除或保留，而后利用微型电（气）钻或尖头咬骨钳自中线将棘突至椎弓后缘全层切开。将棘突向两侧掀分开，间距以0.8～1.2cm为佳，将咬除的棘突或髂骨块或异体骨块植入两侧掀开的中间部并予钢丝固定。关闭切口，逐层缝合（图10－7）。

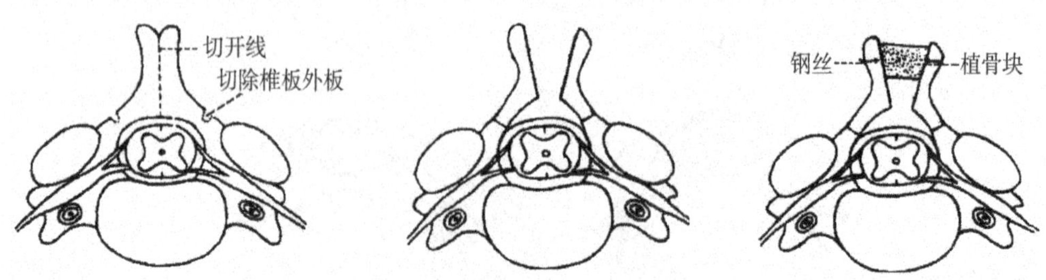

图10－7　将劈开的棘突分向两侧，后将植骨块嵌于分开的棘突固定

3）棘突悬吊式颈椎管成形术：麻醉、体位与入路同颈椎后路手术。用尖嘴咬骨钳或高速磨钻将拟减压节段的双侧椎板切断。咬除部分棘突，使之缩短；保留头侧棘间韧带，切断尾侧棘间韧带、椎板间韧带。拉紧棘突与尾侧正常棘突，用钢丝固定；或以棘突基部穿线拉紧与头尾侧正常棘突固定。关闭切口，逐层缝合。

4）颈椎后路“Z”字成形术：麻醉、体位与入路同颈椎后路手术。先将棘突切除，再将椎管后壁用微型锯等器械切成“Z”形。向两侧掀开以扩大椎管矢状径，并予丝线或钢丝固定扩大椎管矢径的椎板。关闭切口，逐层缝合（图10－8）。

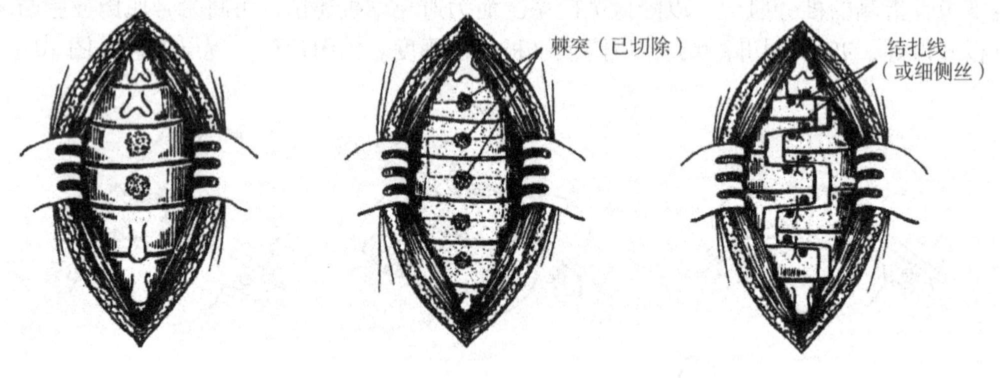

图10－8　颈椎后路“Z”字成形术手术图解

（许江峰）

第三节　颈椎后纵韧带骨化症

一、病因

颈椎后纵韧带骨化（OPLL）的确切病因目前尚不清楚，可能与创伤、慢性劳损、炎症、颈椎间盘变性、遗传等因素有关。有人在研究中发现OPLL患者小肠钙的吸收减少，据此认为 OPLL 的发生与代谢有关；也有人对 OPLL 患者的家族史进行调查，提出 OPLL 发生为常染色体显性遗传的可能性；还有人认为 OPLL 的形成与饮食习惯有关，较多进食植物蛋白质者易患 OPLL。综合大量实验研究与临床观察结果，OPLL 的发生可能与以下两种因素的关系最为密切。

1. 内分泌因素　糖尿病、肢端肥大症、甲状腺功能低下等均与 OPLL 上有明显相关性。由于韧带骨化症患者常同时伴有甲状旁腺功能减低或家族性低磷酸盐性佝偻病，提示钙磷代谢异常可以导致韧带骨化。虽然血液化学测定常为正常，但钙摄入量试验显示：后纵韧带骨化症患者的肠腔钙吸收有降低的趋势。就糖尿病而言，临床观察显示有 16% 的糖尿病患者存在 OPLL，两者间虽然互为因果关系，但是否均与某一发生因素相关尚不明确。

2. 局部创伤因素　OPLL 往往与颈椎间盘或椎间关节退变合并存在，同样值得注意的是不少 OPLL 患者曾经有过颈椎外伤史。由于后纵韧带和椎体后缘静脉丛之间关系紧密，当外伤或椎间盘后突时，静脉易遭创伤作用发生出血，并进入后纵韧带引起钙化、骨化。在颈椎退变的情况下，外伤后发生骨化的可能性将明显增加。

二、病理改变

后纵韧带位于椎管内，起自第 2 颈椎，沿诸椎体后面延伸至骶骨。韧带上宽下窄，在胸椎比颈、腰椎为厚。在椎间盘平面以及椎体的上下缘，韧带同骨紧密接触，在椎体的中间部分，韧带同骨之间有椎体基底静脉丛分隔。后纵韧带比前纵韧带致密、牢固，通常分为深、浅两层，浅层为一坚强韧带，自颅底垂直下行，在侧方延伸达椎间孔，连续分布 3 个或 4 个椎节；深层呈齿状仅处于相邻两椎体之间，椎体钩椎关节的关节囊一些纤维即始于此层。OPLL 通常始于后纵韧带与椎体纤维性连接的部位，其骨化块中大部分为板层骨，由椎体后缘至板层骨之间依次为纤维组织、纤维软骨、钙化软骨。骨化灶与硬脊膜粘连，随着压迫程度的增加，硬脊膜变薄甚至消失，有时硬脊膜也发生骨化。随着骨化块的不断增大，增厚的后纵韧带骨化可通过挤压、折顶和挫磨等方式对脊髓和神经根造成压迫损伤，脊髓受压发生严重变形，并可压迫脊髓供血血管造成脊髓缺血和静脉回流淤滞。神经组织充血水肿，脊髓前角细胞数量减少，形态缩小，以灰质受损较重，脊髓白质有广泛的脱髓鞘变。严重者脊髓内可出现变性，坏死，囊变。

OPLL 在病理组织学上可分为成熟型和非成熟型两种类型，反映在后纵韧带的不同区域或节段其骨化程度不一致，即有的部位已完全成熟，而有的部位尚未骨化或刚刚出现软骨细胞。软骨内死骨在 OPLL 形成中可能起重要作用。

后纵韧带骨化的患者还有全身性增生的倾向，除合并脊柱骨质增生、强直性脊柱炎之外，还常伴有前纵韧带、黄韧带骨化。故有人认为，后纵韧带骨化可能是全身性骨质增生和韧带骨化的局部表现。此外，部分患者除颈椎后纵韧带骨化外，尚有胸椎黄韧带、腰椎棘上韧带或髌韧带等组织骨化，具有全身多部位骨化的倾向。在颈椎，整个颈椎后纵韧带都可以发病，但以颈5、颈4、颈6、颈7 为最多，同时可向纵的方向和水平方向发展。后纵韧带骨化在沿着纵轴方向生长的同时，在水平方向也同时扩大，形成椎管内的占位性病变，使椎管容积变小、椎管狭窄，造成脊髓、神经根受压，脊髓被挤压呈月牙形状，并被推向椎管后壁，骨化块的后壁呈波浪状改变。

三、临床表现

OPLL 并非全部都出现临床症状，其中多数可终生未被发现或体检时偶然发现。只有在 OPLL 压迫脊髓和神经根时，才会出现临床症状，轻微的颈部外伤可诱发临床症状的出现造成原有症状的加重。

OPLL 症患者的临床表现与颈椎管狭窄症、颈椎病临床表现十分相似，既可有脊髓压迫症状，也可有神经根受压症状。在早期表现为颈部疼痛及轻度活动受限。在非成熟型 OPLL，由于骨化区相邻的椎间关节出现不稳，也可能引起头晕、恶心、心慌及呈非神经性分布的头面部或肢体的感觉障碍等交感神经刺激症状。随骨化块不断增大变厚，颈椎管逐渐狭窄，脊髓及神经根会受到愈来愈严重的挤压，脊髓缺血情况加重，从而引起神经功能的损害。典型者呈现慢性进行性痉挛及四肢瘫痪的症状与体征，表现为四肢麻木，无力，手指笨拙，步态痉挛致步态不稳，胸腹部呈束带样感觉，括约肌功能障碍等。体验可见肢体及躯干感觉障碍，深反射亢进，多伴有上肢及下肢病理反射。如果脊髓与神经根或脊髓前角细胞均受到损害，也可表现上肢反射减弱而下肢反射亢进的体征。在具有发育性颈椎管狭窄或存在椎间不稳及椎间盘突出者，上述症状与体征可出现更早，进展更快。对绝大多数患者而言，起病时往往无明显诱因，缓慢发病，但有近 1/5 的患者，因程度不同的外伤、行走时跌倒或乘车时头颈突然后仰等突发起病，或使原有症状加剧甚至造成四肢瘫。据统计，OPLL 患者最初出现临床症状的平均年龄男性为 51.2 岁，女性为 48.9 岁。

脊髓症状产生的原因包括：①后纵韧带骨化灶逐渐生长变厚，在脊髓前方直接产生压迫（脊髓丘脑前束及皮质脊髓前束）。②脊髓在受压并逐渐后移过程中，还受到两侧齿状韧带的持续牵拉，这种齿状韧带的牵拉可以在脊髓产生应力区，应力区集中在齿状韧带附着的邻近部位（皮质脊髓侧束）。③当患者颈部突然后伸时，肥厚的黄韧带向前方膨出压迫脊髓，使脊髓在前方的后纵韧带骨化灶及后方前突的黄韧带夹击下造成脊髓中央管损伤综合征，产生四肢瘫，且上肢症状远较下肢为严重。④骨化物突入椎管恰好对脊髓前动脉造成压迫时，可引起中央沟动脉的血供障碍，使脊髓中央部损害，也表现为脊髓中央管损伤综合征。

四、影像学检查

1. X 线表现及骨化类型　在颈椎侧位片上，OPLL 显示为椎体或椎间隙后方的高密度条索状或斑块状骨化影。可呈分节状或纵行连续性，边缘光滑整齐，长度与宽度不一，骨化带与椎体间有一线状透明间隙，这与钙化带浅层骨化明显而深层为增厚的非骨化区相符合。骨化易累及 $C_{4\sim6}$ 节段，此段亦常为骨化最厚的部位。据有关数据统计，平均受累的椎体节段为 3.1 节。早期 X 线平片难以发现，CT 检查可提高其显示率。根据骨化灶的形态和范围，有学者将其分为四型（图 10－9）。

（1）孤立型：骑跨于相邻 2 个椎体后缘上方及下方，即发生于椎间盘平面，占 7.5%。在 OPLL 中以 C_2 椎节最为多见，其次为 C_4 和 C_6 椎节。一般 2～5 个椎节为最常见的发病数，平均约 3 个椎节。

（2）节段型：骨化块呈云片状存在于每个椎体后缘，数个骨化灶可分别单独存在而无联系。该型最为多见，占 36%。

（3）连续型：骨化呈条索状连续跨越数个椎体，呈一长条索状，骨化物连续不断，甚至达胸椎水平。此型约占27.3%。

（4）混合型：既有连续的骨化块又有节段的骨化块，相连续的骨化多位于$C_{2\sim3}$水平，单个者多出现于下颈椎。此型占29.2%。

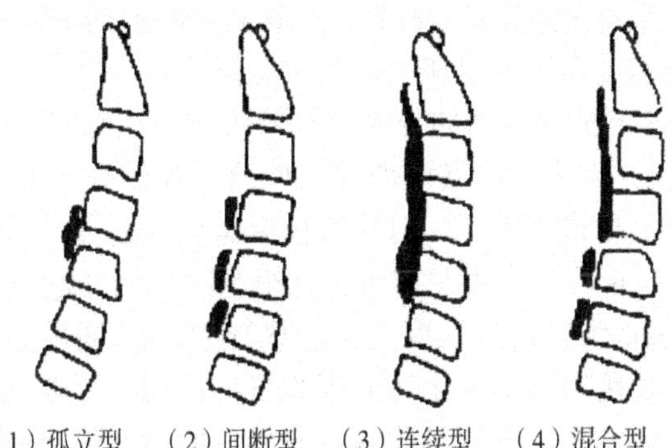

图10－9　后纵韧带骨化分型

为准确判断狭窄程度，可采用普通X线摄片和断层片来测量椎管的狭窄率。狭窄率是侧位片中骨化块最大前后径与同一平面椎管矢状径之比。椎管狭窄率的计算公式是：颈椎管狭窄率＝OPLL最大厚度/椎管矢状径。

临床症状和体征情况在很大程度上取决于脊髓受压的程度，及椎管的有效空间。而椎管狭窄率又较为客观地反映了椎管的矢状径和骨化灶厚度的关系，间接地显示了脊髓受压情况。临床上观察到狭窄率大于40%者，症状、体征大多较为严重，患者表现为四肢肌力明显减退，行走困难，甚至瘫痪，多有明显的椎体束症状。狭窄率小于30%者，临床表现相对较轻，大多数日常生活能自理，部分患者尚能工作。由于下肢肌力减退，此类患者极易跌倒受伤，形成颈椎脊髓损伤，使病情骤然加重。狭窄率在30%～40%，临床表现基本上介于两者之间。但椎管狭窄率与脊髓压迫也并非绝对平行。

2. 脊髓造影表现　脊髓造影术可观察到后纵韧带骨化灶对硬膜囊的压迫情况，影像上常表现为与骨化水平相一致的不全性或完全性梗阻。当OPLL骨化块增厚不显著时，仅可见到造影剂柱前缘有不同程度的长条状压迹，无椎管梗阻的征象。当OPLL骨化明显时，椎管可完全或部分梗阻，表现为造影剂柱前缘中断。如合并椎间盘突出时，可见硬膜囊呈弧形受压。OPLL病变基本居中，椎管正中矢状径狭窄较明显，颈段造影剂柱的受压不限于椎间盘平面。要确定受压梗阻范围，须作上行性和下行性两次造影。脑脊液蛋白含量升高，Quekenstedt试验表现为部分或完全性梗阻。

3. CT扫描　CT扫描是诊断后纵韧带骨化症的重要方法，可以在横断面上观察和测量骨化物的形态分布及其与脊髓的关系。显示OPLL的厚度、形态、累及范围及椎管狭窄情况较普通X线片更敏感和准确。

在CT扫描图像上，可见椎体后缘有高密度骨化块突向椎管，椎管狭窄，容量变小，脊髓和神经根受压移位变形。可用椎管横断面狭窄率来表示椎管狭窄程度，如果对横断面图像进行矢状面重建的骨化物在椎管纵向、横向的发展情况，从而对后纵韧带骨化的范围有更加全面的了解。在CT图像上，OPLL骨化块可呈小圆块影、横条形、半圆形、卵圆形、椭圆形、飞鸟形、三角形、两半卷发形等多种形态。根据椎管最狭窄水平骨化块的形态，在横断面CT图像上可将其分为方型、蘑菇型、小山型三种类型。OPLL的形态可因骨化厚度及骨化分布范围不同，而在不同层面的连续图像出现改变，且CT还可观察到X线平片不能发现的不成熟骨化灶。从CT扫描上观察，绝大多数患者的骨化灶位置居中，偏于一侧甚至同椎骨侧壁融合的较为少见。

CTM与CT相比，除同样能显示OPLL在椎管水平断面的形态与大小外，还能清晰显示骨化块对硬膜囊压迫的程度及脊髓受压迫后的形态。

4. MRI表现　MRI可根据脊柱韧带的形态和信号变化判断韧带的正常或异常情况，在MRI的T_1、T_2加权像上，骨化的后纵韧带常呈低信号强度突入椎管，并可见硬膜囊外脂肪减少及硬膜囊受压。在相应横断面上，可见椎体后缘呈低信号的后纵韧带骨化影从椎管前方压迫脊髓及神经根。Tobias认为，由于韧带骨化组织同其他骨组织一样含有骨髓及脂肪，因而在T_1加权像上也可表现为高信号强度变化。尽管MRI诊断后纵韧带骨化不及CT扫描和X线断层片，但其能在直接勾画出骨化灶范围程度的同时，反映出脊髓受压后的信号变化，对判断手术预后具有一定意义，并能排除其他原因造成的脊髓压迫症。

五、诊断

依据神经学检查，结合上述X线、CT、MRI等影像学所见，常可做出明确诊断。但有两个问题需要明确：①后纵韧带骨化并不一定有临床症状出现，许多X线普查发现的后纵韧带骨化十分严重，但患者本人还可以正常生活而无明显的症状。同样，在某些广泛的颈椎后纵韧带骨化灶中，并不是每个平面都产生压迫症状的，必要时可采用神经诱发电位和肌电图来确定受累及的神经范围及平面。②除了后纵韧带骨化，骨化灶还可以发生在黄韧带，这两组韧带的同时骨化就会严重影响椎管的大小，产生明显的脊髓压迫症，若同时累及到胸、腰椎，则病情将更为复杂多变。

伴发疾病有：

（1）颈椎退行性改变：颈椎退行性改变随着年龄的增加而加重，其病理改变累及椎间盘、椎体、椎板、小关节、韧带等各个部位，如椎间盘脱水变性、突出、椎间隙狭窄、椎体后缘骨赘增生、小关节增生、椎板增厚、韧带肥厚等。颈椎退行性改变与后纵韧带骨化之间存在着密切关系，一方面，尽管后纵韧带骨化的病因尚未明确，但退行性改变是引起后纵韧带骨化的因素之一已为大家所公认；另一方面，当颈椎某一节段发生后纵韧带骨化而使活动受到限制时，该部位的上、下椎间隙和小关节承受的负荷活动将增加，可逐渐出现并加速退行性改变。

（2）弥漫性特发性骨肥厚症（DISH）：此病又称Forestier病，是老年人中常见疾患，大多数患者临床症状并不明显。其主要病理变化为脊柱连续数个椎体前、外侧钙化和骨化，伴有或不伴有神经压迫症，外周骨与肌腱和韧带附着处通常也发生钙化和骨增生。DISH多见于下胸段和腰段，典型X线片表现为脊柱前外侧连贯性、宽大的骨化带，受累区域椎间隙正常。临床上发现相当多的OPLL伴发DISH，或者说DISH伴发OPLL，有学者认为OPLL是DISH的一种特殊类型表现，但经过流行病学调查后发现，DISH与OPLL两者间存在着差异，不应视为同一种疾病。

六、治疗

（一）非手术治疗

OPLL症的治疗包括保守治疗和手术治疗。对于症状轻微，或症状明显但经休息后能得到缓解者，以及年龄较大有器质性疾病不能耐受手术者，均可采用非手术疗法。非手术治疗的目的在于保护和固定颈椎，使骨化区以外出现不稳定的椎间关节变为逐步稳定，从而消除由椎间不稳定而产生的局部运动刺激因素。常用的有持续头颅牵引、卧床休息、颈托固定、理疗和药物治疗等。由于后纵韧带的骨化块既可以对脊髓产生直接接续的压迫，又可以在颈部活动时对脊髓产生摩擦，采用保守疗法将颈部固定后可以消除摩擦引起的刺激，取得的疗效往往较预期的为好。对于颈椎的间歇性牵引法与推拿疗法，有引起症状加重的报道，应慎重选用。药物疗法除注射消炎止痛、神经营养药物之外，近来有神经生长因子运用于临床，显示了一定的疗效。对 OPLL 患者应首先采取保守治疗，若经过一段时间的保守疗法仍无效时考虑手术治疗。

据有关报道，对轻症 OPLL 患者接受非手术治疗后 5 年的随访结果显示：无症状加重者占 54.8%；症状有改善者占 26%；症状加重者为 18.5%。而重症 OPLL 患者经非手术治疗后几乎均无效果。

手法推拿不宜用做 OPLL 症的非手术治疗方法。临床上因推拿手法不当致 OPLL 患者症状加重的例子已有部分报道，推拿造成高位截瘫甚至死亡的病例也非属罕见。据此，手法推拿应视为 OPLL 症治疗的禁忌证。

（二）手术治疗

手术适应证：①症状严重，骨化明显，椎管矢状径在 12mm 以下。②症状和体征进行性加重，保守治疗无效者。③影像上骨化灶十分明显，此时颈椎管已极度狭窄，轻微外伤即可引起脊髓损伤，有人主张积极手术。

OPLL 症的手术方式种类繁多，但以手术途径划分，可分为前侧经路、后侧经路及前后联合经路三种途径。各种方法均有其优缺点和适应范围，应用时须根据患者具体情况加以选择。其最终目的是解除骨化的后纵韧带对脊髓的压迫，扩大椎管。

1. 前路减压术颈前路　手术适应证：①颈 3 以下节段性后纵韧带骨化，骨化灶厚度小于 5mm，椎管狭窄率小于 45%，前路手术较安全。②对于 3 个或 3 个以下节段的后纵韧带骨化灶，前路减压加植骨融合为首选。

从理论上讲，后纵韧带骨化均应施行颈前路手术，直接切除韧带骨化灶解除脊髓压迫，但由于技术上的原因，对于某些较为特殊的后纵韧带骨化，外科医师不得不选择颈后路手术。颈前路手术又包括后纵韧带骨化灶的切除法和漂浮法两种。采用漂浮法时，先切除减压范围内椎间盘，再用咬骨钳将椎体部分咬除，并用微型钻头磨削切除椎体后缘骨质，使黄白色的后纵韧带骨化块逐渐显出手术视野，并将骨化灶四周完全游离软化呈浮动状态，减压后硬脊膜下脑脊液的搏动膨胀，骨化灶可以逐渐向前移动，从而达到减压目的。对于节段型 OPLL 合并显著椎间盘突出时，后者往往是造成脊髓或神经根病损的主要因素，通过椎间盘切除与椎间植骨融合术一般可取得治疗效果。对混合型 OPLL 合并椎间不稳的病例，如果骨化块增厚不显著，脊髓未受到挤压，而椎间不稳因素较突出时，单纯的椎间盘切除及椎体间植骨融合术多可奏效。

对施行的颈前路切除后纵韧带骨化灶手术进行随访总结后认为术中应注意以下问题：①严格掌握前路手术指征，是手术成功的关键之一。②彻底切除骨化灶，扩大减压范围，显露出骨化灶上下两端及左右两侧的正常硬脊膜。③彻底止血，保持手术野清晰，便于手术顺利进行。④术中操作准、轻、稳，防止脊髓伤害。⑤当椎管有效矢状径小于 6mm 时（椎管原始矢状径减去骨化灶厚度)，更要注意无创操作，如果椎管矢状径小于3mm时，在术中发生瘫痪的可能性极大。⑥采用显微外科技术操作，切除相应的椎间盘和骨化灶，可提高手术疗效。⑦减压区域植入修整成形的髂骨或腓骨，但不要超过4个椎节，以免术后晚期发生颈椎曲度畸形。⑧颈椎伤口必须放置半管引流条24小时。⑨术中采用上下界面螺丝钉固定，或术后采用颈颏石膏固定3个月，直至植骨块融合。

2. 颈后路手术　颈后路手术适应证：①4个或4个以上节段的连续型或混合型后纵韧带骨化症。②后纵韧带骨化灶累及颈1～2者。③后纵韧带骨化灶波及颈胸段至颈以下椎节者。④后纵韧带骨化灶伴发急性颈脊髓损伤，须作广泛多节段椎板切除减压者。

包括椎板切除减压和椎管成形术两类。椎板切除术中又有半侧椎板切除术和全椎板切除术之分，前者切除一侧椎板，关节突内侧缘、棘突基底部及黄韧带，后者切除棘突及双侧椎板，切除的范围除受骨化灶压迫的脊髓节段之后，还须包括上下各一正常椎节的椎板。半椎板切除术操作简单，对脊柱稳定性影响较小，但椎管扩大范围有限，通常选择临床症状、体征较重的一侧进行颈椎半椎板切除，但有时骨化灶在椎体后缘的一侧较为严重，甚至与椎管侧壁相连，造成一侧椎管极为狭窄，此时若选择该侧进行半椎板切除，会增加脊髓损伤的机会，为此，可选择骨化壁的对侧进行减压，避免上述情况发生。全椎板切除术先将减压节段的棘突切除，再用咬骨钳咬薄椎板或采用微型钻头将椎板削磨到能隐约见到硬膜的菲薄程度，用剪刀将菲薄的椎板剪除，使减压范围内的硬膜与脊髓同时膨隆。全椎板切除减压较为彻底，手术也不复杂，但对脊柱稳定性破坏较大，并可因环形疤痕形成脊髓压迫，在对颈椎后纵韧带骨化行全椎板切除术后患者的长期随访报道中发现约1/3的患者骨化灶有不同程度的发展。颈椎曲度畸形率达到43%。

为此，有人对椎板切除术进行改进，设计了椎管成形术，有单侧开门和双侧开门术等。尽管有人认为在减压程度、神经恢复、脊柱稳定性和颈椎曲度畸形等方面椎板切除术和椎板成形术两者间无显著差异，但更多的研究证明，颈椎管成形术能增加脊柱稳定性，防止颈椎反屈畸形发生，并能控制颈椎后纵韧带骨化灶的发展。椎管成形术中重要的技术环节是维持脊椎后结构稳定在手术时的位置，保持对脊髓的减压效果。早期采用了将椎板棘突缝合在邻近肌肉及关节突上的方法，尽管手术操作较为简单，但由于缝合固定不确实，时常发生椎骨后结构重新恢复到手术前位置，而再次形成椎管狭窄。为避免上述关门现象的发生，人们又设计出了众多的椎板成形方法，采用这种手术，需要有精细的手控高速钻锯，术中采用植骨和内固定技术，同时，由于这种操作较为复杂使术中出血增多，手术时间延长，脊髓损伤的机会也相应增多。

3. 颈后路及前路联合减压术　在混合型OPLL并伴有巨大椎间盘突出或显著增厚的局限性骨化块时，有人采用分期手术的方法进行后路和前路联合减压。一期手术行后路减压及椎板成形，使椎管矢状径扩大，脊髓获得充分向后移行的空间，两周后再行第二期手术，切除前方较大的突出间盘或局限性骨化块。这种联合减压的方式使脊髓压迫解除得较为充分。在后路手术已使椎管扩大，脊髓缓冲间隙增加的情况下，再行前路的骨化块或椎间盘摘除也使手术变得更安全。

（许江峰）

第四节 胸椎管狭窄症

胸椎管狭窄症是发育性因素或由椎间盘退变突出、椎体后缘骨赘及小关节增生、韧带骨化等因素导致的胸椎管或神经根管狭窄，引起相应的脊髓、神经根受压的症状和体征。自Nakanish等于1971年报道胸椎后纵韧带骨化症，Msrzluff等1977年报道胸椎管狭窄以来，随着CT及MRI等先进影像诊断技术的应用，胸椎管狭窄症的诊断率逐步提高。胸椎管狭窄症并不少见，虽然只有很少一部分患者产生脊髓压迫的临床症状，但由于其能够严重影响人们正常生活与工作，致瘫率高，而临床诊断困难，手术治疗风险大，因而必须予以高度重视。

一、病因与病理

胸椎管狭窄症主要是由于胸椎的退行变性致椎管狭窄所致。导致胸椎管狭窄症的原因，80%以上与胸椎黄韧带骨化（OLF）有关，其次为胸椎间盘突出、发育性胸椎管狭窄、后纵韧带骨化（OPLL）等。

（1）胸椎退行性变：是退变性胸椎管狭窄症的主要致病因素，包括椎间盘突出、黄韧带肥厚钙化、椎板及关节增生、肥大。

（2）胸椎后纵韧带骨化症（TOPLL）：TOPLL的发病年龄较小，可以是单节，亦可以为多椎节，增厚并骨化的后纵韧带可达数毫米，向椎管突出压迫脊髓。这类病例也可有胸椎管的退行改变，但大多较轻，以TOPLL压迫为主。

（3）先天性胸椎管发育狭窄：此类病例较少见，其胸椎管先天性狭窄，椎弓根短粗，椎管前后狭小，但年幼时脊髓在其中尚能适应，成年后有轻微胸椎管退变或其他致胸椎轻微损伤等诱因，即可造成脊髓压迫，出现症状。故总的看来，胸椎管狭窄病系胸椎管退变引起的疾患。

（4）其他：某些全身性骨骼系统疾病，如软骨发育不全、氟骨症、Paget病等均可造成明显的胸椎管狭窄症。此外，急性外伤性椎间盘突出和脊柱外伤均可导致胸椎管狭窄症。

胸椎管狭窄症的主要病理改变有：椎间盘变性突出压迫硬膜囊和脊髓，使硬膜外间隙消失，硬膜外腔脂肪减少，还可导致椎后静脉丛淤血，严重时可发生硬膜外血肿。黄韧带肥厚可达7～15mm，多伴有不同程度的钙化、骨化，骨化后黄韧带常与椎板融合成一整块骨板。关节突增生肥大，向椎管内聚，尤其以上关节突增生前倾，压迫脊髓后外方为重。椎体后、外缘骨质增生形成骨赘，严重者可形成骨桥，向后突出压迫脊髓。椎板增厚可达20～25mm，多有骨质硬化呈象牙样改变，从椎管侧后方压迫脊髓。硬脊膜增厚，可达2～3mm，约束脊髓，与其他因素共同作用加重脊髓损伤的程度。

二、临床症状与体征

退行性胸椎管狭窄症多见于中老年人，发病年龄以40～60岁多见，男性高于女性。胸椎的各个节段均可发病，好发部位为下段胸椎，以$T_{6\sim12}$为最多。

各种原因导致的胸椎管狭窄症都表现为胸脊髓或神经根受累的相应症状和征，相互间并无显著区别。有文献报告疼痛是胸椎间盘突出症最常见的症状和体征。

胸椎 OLF 和 OPLL 是因韧带逐渐肥厚、骨化而引起的慢性脊髓压迫性疾病，疼痛症状不突出。大多数胸椎管狭窄症患者年龄在 40 岁以上，隐匿起病，逐渐加重；早期仅感觉行走一段距离后，下肢无力、发僵、发沉、不灵活等，休息片刻又可继续行走，我们称之为脊髓源性间歇性跛行，这与腰椎管狭窄症中常见的以疼痛、麻木为主要特征的神经源性间歇性跛行显著不同。随病情进展，出现踩棉花感、行走困难，躯干及下肢麻木与束带感，大小便困难、尿潴留或失禁，性功能障碍等症状。患者一旦发病，多呈进行性加重，缓解期少而短。病情发展速度快慢不一，可自半年至五六年不等，快者数月即发生截瘫。

查体可见以脊髓上运动神经元性损害为主的表现，即躯干、下肢感觉障碍，下肢肌力减弱，肌张力升高，膝、跟腱反射亢进，病理征阳性等。但当病变位于胸腰段时，则可能表现为以下运动神经元性损害为主的征象，即广泛下肢肌肉萎缩，肌张力下降，膝、跟腱反射减弱或消失，病理征不能引出；或同时存在有脊髓上下运动神经元性损害的特征，如既有肌张力下降，又有病理征阳性等。

三、影像学检查

1. 胸椎 X 线平片　虽然 X 线平片仅能发现不到 50% 的 OLF 或 OPLL 病变，但它仍能提供许多重要信息。平片和体层片可观察到程度不同的胸椎退变性征象和黄韧带钙化，胸椎后纵韧带骨化的情况。如发现有椎体楔形改变或 Scheuermann 病，则可能有椎间盘突出；发现有 DISH、强直性脊柱炎、氟骨症，则可能有 OLF；如发现有下颈椎连续性 OPLL，则可能有胸椎 OLF 等。胸椎退变性征象包括：①椎体广泛骨质增生，可累及一个或多个节段，严重者椎体上下缘骨质增生可形成骨桥。②椎弓根变短、增厚，椎板间隙变窄或模糊不清。③胸椎小关节增生肥大、内聚，上关节突前倾，小关节间隙变窄、密度增高。其中侧位片上关节突肥大增生突入椎管，是平片诊断本症的重要依据。④部分病例显示椎间隙变窄，椎间盘有钙化出现。⑤个别患者显示胸椎畸形，如脊椎分节不全，脊椎隐裂，棘突分叉，胸椎侧弯畸形等。⑥其颈椎和腰椎片多伴有退变征象。

在上述征象中，侧位片上关节突肥大增生突入椎管是诊断本症的重要依据。

2. 脊髓造影检查　脊髓造影检查为有创性检查，且只能间接反映胸椎病变及脊髓的压迫，在不具备 MRI 设备的医院可以选择该方法。脊髓造影不全梗阻时可显示病变部位的全程，当发现硬膜外型后外侧压迹或椎间隙以及椎体后方外压型充盈缺损时有助于诊断。但完全梗阻时只能显示病变的上界或下界，而不能确定梗阻的原因，不易与其他椎管内占位性病变进行鉴别。

3. CT 检查　CT 检查可清晰显示骨性椎管及骨化韧带的改变。椎体后壁增生，后纵韧带骨化，椎弓根变短，椎板增厚，黄韧带增厚，骨化等可使椎管矢状径变小；椎弓根增厚内聚使横径变短；后关节增生肥大，关节囊增厚骨化使椎管呈三角形或三叶草形，这些情况可为手术治疗提供有效的信息。

胸椎管狭窄症的 CTM 检查可较好地显示出椎管内黄韧带、后纵韧带肥厚、钙化及椎板和小关节增生，或椎间盘突出造成的相应水平的椎管横径和矢状径变窄，蛛网膜下腔充盈不良、变扁，可对比显示出脊髓的形态。椎管最小矢状径可仅有 1mm，脊髓严重受压而呈“缝隙状”改变。脊髓造影显示完全梗阻的患者延迟 CTM 扫描可显示椎管狭窄的上界水平，为手术提供可靠的依据。同时 CTM 可较好地显示胸段硬膜囊和脊髓的情况，可检查出脊髓造影遗漏的病变，并可显示在MRI图像上为低信号或无信号的黄韧带和后纵韧带病变。因此，胸椎CTM扫描是诊断胸椎管狭窄症的有效方法。

4. MRI检查　MRI检查可清楚显示整个胸椎病变及部位、病因、压迫程度、脊髓损害情况，是确诊胸椎管狭窄症最为有效的辅助检查方法。此外，临床上有10%以上的胸椎管狭窄症的病例是在接受颈椎或腰椎MRI检查时偶然发现OLF或胸椎椎间盘突出。

矢状位T_1加权像可显示蛛网膜下腔变窄、闭塞，脊髓受压、变形情况。同时可显示胸椎间盘突出，椎体骨质增生，韧带肥厚等改变。椎间盘突出在T_1加权像显示清晰，为超出椎体后缘突入蛛网膜下腔的中等信号强度的异常信号。而椎体后缘骨增生，增厚的黄韧带和后纵韧带与蛛网膜下腔在T_1加权像信号相似，均表现为低信号，有时难以区分。矢状位T_2加权像上脑脊液信号增高，呈现高信号，而椎体后缘骨增生，黄韧带和后纵韧带增厚仍为低信号，因此，可清晰地显示蛛网膜下腔的受压情况。后纵韧带骨化在T_2加权像显示为椎体后缘纵行低信号，椎间盘突出对蛛网膜下腔的压迫程度在正中或旁正中矢状位也可很好地显示。当多发椎间盘突出合并黄韧带肥厚、骨化时，高信号的蛛网膜下腔前后受压而呈“串珠样”改变。

MRI还可显示脊髓受压的异常改变。当脊髓长时间受压或受压较严重时，可出现脊髓水肿、肿胀和脊髓软化。在T_1加权像表现为髓内局限性低等信号，在T_2加权像则为明显的高信号。

CT和MRI对脊柱脊髓疾病的诊断具有定性和定位作用。CT扫描可显示椎管狭窄的程度及病变的具体部位。MRI可获得清晰的立体图像，根据脊髓后方受压变形的范围可以确定椎管狭窄的长度，对椎间盘突出比CT横断扫描显示更清楚。通过对脊髓异常MRI信号的分析，还可以判断其病理改变，从而对预后估计具有重要价值。但MRI对椎管侧后方的退变不如X线平片和CT显示清楚。同时，椎管侧方或后方的退变若同时又伴有椎间盘变性时，由于MRI对椎间盘变性比椎管后方结构显示清楚而易引起误解，忽略椎管后方结构的退变。因此，MRI对椎管狭窄的诊断准确性，其估价不如CT。

四、诊断与鉴别诊断

1. 诊断　依据临床表现和影像学检查，诊断多无困难。诊断本病时主要依据如下几点：①患者为中年人，无明确原因逐渐出现下肢麻木、无力、僵硬不灵活等截瘫症状，呈现慢性进行性，或因轻微外伤而加重。②清晰的X线片显示胸椎退变、增生，特别注意侧位片上有关节突起肥大、增生、突入椎管。侧位断层片上有无OYLEY及TOPLL，并排除脊椎的外伤及破坏性病变。③脊髓造影呈不完全梗阻或完全梗阻。不完全梗阻者呈节段性狭窄改变，压迫来自后方肥大的关节突及OYLEY，或前方的OPLL。④CT可见关节突关节肥大向椎管内突出，椎弓根短，OYLEY或OPLL致椎管狭窄。⑤MRI可显示椎管狭窄，有无椎间盘突出，及脊髓的改变。依据以上各点多可明确诊断，仅根据①、②、③项亦可明确诊断。为方便诊断，避免漏诊，可按照以下程序进行诊断。

2. 鉴别诊断　有关临床研究结果显示，40%胸椎管狭窄症合并脊髓型颈椎病，10%颈椎病合并胸椎管狭窄症，10%胸椎管狭窄症合并腰椎间盘突出症，1%~2%患者同时存在有神经损害的颈、胸、腰椎椎管狭窄症。这表明胸椎管狭窄症常与脊柱其他退变性疾病同时存在。

（1）与脊髓型颈椎病的鉴别：颈椎病可以导致四肢麻木、无力，下肢症状常常重于上肢。但是当仅有下肢较明显症状，或下肢症状显著重于上肢时，应该考虑有胸椎管狭窄症的可能。

有的学者用 JOA 评分法，计算上肢占总分的构成比，发现当 >36% 时，合并胸椎 OLF 者占 72.2%；>40% 时，合并胸椎 OLF 者占 81.8%；>43% 时，合并胸椎 OLF 者为 100%。该方法有助于鉴别颈椎病是否同时合并有胸椎管狭窄症。

此外，约有 40% 胸椎管狭窄症合并有颈椎病。因此，在确诊胸椎管狭窄症时要除外颈椎疾患。另外，当存在有下颈椎连续性 OPLL、DISH 病、氟骨症、强直性脊柱炎、Scheuermann 病等时，也要考虑到有胸椎管狭窄的可能。

（2）与腰椎管狭窄症的鉴别：腰椎管狭窄症引发的马尾神经损害实质为下运动神经元性损害，但绝大多数在 $L_{3\sim4}$ 水平以下，腰腿痛症状突出，有明显神经源性间歇跛行。而胸椎管狭窄位于胸腰段时，下运动神经元性损害更为广泛，常混合存在有部分上运动神经损害的表现，早期表现为脊髓源性间歇跛行，如合并存在明确根性症状和体征，则两病同时存在。

（3）与脊髓血管畸形、肿瘤等的鉴别：由于 MRI 等影像学技术水平的提高，鉴别已不困难。

五、治疗

对临床中发现的 OLF、OPLL、胸椎间盘突出、确定无脊髓损害者密切观察，患者避免搬运重物等可引起胸椎外伤的活动。对有神经损害的胸椎管狭窄症，目前尚无有效的非手术疗法，一旦诊断明确，即应尽早手术治疗。手术减压是解除压迫恢复脊髓功能的唯一有效方法，特别是脊髓损害发展较快者。

（一）胸椎 OLF 的治疗

1. 手术技术要点　①后壁“揭盖式”椎板切除减压，即用高速磨钻沿双侧关节突中线磨透，包括 OLF 在内的椎管后壁全层，然后将椎管后壁整体切除。②减压范围：横向包括椎板 + 双侧内侧 1/2 关节突，纵向切除至后壁与硬脊膜间无压迫，如有 OPLL，至两端各加一节椎板。③跳跃式骨化时可分部位减压。

2. 合并脊柱其他疾患的处理　①合并颈椎疾患的处理：原则上先处理重的病变。上胸椎 OLF 可与颈椎病一同解决，中、下胸椎部位的 OLF 可分期或一期解决。②合并胸椎间盘突出或局限性 OPLL 的处理：先行椎管后壁 OLF 切除，再经侧前方行间盘或 OPLL 切除。③合并腰椎间盘突出的处理：一般先处理胸椎 OLF。

（二）胸椎间盘突出的治疗

1. 手术入路选择　①经后路椎板切除入路：尽管过去、现在一直有人采用，但要进行彻底减压而不牵拉脊髓是难以做到的，我们认为应将此方法列为禁忌。②经椎弓根入路或经关节突的后外侧入路或经肋骨横突入路：手术视野仍偏后，难以安全切除突出于脊髓腹侧的椎间盘，但可适用于极外侧或更靠后外侧的椎间盘突出的切除。③经侧前方入路：术者视野及器械直对椎管前外侧，切除椎间盘或椎体骨赘时不需牵拉脊髓，因而比较安全可靠。可经胸腔或腹膜后胸膜外手术，但如同时进行内固定，则最好经胸腔手术。原则上应同时进行固定融合。

2. 经侧前方入路椎间盘切除术的要点 ①虽然经该入路较其他入路相对安全，但仍然是一种风险较大、技术要求高的手术，术者应接受过良好的培训。②椎体节段血管的处理要牢靠，可结扎或电凝烧结后切断，应在椎体侧方中部进行，避免过于靠前或靠后。③切除椎间盘时的器械操作，用力方向要由椎管内向椎管外，切忌任何向椎管内用力的操作。④显露要直接、充分，如果拟切除间盘不在术者直接视野下，势必加大术中止血及切除间盘时的风险。

（三）胸椎 OPLL 的治疗

在理论上，由于胸椎后凸，椎板切除后脊髓不能产生良好向后漂移效应，胸脊髓前方压迫应当从前方减压方能获得最好的效果，但 OPLL 硬如象牙，与脊髓硬膜囊紧密粘连，经椎管侧前方减压、切除 OPLL 风险极大，尤其是要将超过 2 节以上椎体的长节段 OPLL 完整切除更是如此。因此，对于长节段或位于 T_4 以上的 OPLL，原则上采用后路揭盖式椎板切除减压术；对于短节段 OPLL，采用经椎体侧前方入路。OPLL 切除、椎体间植骨融合固定术，要点同胸椎间盘切除术。

六、预后

术后效果与术前瘫痪程度、病程长短、病变累及范围、狭窄程度以及手术方法等诸多因素有关。狭窄或瘫痪较重而时间较长者，除致压物使脊髓直接受压造成损伤外，还由于局部血循环障碍、缺血缺氧时间较长，可以导致脊髓组织发生不可逆性变性。MRI 显示脊髓软化、囊变、明显萎缩者，往往提示预后不良。

治疗效果以截瘫完全恢复为优。恢复自由行走，括约肌完全主动控制，但肌力不及正常或有麻木感，存在病理反射者为良。减压后感觉运动及括约肌功能有进步，但不能自由行走，需用拐杖辅助，或尚不能起床者为进步。较术前无进步者为差。还有术后病情加重，由不完全截瘫成为完全截瘫者为加重。

（姜雪峰）

第五节 胸椎后纵韧带骨化症

后纵韧带位于椎管内，紧贴椎体的后面自第 2 颈椎延伸至骶骨。韧带上宽下窄，在胸椎比颈、腰椎为厚。在椎间盘平面以及椎体的上下缘，韧带同骨紧密接触，在椎体的中间部分，韧带同骨之间有椎体基底静脉丛所分隔。后纵韧带比前纵韧带致密、牢固，通常分为深、浅两层，浅层连续分布 3 个或 4 个椎节，深层仅处于相邻两椎体之间。后纵韧带骨化症是一个老年性疾病，好发于 50～60 岁，在 60 岁以上患者中，发病率可高达 20%，在一般成人门诊中，约占 1%～3%。后纵韧带骨化确切病因尚不明确，一般的常规化验检查，如血常规、血清蛋白、血沉等均在正常范围内。但在这些患者中，12.6% 患有糖尿病，而有隐性糖尿病的比例更高，可见葡萄糖代谢与韧带骨化倾向之间有一个比较密切的关系。

胸椎后纵韧带骨化症（Thoracic Ossification of Posterior Longitudinal Ligament，TOPLL）临床表现主要为下肢力弱、感觉障碍、排便、排尿异常和括约肌功能障碍、胸腹或下肢束带感，少数病例出现肋间神经痛、腰腿痛及间歇性跛行等。胸段脊髓受损主要表现为上运动神经元损伤，但胸腰段病损可以累及脊髓圆锥与马尾神经，出现下运动神经元受损的表现，下

肢某些肌肉的肌力减弱、膝或跟腱反射减弱或消失

胸椎后纵韧带骨化症的诊断与治疗参见第一节胸椎管狭窄症。

（姜雪峰）

第六节 腰椎间盘突出症

腰椎间盘突出症是指腰椎间盘发生退行性变以后，在外力作用下，纤维环部分或全部破裂，单独或连同髓核、软骨终板向外突出，刺激或压迫窦椎神经和神经根引起的以腰腿痛为主要症状的一种病变。腰椎间盘突出症是骨科常见病，是引起腰腿痛的最常见的原因。本病多见于青壮年，患者痛苦大，有马尾神经损害者可有大小便功能障碍，严重者可致截瘫，对患者的生活工作和劳动均产生较大影响。多数患者可根据详细病史，临床检查腰椎 X 线片做出明确诊断，有时需借助 CT、MRI 及椎管造影做出诊断。治疗应根据不同病例分别选用非手术疗法和手术疗法。

一、病因

退行性变是腰椎间盘突出的基本因素，它与以下诱因有关。

（1）外伤：急性腰扭伤或反复腰扭伤是本病发病的重要原因，因为当脊柱在轻度负荷和发生快速旋转时，能导致纤维环的水平撕裂。

（2）过度负重：长期从事体力劳动者和举重运动员过度负荷导致椎间盘早期退变。

（3）职业：司机及长期坐位工作者。当司机踩离合器时，椎间盘内压增大 1 倍，如此反复，易导致腰椎间盘突出症的发生。

（4）先天性发育异常：如腰椎骶化、骶椎腰化以及关节突不对称，使下腰部产生异常应力，易致椎间盘旋转撕裂。

（5）其他：如妊娠时腰痛的发生率明显高于正常人。

二、病理

椎间盘是人体中最早退变的组织之一，其病理改变如下。

（1）纤维环：纤维环退变表现在外周放射状裂隙，多出现在后部或侧方，可由反复微小的创伤所致，裂隙成为椎间盘的薄弱区，是髓核突出的最佳途径。

（2）软骨板：早期可有钙化和囊性变，部分软骨细胞坏死。随着年龄增长，可出现裂隙，也可成为髓核突出的通道。

（3）髓核：正常髓核是一种富有弹性的胶状物质，细胞成分为软骨样细胞，分散于基质中。退变时软骨样细胞数量减少，功能性活力下降。由于生理发育上髓核位于椎间盘中部偏后，当纤维侧后方出现裂隙时，较易通过裂隙突向椎管，引起椎间盘突出。

（4）突出组织的转归：椎间盘组织突出后其水分逐渐减少，并且营养缺乏而萎缩，萎缩后的椎间盘组织可被肉芽组织替代，一部分可出现纤维化或钙化，使临床症状减轻。

（5）腰椎间盘突出症的分型：①按突出位置分型 A. 侧方型：此型最常见，突出组织不超过椎管矢状线，临床症状表现多为一侧。B. 旁中央型：突出组织超过椎管矢状线 3mm，但其中心不在矢状线上，此型也往往引起一侧肢体的症状。C 中央型：突出组织的中心在椎

管矢状线上，可引起单侧或双侧肢体的临床症状。严重时可出现马尾神经障碍，大小便失禁，鞍区麻木。②按病理分型 A. 凸起型：纤维环内层破裂，外层尚完整。B. 破裂型：纤维环完全破裂，突出的髓核仅有后纵韧带扩张部覆盖。C. 游离型：突出的椎间盘组织游离于椎管中，可直接压迫神经根及马尾神经。

三、临床表现

（一）症状

1. 腰痛　腰椎间盘突出症的患者大多数有腰痛，腰痛可在腿痛之前发生，也可在腿痛之后出现，单纯腰痛者仅占 1.4%，腰痛伴腿痛者占 89%。腰椎间盘突出症患者约 70%有过急性腰部扭伤或反复扭伤史，腰部扭伤可导致纤维环的撕裂，引起椎间盘突出，突出的椎间盘组织刺激了后纵韧带中的窦椎神经而引起腰痛。部位主要在下腰部及腰骶部，可表现为钝痛、刺痛或放射痛。腰痛可以缓慢发生，逐渐加剧，往往处于某一体位或姿势时症状加重，卧床休息时可减轻。一少部分可发病急骤，疼痛严重，呈持续性，强迫体位，腰背肌痉挛，夜不能寐，服一般止痛药物难以奏效，此类患者椎间盘突出往往是破裂型或游离型。

2. 下肢放射痛　$L_{4/5}$、L_5/S_1 椎间盘突出症占腰椎间盘突出症的 95%以上，因此以坐骨神经痛为主要表现的占大多数。表现为由腰部至大腿及小腿后侧的放射痛或麻木感，直达足底部，一般可以忍受。重者则表现为由腰至足部的电击样剧痛，且多伴有麻木感。疼痛轻者仍可步行，但步态不稳，呈跛行，腰部多取前倾状或手扶腰以缓解对坐骨神经的应力；重者则卧床休息，并喜采取屈髋、屈膝、侧卧位。凡增加腹压的因素均使放射痛加剧。由于屈颈可通过对硬膜囊的牵拉使脊神经刺激加重（即屈颈试验），以致使患者头颈多取仰伸位。放射痛的肢体多为一侧性，仅极少数中央型或旁中型髓核突出者表现为双下肢症状。

（二）体征

1. 腰椎侧突　是一种为减轻疼痛的姿势性代偿畸形，具有辅助诊断价值。如髓核突出在神经根外侧，上身向健侧弯曲，腰椎凸向患侧可松弛受压的神经根；当突出髓核在神经根内侧时，上身向患侧弯，腰椎凸向健侧可缓解疼痛。如神经根与脱出的髓核已有粘连，则无论腰椎凸向何侧均不能缓解疼痛。

2. 腰部活动受限　腰椎正常活动度为前屈 90°，后伸 20°，左、右侧屈各 30°，左右旋转各 30°，当突出物不大而纤维环尚完整时，对脊柱的活动影响较小，通过保守治疗仍可恢复脊柱的运动，倘若突出物直接将神经根顶起，前屈可增加神经根的张力和刺激而产生疼痛，从而使前屈受限。当腰椎有侧凸时，躯干向凸侧屈会明显受限，而向凹侧屈不受限制。突出物较小，一般后伸不受限，若突出物大或髓核游离到椎管时，后伸同样也会受到限制。

3. 压痛及骶棘肌痉挛　89%患者在病变间隙的棘突间有压痛，其旁侧 1cm 处压之有沿坐骨神经的放射痛。约 1/3 患者有腰部骶棘肌痉挛，使腰部固定于强迫体位。

4. 神经系统表现　①感觉异常：受累神经根分布区可出现感觉过敏、减退或消失。L_5 神经根受压常有小腿前外侧及足背感觉减退。S_1 神经根受压，则为小腿后外、足跟部及足外侧感觉减退。L_4 神经根受压为小腿前内侧感觉减退。也有椎间盘突出较大，将相应平面的神经根压迫外，还会压迫下一节段的神经根，可表现为双节段神经根受损的征象。②肌力下降：受累神经根所支配的肌肉发生萎缩，肌力减退，极少有完全瘫痪。$L_{4/5}$椎间盘突出者，压迫腰5神经根，常有伸踇及伸第二趾肌力减退，严重者偶有足下垂。L_5/S_1椎间盘突出者，压迫骶1神经根，可使踇跖屈力减弱。$L_{3/4}$椎间盘突出者，小腿前内侧感觉减退。据此，也可以通过检查肌力判断病变的部位，有助于定位。③反射异常：约70%的患者出现反射的改变，表现为反射减弱或消失。跟腱反射消失表现为S_1神经根变化；膝腱反射减弱或消失，表现为L_4神经根变化；若马尾神经受压，除了跟腱反射消失以外，还会出现肛门反射消失。

5. 直腿抬高试验及直腿抬高加强试验　正常人神经根的滑动度为4mm。当神经根受压或粘连时，活动度减小。患者仰卧，膝关节伸直，被动抬高患肢，肢体抬高到70°以内时，出现坐骨神经痛并有阻力，即为直腿抬高试验阳性。同法当下肢缓慢抬高出现坐骨神经痛时将下肢降低少许使放射痛消失，用手将踝关节背伸，若再次出现同样的现状即为直腿抬高加强试验阳性。本试验是腰椎间盘突出的重要体征，80%患者会出现。

6. 股神经牵拉试验和跟臀试验　①股神经牵拉试验：俯卧，屈膝90°，将小腿上提，出现大腿前面疼痛即为阳性。②跟臀试验：俯卧，握踝使足跟向臀部靠拢，若出现髋关节屈曲，骨盆离开床面，大腿前方痛即为阳性。

7. 屈颈试验　患者取坐位或半坐位，双下肢伸直，向前屈颈引起患侧下肢的放射痛即为阳性。

8. 腓总神经压迫试验　患者仰卧，患者髋及膝关节屈曲90°，然后逐渐伸直膝关节直至出现坐骨神经痛时，将膝关节稍屈使坐骨神经痛消失，以手指压迫股二头肌腱内侧的腓总神经，如出现由腰至下肢的放射痛为阳性。此试验在腰椎间盘突出症时为阳性，而其他肌肉因素引起的腰腿痛时为阴性。

四、辅助检查

1. X线平片　尽管常规X线平片检查不能直接反映出腰椎间间盘突出，但可以看到脊柱侧凸、椎体边缘的骨赘、椎间隙的改变等脊椎退变的表现，也能发现有无移行椎、脊柱隐裂、脊柱滑脱、椎弓根崩裂等因素存在，同时能排除脊柱结核、肿瘤等骨病，对鉴别诊断非常重要。

2. 椎管造影　椎管造影可以间接地显示出腰椎间盘突出的部位、突出的程度。造影时神经根显影中断或硬膜囊的受压对腰椎间盘突出和神经根管狭窄的诊断很有意义，但对极外侧型椎间盘突出不能显示。目前多选用水溶性碘剂，具有副作用较小、排泄快等优点。

3. CT和MRI检查

（1）CT检查：CT片上椎间盘是低密度影，骨呈高密度影。①膨出型：在椎体后缘以外有一长弧形的低密度影，较少压迫神经根和硬膜囊。②破裂型：椎体后缘以外有形态不规则的一团中密度影，原因是髓核水分丢失。③游离型：除有破裂型的表现外，在椎间隙水平以外可见到髓核组织，可压迫神经根和硬膜使其移位，硬膜变形。但CT有局限性，对软组织的成像不如MRI清晰。

（2）MRI检查：MRI是一种非创伤性检查，是利用原子核磁显像，在人体目前主要是以氢核质子在磁场中的变化作为信号来源。体内不同组织含水量不同，在MRI上信号即不同。含水量的软组织，其信号高于韧带、骨骼等含水量低的组织。MRI显示椎管内病变分辨力强，该检查能清楚显示椎管内病变。

4. 肌电图检查　肌电图检查可记录神经肌肉的生物电活动，借以判定神经肌肉所处的功能状态，从而有助于对运动神经肌肉疾患的诊断，对神经根压迫的诊断，肌电图有独特的价值。椎间盘突出节段和肌电图所检查各肌肉阳性改变的关系为：$L_{4/5}$椎间盘突出主要累及腓骨长肌和胫前肌；L_5/S_1椎间盘突出主要累及腓肠肌内侧头和外侧头；$L_{3/4}$椎间盘突出累及的肌肉较多，股四头肌等可出现异常肌电位。

五、诊断

依据患者的病史、症状、体征及相关的辅助检查即可确诊。值得注意的是，在诊断过程中不能片面强调影像学检查，当影像表现为椎间盘突出时，而无临床表现时就不能诊断为腰椎间盘突出症；当有典型临床表现时，往往有椎间盘突出的影像学表现。由于CT扫描具有一定距离间隔，有时并不能正确反映出病变部位，因此在有典型的临床表现，而CT检查无阳性表现必要时需行MRI检查。另外还应注意高位腰椎间盘突出症的病史采集和体格检查，以免引起漏诊。

对于腰椎间盘突出症的诊断一定要明确椎间盘突出的平面明确定位，以免手术范围过大所造成的不良后果。对患者进行检查时切记要与神经根及马尾神经肿瘤、下肢的血管病变、股骨头坏死、腰椎弓根崩裂和脊柱滑脱症、腰椎结核、腰椎管狭窄相鉴别。

六、治疗

腰椎间盘突出症的治疗分为非手术治疗和手术治疗，绝大多数腰椎间盘突出症能经非手术治疗使症状消失。

（一）非手术治疗

非手术治疗是腰椎间盘突出症的首选方法，其适应证包括：①初次发病，病程短的患者。②病程虽长，但症状及体征较轻的患者。③经特殊检查发现突出较小的患者。④由于全身性疾患或局部皮肤疾病，不能施行手术者。⑤不同意手术的患者。

非手术治疗方法包括如下几种：

1. 卧床休息　临床实践证明，大多数腰椎间盘突出症患者卧床休息可使疼痛症状明显缓解或逐步消失。腰椎间盘压力在坐位时最高，站位居中，平卧位最低。在卧位状态下可去除体重对椎间盘的压力。制动可以解除肌肉收缩力与椎间各韧带张力对椎间盘所造成的挤压，处于休息状态利于椎间盘的营养，使损伤纤维环得以修复，椎间盘高度得到一定程度的恢复；利于椎间盘周围静脉回流，去除水肿，加速炎症消退；避免走路或运动时腰骶神经在椎管内反复移动所造成的神经根刺激。因此可以说卧床休息是非手术疗法的基础。

患者必须卧床休息直到症状明显缓解。有些患者虽经卧床休息数周或更长时间但症状得不到改善，其原因是并未完全卧床休息，还像正常人一样从事家务劳动或工作，或症状稍减轻便恢复工作，从而使症状时轻时重，迁延发作。卧床休息是指患者需全天躺在床上，让患者吃饭、洗漱以及大小便均在床上。特别是行腰椎手法治疗之后，在最初绝对卧床休息几天是必要的。

2. 牵引疗法　牵引的方法有多种，有手法牵引、重力牵引、机械牵引等。牵引时患者可取卧位（仰卧或俯卧）、坐位或站位。牵引疗法的机制有如下几个方面：①减轻椎间盘压力，促使突出椎间盘不同程度的回纳。②促进炎症消退，牵引对可使患者脊柱得到制动，减少运动刺激，有利于充血水肿的消退和吸收。③解除肌肉痉挛，疼痛使腰背部肌肉痉挛，腰椎活动受限，间歇使用牵引可解除肌肉痉挛，使紧张的肌肉得到舒张和放松，促使腰椎正常活动的恢复。

3. 推拿疗法　推拿即按摩，是祖国医学的组成部分。推拿治疗颈椎病、腰椎间盘突出症取得良好疗效。由于具有方法简单、舒适有效、并发症少等优点，已作为治疗腰椎间盘突出症的综合疗法之一。推拿治疗腰腿痛的作用机制包括如下几个方面：①促进病变部位毛细血管扩张，血流量增加，新陈代谢加快，有利于组织的恢复。②促使淋巴回流加速，加强水肿吸收，对渗出起到治疗作用。③镇痛作用。研究证明，推拿可促使体内镇痛物质内啡肽含量的增加，致痛物质单胺类减少。恢复细胞膜巯基及钾离子通道结构稳定性，从而使疼痛症状缓解。推拿还可对神经系统产生抑制调节作用，起到镇痛效应。④推拿按摩牵引，可能使部分突出椎间盘尤其以髓核突出为主者部分回纳，至于完全复位尚缺乏客观依据。⑤调整突出腰椎间盘与神经根的位置关系。⑥松解神经根粘连，促进神经根周围炎症的消退。

推拿时手法宜轻宜柔用力均匀，避免粗暴。临床上时有报道，一些患者推拿后症状加重，不得不行手术治疗。有的推拿后出现神经损伤，如马尾综合征等，应用时需慎重。

4. 硬膜外类固醇注射疗法　硬膜外腔时位于椎管内的一个潜在间隙，其中充满疏松的结缔组织，动脉、静脉、淋巴管以及脊膜经从此通过。在硬脊膜及神经根鞘膜的表面，后纵韧带及黄韧带的内面有丰富的神经纤维及其末梢分布。这些纤维都属于细纤维，主要来自于脊神经的窦椎支。椎间盘纤维环及髓核突出后，在其周围产生炎症反应，吸引大量的巨噬细胞和释放大量的致炎物质。这些致炎物质作用于窦椎神经和神经根从而产生腰痛和腿痛。硬膜外类固醇注射可减轻症状，但并不能改变脱出髓核对神经根的压迫，其本身有导致椎管内严重感染的危险，应慎用。

5. 髓核化学溶解法　1964 年，Smith 首先报道用木瓜凝乳蛋白酶注入椎间盘内，以溶解病变的髓核组织来治疗腰椎间盘突出症。20 世纪 70 年代此法风行一时，但到 80 年代却落入低谷。由于其操作复杂，疗效不如手术确实，并发症较多，甚至有的患者用药后死亡，目前已很少应用。国内有些医师应用胶原酶，且以椎间盘外注射为主。椎间盘外硬膜外间隙较大，胶原水解膨胀时疼痛较轻。但胶原酶对正常纤维环有无损伤作用尚无相应严谨的实验观察。另外，椎间盘外注射止痛的机制尚不明确，是否有抗炎作用有待研究。

6. 经皮腰椎间盘切除术　经皮腰椎间盘切除术是近二十几年发展起来的一项新技术。1975 年，Hijikata 率先采用此方法治疗腰椎间盘突出症取得成功。目前已有许多国家推广使用此技术治疗腰椎间盘突出症，文献报道其成功率为 70% ~94%。我国近几年也开始应用这项技术，治疗结果的优良率为 80% ~97%。国内外临床应用结果表明，经皮腰椎间盘切除与传统的手术相比较，具有创伤小、恢复快、不干扰椎管内结构、不影响脊柱稳定性、并发症低、操作简单、疗效满意等优点。经皮腰椎间盘切除术对破裂型和游离型疗效较差，不应广泛用于单纯纤维环膨出者，其远期疗效尚待观察。

7. 经皮激光腰椎间盘切除术（PLDD）　PLDD 的操作与经皮腰椎间盘切除术相似，它是利用激光产生的热能使椎间盘组织汽化、干燥脱水、减轻髓核组织对神经根产生的张力和压力，缓解神经根性症状。它并不是机械性切除腰椎间盘组织。多数学者的研究结果表明，疗效明显低于化学溶解疗法。该技术同样为非直视下手术，且设备昂贵，其安全性、有效性和效价比还需进一步观察。

8. 内镜下腰椎间盘切除术（MED） 内镜技术应用于脊柱外科使得经皮腰椎间盘切除术避免了盲目性，可以在影像系统监视下进行精确定位、适量切除和有效减压。因入路不同分为三种类型：①后外侧经椎间孔入路椎间盘镜，可工作区间包括椎间孔外，经椎间孔到达椎管内，通过此入路可处理极外侧型、椎间孔内和旁中央型椎间盘突出。②前路腹腔镜，适用于包含型椎间盘突出且不伴有腰椎管狭窄者，其优点是无椎管内操作，术后残留腰痛减少，从前向后减压可达椎管，还可以同时行椎间融合术，但对游离型突出无效。③后路椎间盘镜，即标准椎板间椎间盘手术入路，适用于单节段旁中央突出、脱出及椎管内游离型椎间盘突出等，还可同时进行侧隐窝扩大等椎管减压术。由于成像系统的良好监控，创伤小，对脊柱稳定性影响小，恢复快，近期优良率高。但因显露局限、技术难度大、手术难以彻底，远期疗效还有待观察。

（二）常规手术治疗

大多数腰椎间盘突出症患者通过非手术疗法可取得良好效果，需手术治疗的只是一小部分，占10%～15%。对于这部分患者，及时恰当的手术治疗，能迅速解除其痛苦，恢复劳动力，远期效果良好。但如处理不当，也可发生严重并发症。手术的原则是，严格无菌操作，用最小的创伤，达到足够的暴露，尽管保留骨和软组织结构，仔细妥善地去除病变，术后早日下床活动，以增进饮食，利于身体健康。对椎间盘突出症以及同时合并腰椎管狭窄症者，大多可以单侧暴露，可做半椎板或开窗切除。要防止遗漏突出椎间盘以及对椎管狭窄减压不充分。

1. 手术适应证 ①症状重，影响生活和工作，经非手术治疗3～6个月无效，或症状严重，不能接受牵引、推拿等非手术治疗者。②有广泛肌肉瘫痪、感觉减退以及马尾神经损害者（如鞍区感觉减退及大小便功能障碍等），有完全或部分瘫痪者。这类患者多属中央型突出，或系纤维环破裂髓核脱入椎管，形成对马尾神经的广泛压迫，应尽早手术。③伴有严重间歇性跛行者多同时有腰椎管狭窄症，如X线平片及CT显示椎管狭窄，且与临床症状吻合，均宜及早手术治疗。④急性腰椎间盘突出症，根性疼痛剧烈无法缓解且持续性加重者。

2. 手术禁忌证 ①腰椎间盘突出症合并重要脏器疾患，不能承受手术者。②腰椎间盘突出症初次发作，症状轻微，经非手术治疗可获缓解，对其工作和生活影响并不明显者。③腰椎间盘突出症诊断并不明确，影像学也未见有椎间盘突出特征性表现者。

3. 术前准备 ①全面体检，明确诊断及患者全身状况：除物理检查与X线平片外，酌情选择其他特殊检查。在目前情况下，一般均选择CT或MRI检查，以防误诊或漏诊。有时尚需应用脊髓造影检查。其他检查包括心、肝、肾、肺功能的各种化验和仪器检查，以早期发现重要脏器疾患，并应注意患者有无出血性倾向和各种药物的过敏史等。②向患者交代病情：由于术中与术后均需患者密切配合，因此应向其交代手术的大致程序，并提出相应要求与术前、术中、术后注意事项。但注意避免增加患者精神负担。③手术方案设计：应根据诊断及具体病情，由主治医师负责设计手术方案及具体操作程序。包括特种器械的准备、术前用药、麻醉选择、术中可能发生的意外及其处理对策、术后对护理的特殊要求及抢救药品的准备等均应充分考虑，并落实到具体执行者。④体位训练：如术中取俯卧位，术前应俯卧训练数日，并练习床上大小便。

4. 麻醉和体位　依手术者的经验与习惯，可以应用硬膜外麻醉、全麻、局部浸润麻醉等。手术多取俯卧位或侧位，如取俯卧位，应以气垫或软枕垫于胸腹部，避免受压。

5. 手术操作　①切口：正中或微偏向患侧的纵行切口，一般应包括临床诊断病变椎间隙上下各一腰椎棘突。②暴露椎板：切开皮肤及皮下组织后，单侧病变行单侧椎板暴露，中央型或双侧椎间盘突出全椎板暴露。沿患侧棘突切开韧带及肌腱。切开时刀锋应紧贴骨面。用骨膜剥离，一直分离到关节突外侧。经填塞止血后放入椎板牵开器，即可清楚地暴露手术野。③椎间盘暴露：先探查最可疑的腰椎间盘。一般 L_5/S_1 椎板间隙较宽，不必咬除椎板骨质。以长柄小刮匙或薄而窄的骨膜剥离器分离黄韧带上下缘附着点，黄韧带之上缘附着于上位椎板中分之前，分离时较困难，分离时小刮匙或薄骨膜剥离器紧贴椎板前内向上分离。用血管钳夹住黄韧带下缘稍向后牵引，于直视下紧靠外侧纵行切开黄韧带用神经拉钩将黄韧带牵向内，即可暴露硬脊膜及外侧的神经根。如黄韧带增生肥厚影响暴露时可切除黄韧带。以神经剥离器从“窗”孔的外侧从上往下向内分离神经根，尽量勿损伤较大的血管，如遇出血，可用棉片压近血管的上下端，以神经牵开器将神经根拉向内侧，即可见到突起的白色椎间盘。突出明显的椎间盘常将神经根压扁并向后顶起，往往与神经根有粘连。有的椎间盘突出处纤维环已破裂，将神经根粘连分离后，髓核自行脱出；少数髓核组织游离于后纵韧带下，要注意探查。如椎间盘不突起可做椎间盘穿刺并注入生理盐水，若仅能容纳 0.5ml 以内，则此椎间盘无病变，应注意检查神经根管有无狭窄，并探查另一间隙。$L_{4/5}$ 椎间隙较小，常需切除 L_4 椎板下缘一部分骨质，才能按上法牵开黄韧带。有时因合并严重退行性变，黄韧带和椎板异常肥厚，关节突肥大，需行黄韧带和单侧椎板切除；有时尚需切除关节突的前内侧部分始能暴露侧方神经根。骨窗的扩大重点在外侧，突出的椎间盘常在关节突之前，因此骨窗向外扩大不够常会找不到突出的椎间盘，或切除椎间盘时将过度牵拉神经根，导致神经根牵拉性损伤。为避免神经根及椎前静脉损伤，手术应在直视下进行。为保护术野的清晰，常用带有侧孔的吸引器去吸渗血，并用带有肾上腺素生理盐水棉片填塞（图 10－10～图10－12）。④髓核摘除：用神经牵开器或神经剥离器将神经根或硬膜胶囊轻轻牵向内侧，即可暴露突出的椎间盘。纤维环完整者．用尖刀切开突出纤维环，用髓核钳取出髓核，尽可能将椎间盘内碎片都取出。如椎间盘突出位于神经根内侧，尤其在较大的突出，神经根牵向内侧较困难，不必勉强将神经根牵扯向内侧，可就地进行摘除。应用髓核钳时，必须将此器械插入椎间盘内以后再张口夹取，以免损伤神经根。若在术前定位部位未发现突出时，必须找出相应神经根并追溯到椎间孔部，观察有无神经根嵌压、神经纤维瘤或极外侧型椎间盘突出。如临床表现及特殊检查定位清楚，手术发现又吻合者，可不必再探查另一间隙，否则应扩大探查范围。⑤闭合伤口：术后常规放置引流 24～48 小时。分层缝合。

6. 术后处理　①术后患者腰部围一小中单，在搬动和翻身时，医护人员应扶持中单，保持腰部稳定，减轻损伤和疼痛。②术后 24 小时内严密观察双下肢及会阴部神经功能的恢复情况。如有神经受压症状并进行性加重，应立即手术探查，以防因神经受压过久出现不可逆性瘫痪。这种情况多因椎管内止血不完善，伤口缝合过紧、出血引流不畅以致神经受积血压迫所致。有时因椎管狭窄未完全解除，手术水肿炎症反应，可导致神经受压甚至截瘫。③术后24～48 小时拔除引流条。④术后常有小便困难，必要时扶持患者下床小便，尽量不做导尿。如 3 天内无大便或腹胀者，可服用通便药物。⑤术后 24 小时，开始做下肢胎高练习，1 周后做腰背肌训练。术后 12 天拆线，卧床至少 3 天。以后可离床适当活动，3 个月后恢复正常活动。

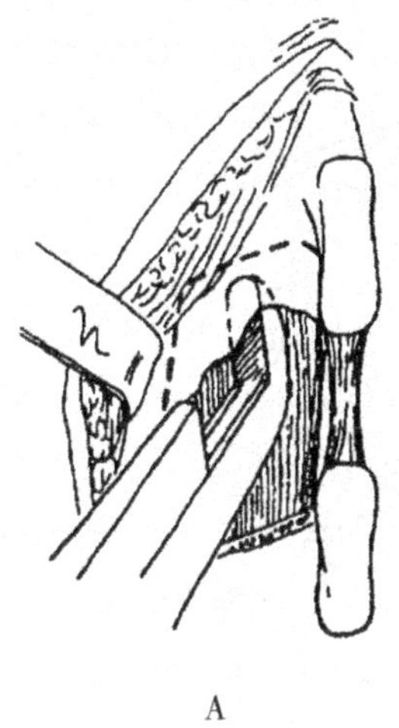

A

椎板咬骨钳切除部分上下椎板

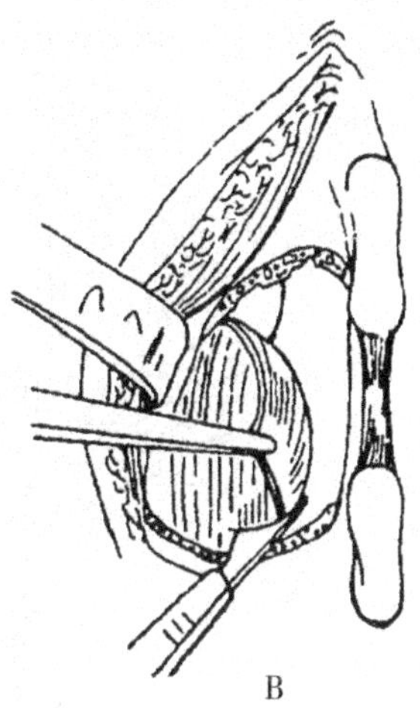

B

切除椎板间黄韧带

图 10－10 单侧开窗手术

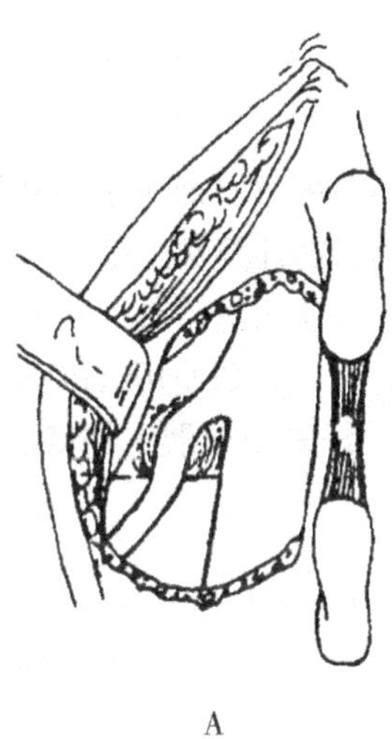

A

暴露硬膜囊和被压迫的神经根

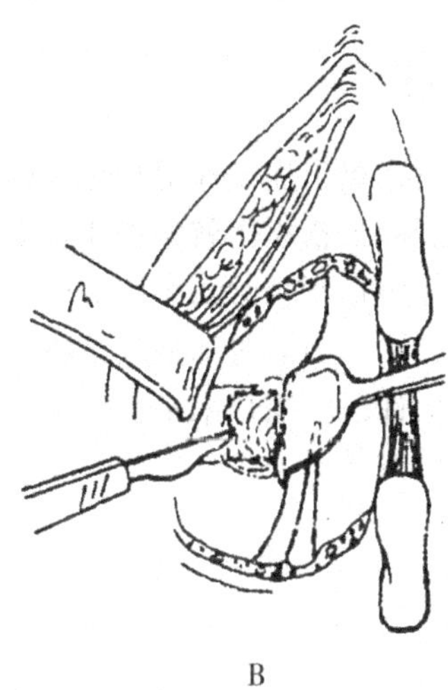

B

牵开神经根和硬膜囊显露突出的椎间盘

图 10－11 切除黄韧带后

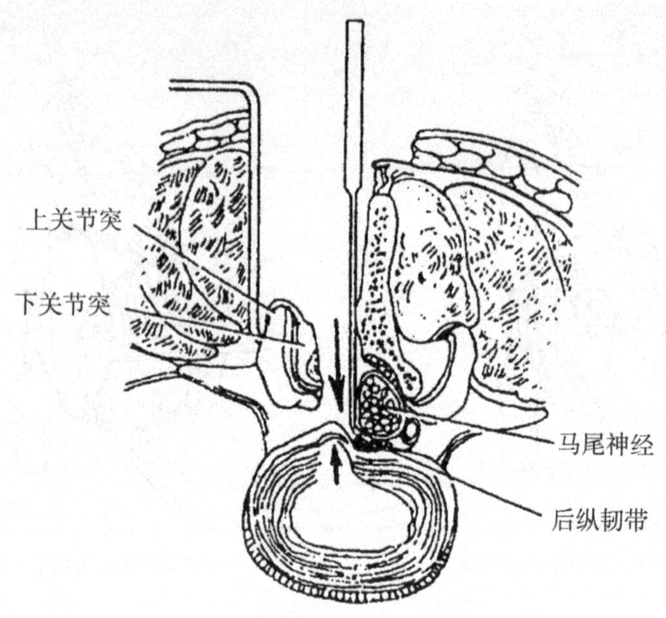

图 10－12　椎板间开窗显露突出椎间盘的横断面

七、预防

由于腰椎间盘突出症是在退行性变的基础上受到积累伤力所致，而积累伤又是加速退变的重要因素，能减少积累伤就显得非常重要。长期坐位工作者需注意桌、椅高度，定时改变姿势。职业工作中常弯腰劳动者，应定时伸腰，提胸活动，并使用宽腰带。治疗后患者在一定时期内配戴腰围，但同时加强腰背肌训练，增加内在稳定性，长期使用腰围而不锻炼腰背肌，反可因失用性肌萎缩带来不良后果，如需弯腰取物，最好采用屈髋、屈膝、下蹲方式，减少对椎间盘后方的压力。

（姜雪峰）

第十一章　腰椎滑脱症

第一节　概述

脊椎滑脱（spondylolisthesis）是由于先天性因素、退行性变或外伤等使得上位椎体及椎弓根、横突和上关节突一起在下位椎节上方向前（或向后）移位者。腰椎最为常见，由此引起一系列临床症状者，称为腰椎滑脱症。

腰椎滑脱的发病率因种族、地区及职业而异。在我国，其发病率为4.7%～5%，美国为5.8%，欧洲人发病率与之相似，但爱斯基摩人却高达50%～60%。运动员的发病率较高，傅士儒统计我国555名运动员中腰椎椎弓崩裂的发生率为20.7%。腰椎滑脱多为单发，多发者极少。发生部位以L_5最多（占75%～80%），L_4次之（占17%～20%），极少数发生于L_3（占3%～5%）。需要明确的是腰椎滑脱不等于腰椎峡部崩裂，后者系指由于各种因素所导致的椎体与椎弓根或关节突骨质连续性的中断，其为引起腰椎滑脱的重要病因之一。

一、病因

（一）退变性因素

腰椎序列的维持，除了与椎间盘、纤维环、韧带结构有关外，更重要的是与上下关节突（包括其周围的关节囊）组成的“骨钩”结构（bonyhook）有关。“骨钩”由“钩部”及“锁扣部”两部分构成。钩部包括上位椎弓根、关节突间部、下关节突的关节面；锁扣即下位椎节上关节面。骨钩可以对抗上位椎节沿下位椎节的终板斜面向前滑脱的趋势。正常情况下“骨钩”结构与椎节周围韧带组织一起，足以维持腰椎序列。人体在成年后，即开始同时出现退变表现。尤其在小关节发育从冠状位趋于矢状位的排列时，这种锁扣作用下降，加之中、老年人椎间盘退行性变，髓核水分减少，高度降低，弹性减退，以致椎间隙狭窄和椎间韧带松弛，从而易导致腰椎不稳而产生退变性脊椎滑脱。此时峡部可以正常而无崩裂，而其滑脱方向既可表现为向前滑脱，也可表现为向后滑脱，称为反向滑脱（retro－spondylolisthesis）。

（二）先天遗传性因素

腰椎在发育时除在椎体处有一个骨化中心外，每侧椎弓还有两个骨化中心，其中一个发育为上关节突和椎弓根；另一个发育为下关节突、椎板和一半棘突。若椎弓两个骨化中心之间发生不愈合，则可形成先天性峡部不连。当开始行走以后，由于站立、负重等因素，发生不连的两部分之间可发生移位，尤其是双侧者，从而使上方的脊椎向前滑动，发生脊椎滑脱。除了典型的椎弓不连外，椎弓峡部亦可出现发育短小，或上、下关节突发育低平，在后天退变及负重等因素影响下，使脊柱发生移位，形成滑脱。此种先天性病因，亦多具有遗传倾向，同一家族发病较多。种族因素也很明显，如爱斯基摩人的发生率高达60%，而一般人的发生率为5%～5.7%，此种疾患常伴有其他腰骶部畸形，如腰椎骶化、骶椎腰化、隐性脊柱裂等。

（三）慢性劳损

有人认为腰椎滑脱患者大部分系慢性劳损或应力性损伤引起腰椎峡部疲劳性骨折所致。人在站立位时，下腰椎承受大部分体重。以 L_5 椎节为例，由于腰椎生理曲度的存在，L_5 椎体与人体纵轴有一夹角，上段脊椎传到 L_5 的下行负重力分两个分力：一个为向下作用于椎间关节的挤压分力，另一个为向前作用于峡部导致脱位的分力。后者使骨质结构相对薄弱的峡部，容易被拉长及断裂。腰骶关节是躯干前屈后伸活动的枢纽，加上腰骶椎本身的生理前凸，使下腰椎处于转折点的交界处，所承受的力量最大。特别是某些体力劳动者、舞蹈演员及运动员等，更增加了下腰部椎弓部位损伤的可能性。腰椎仰伸时，抵抗力作用于下关节突，以致关节突间承受牵拉力，而上部则为压缩力（图11－1）。L_5 承受的应力最大，其次是 L_4，故临床上腰椎滑脱以 L_5 最多，L_4 次之。

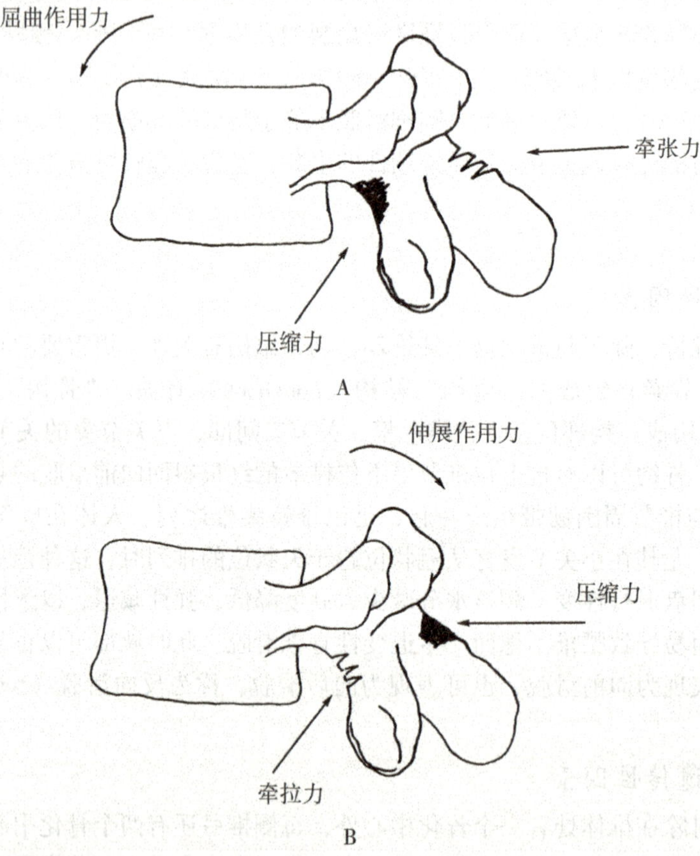

图11－1　腰椎峡部承载示意图

A. 脊柱前屈时，抵抗力作用于棘突上，使关节突峡部下方承受压缩力，上方承受牵拉力；

B. 脊柱后伸时，抵抗力作用于下关节突，峡部下方则承受牵张力，上方承受压缩力

（四）创伤

创伤较少见，多为急性外伤，尤其是后伸性损伤可产生腰椎峡部骨折，在引起外伤的作用力的作用下，以及由于腹部、腰部肌肉力量的不均衡，即可发生上位椎节在下位椎节上的滑移，即形成腰椎滑脱。这种腰椎滑脱多见于竞技运动现场或强劳力搬运工中。其发生部位以第 4 腰椎或第 5 腰椎为多见，偶见于其他椎节。

二、好发因素

（一）肥胖

肥胖人群中发生腰椎滑脱的比例高于普通人群，尤其是中年女性。肥胖本身增加了下腰椎的负载，另外腹部脂肪堆积以及妇女在孕期也导致负载重心前移，与腰椎之间的力臂增大，使下腰椎有前倾倾向，容易发生腰椎滑脱。

（二）腰骶角增大

欧洲人种臀部后翘，腰骶角增高，增加了腰骶前滑的趋势，易致上位椎体的滑脱。

（三）腰椎骶化

在 L_5 椎体骶骨化的患者中，发生腰椎（L_4）滑脱者较多见，可能的原因是 L_5 骶骨化后，$L_{4\sim5}$椎间隙载荷增大所致。

（四）髂横韧带增厚

髂横韧带又称髂腰韧带，其纤维起自 L_5 横突的后外侧，另有一部分纤维起自 L_5 横突的下方，止于髂骨翼。该韧带的作用为对第 5 腰椎起辅助固定作用，如该韧带过于强大（L_5 横突过长时，见于 L_5 骶骨化者），则 $L_5\sim S_1$ 相对固定，从而可导致 L_4 椎体更易滑脱。

（五）L_5 椎体位置异常

L_5 椎体相对于髂骨的位置异常亦是引起腰椎滑脱的一个好发因素。L_5 低位（髂嵴连线经过 L_4 椎体的上半部分）或 L_5 椎体高位（髂嵴连线位于 L_5 椎体中部以下）的人群，发生腰椎滑脱的概率增大。

三、分类

对腰椎滑脱症的认识是自一个半世纪以前逐渐演变而来的，其分类亦经过很多更改。早期将腰椎滑脱与峡部崩裂等同视之，后随着研究的深入，发现引起腰椎滑脱的因素并非单一，目前将其分为六类。

（一）先天性发育不良型

由于腰椎峡部先天性发育过细或小关节高度过小，小关节面趋于水平及排列近矢状位，使腰椎后部的“骨钩”结构力量薄弱或消失：患者年轻时即可发病，影像学上椎弓根峡部并无完全断裂，有些患者可同时伴有隐裂等畸形。上位椎体在下位椎体上滑移程度一般较小，但可随年龄的增长而变得明显，患者腰骶角多有增大。Wiltse 将该型腰椎滑脱分为三类：

1. A 型　小关节突呈水平方向（即发育低平）。

2. B 型　小关节排列呈矢状位。

3. C 型　伴有其他的腰骶段畸形。

（二）峡部断裂型

峡部断裂可为单侧或双侧，其表现形式有两种，一种为峡部分离型，指峡部由于疲劳骨折而分离或吸收，多见于 50 岁以下者；X 线片上可显示峡部假关节形成，断裂部位可有硬化骨：上位椎体在下位椎体上的滑移程度不等，可以无移位，亦可表现为Ⅲ度以上的重度移位。另一种形式为峡部细长，由于椎弓峡部重复发生微骨折，并不断愈合，在承载状态下骨折和修复交替，使得峡部逐渐延长并较薄弱，当载荷超过其承受能力时则转变为分离型。

（三）创伤性滑脱

创伤性滑脱系外伤引起，“骨钩”复合体骨折后，使得上一椎节在下一椎节上滑移，但此型更多的是指由于椎弓根、小关节的骨折而导致的滑脱，如骨折部位恰好位于上下关节突之间的峡部，则表现为典型的峡部崩裂。X 线平片上显示断裂部位多无硬化骨出现，系新鲜骨折。

（四）退变性滑脱

退变性滑脱由退变因素引起，多在中年以后发病，以长期从事站立性体位工作或强度较大工作者以及女性肥胖者多见。L_4 多发，患者椎弓峡部完整，但往往有小关节排列异常，伴明显的椎间盘退变，椎间隙狭窄，小关节处可有骨质增生。上位椎节在下位椎节上方向前滑移，一般滑脱程度较轻，通常小于 30%。

（五）病理性滑脱

骨钩部位的炎症、肿瘤等病变均可导致腰椎滑脱。除了滑脱征象外，尚有其他病变的病理改变。

（六）医源性滑脱

医源性滑脱主要由于腰椎手术后所产生的不稳，久而久之产生滑脱。患者多有外科手术史，影像学上显示腰椎后部结构缺失。

四、分度及测量

（一）分度判定

临床上有多种方法用于滑脱程度的判定，其中较为常用的是 Meyerding 分度法。其将下位椎体上缘分为四等份，并根据滑脱的程度不同，分为以下四度（图 11－2）。

Ⅰ度：指椎体向前滑动不超过椎体中部矢状径 1/4 者。

Ⅱ度：超过 1/4，但不超过 2/4 者。

Ⅲ度：超过 2/4，不超过 3/4 者。

Ⅳ度：超过椎体矢状径 3/4 以上者。

临床实践中另一常用而更加精确的方法是腰椎滑移距离除以其下位椎体上终板矢状径，以百分数表示。滑移超过 5% 方能诊断为滑脱，滑脱 5% ~25% 为Ⅰ度；滑脱 26% ~50% 为Ⅱ度；滑脱 51% ~75% 为Ⅲ度；滑脱大于 75% 者为Ⅳ度，而椎体滑移至下位椎体前方，呈完全“脱位”状态为Ⅴ度滑脱。

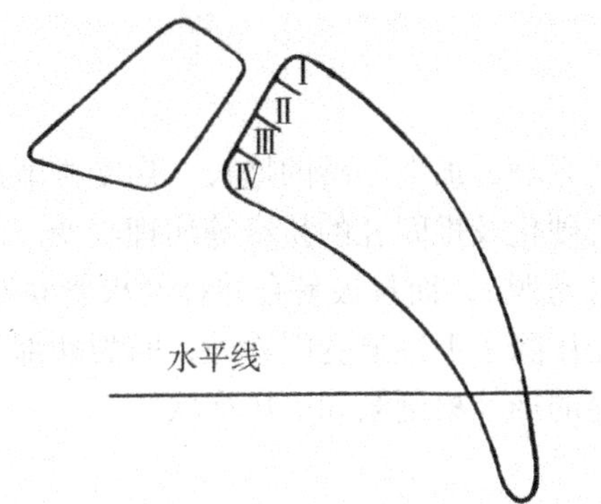

图 11－2 Meyerding 分度判定示意图

（二）常用数据测量

一些测量指标可反映腰椎滑脱的进展趋势。

1. 骶骨倾斜角　骶骨倾斜角即骶骨后缘线与人体纵轴垂线的夹角，此角越大，骶骨前倾越大，滑脱程度愈重。

2. 骶骨角　骶骨角也即骶骨水平角，为骶骨上缘与水平线之间的夹角，滑脱愈重者，此角度愈大。

3. 滑脱角　滑脱角是 L_5 上终板与 S_1 上终板之间的夹角，角度越大，滑脱程度愈重。

4. 矢状面滚动角　矢状面滚动角（sagittal roll）即 L_5 前缘线与骶骨后缘线之间的夹角，角度愈大，滑脱程度愈重。

5. 腰椎指数　腰椎指数指滑移椎体后缘高度与前缘高度之比，滑脱愈重者，该值越小。

6. 腰椎前凸角　腰椎前凸角即 L_1 椎体上缘线与 L_5 椎体上缘线之间的夹角，角度越大，腰椎曲度越大，滑脱程度越重。

五、病理

（一）椎弓峡部变化

椎弓崩裂后，上关节突、横突、椎弓根、椎体作为上部向前移位，而下关节突、椎板、棘突作为下部，两者在峡部失去正常骨性联系，产生分离，形成假关节，其间隙被纤维结缔组织和软骨样组织所充填。此种纤维结缔组织塑形较好，接近于正常的韧带组织结构。腰部前弯时，上部则与上方腰椎一并向前弯，下部则因背伸肌收缩及后方韧带的牵拉使活动度较小。而当腰部后伸时，则下部受到挤压力作用，以致峡部崩裂不易愈合。

（二）脊椎滑脱

正常腰骶角的存在使 L_5 有向前下方滑动的倾向，由于“骨钩”结构作用，其下方的 S_1 上关节突抵消了这种前滑趋势，腰骶椎间的椎间盘也是阻挡其向前滑动的重要结构。当峡部崩裂，尤其双侧峡部崩裂时，如同时有椎间盘退行性变，则易发生脊椎滑脱。滑脱产生后，躯干的重心发生改变，使腰部前凸增加，腰骶部过度后凸，从而使向前滑移的力量更加增大。

人体正常骨钩结构中，只要有一个环节出现问题，即可引起椎体滑脱，如 2～3 个因素相加，则必然引起滑脱。

（三）继发性改变

受峡部裂及腰椎滑脱的影响，加上年龄的增长，病变椎节退行性变化趋于明显，影像学上可见椎间隙变窄、终板骨硬化及椎间孔的狭窄等病理改变。因而在腰椎滑脱患者中，不但中央椎管狭窄（尤其退变性滑脱），而且极易合并神经根管狭窄，出现神经根受压的病理改变，此种马尾及神经根的受压除了上述退变因素外，断裂峡部的纤维组织增生和软骨化亦十分重要，临床上可出现明显的神经根刺激和受压症状。

（李晓江）

第二节　腰椎滑脱症的临床表现与诊断

一、临床表现

由于腰椎滑脱病理改变的多样性，使得其临床表现较为复杂，既有滑脱本身带来的局部症状，也有滑脱后继发性病理改变导致的神经症状。

（一）症状

1. 疼痛　腰椎滑脱早期不一定有临床症状，部分患者可表现为下腰部酸痛不适，部位较深在，可位于腰骶正中，也可偏向一侧。程度大多较轻，多在劳累后加剧，也可因轻度外伤开始。适当休息或服止痛药以后多有好转，故病史多较长。到了疾病的中期以后，腰痛即从最初的间歇性转为持续性，严重者影响正常生活，休息亦不能缓解。腰背部疼痛可同时向骶尾部、臀部或大腿后侧放射。若合并腰椎间盘突出或侧隐窝狭窄，则可表现为坐骨神经痛症状。

腰痛的原因主要是由崩裂峡部局部的异常活动或纤维组织增生刺激周围神经末梢所致。亦可因局部异常活动刺激脊神经后支的分支，通过前支出现反射痛（窦椎反射）。若脊椎滑脱严重，可能压迫神经根或马尾神经导致下肢放射痛，但较少见。另外，腰椎滑脱后产生的椎间盘退变，也可产生下腰痛症状。

2. 腰椎不稳及下坠感　患者多有腰部酸胀及下坠感。多主诉腰部无力，难以支撑躯体，尤其是较久站立或行走之后。患者常扶腰而行，久站后即想坐下或平躺休息。此主要由于人体载荷传递至下腰部后，在椎弓部位传递失去联系性之故。另外，退变性因素导致的腰椎椎间关节松动亦是产生不稳的原因。

3. 下肢神经症状　下肢神经症状主要由于局部椎节松动导致对神经根的刺激引起，或通过窦椎神经反射出现的假性根性症状，其特点是平卧后即消失或明显减轻。当然，腰椎滑脱后继发性瘢痕组织增生刺激或压迫，侧隐窝狭窄及椎间孔狭小均可导致根性疼痛或马尾神经受压症状，多为相应水平的出口根，行走根压迫相对较轻，除非退变性滑脱，临床上真正马尾神经受压则比较少见。

（二）体征

腰椎滑脱较轻者通常体征不多，尤其是在卧位行检查时。体检时仅在棘突、棘间或棘突旁略有压痛，但峡部崩裂者多有深部叩击痛。腰部活动可无限制或略有受限，骶尾及臀部其他检查多无异常客观体征。

已出现明显腰椎滑脱者，可出现腰向前凸、臀向后翘、腹部下垂及腰部变短的特殊体征，此时滑脱椎节下位椎体的棘突后突，而其上方的棘突前移，两者不在一个平面上。局部可有凹陷感及台阶感，骶骨后突增加。腰骶棘突间压痛，背伸肌多呈紧张状态。腰背局部可有深叩痛，严重者纵向叩击痛亦可呈阳。腰部活动均有不同程度受限，下肢运动、感觉及腱反射多无异常。当合并有腰椎间盘突出及腰椎管狭窄时，可有其相关的临床体征。

二、影像学表现

（一）X 线片表现

本病的诊断及程度判定主要依据 X 线平片检查。凡拟诊本病者均应常规拍摄正位、侧位、过伸过屈侧位及左右斜位片。最好摄站立位片，摄斜位片时应注意拍摄角度并标明侧别，以助于区分椎弓崩裂属哪一侧。

1. 正位片　常规腰骶段正位片一般难以直接显示椎弓崩裂或滑脱征；但滑脱明显时，滑脱椎体与下位椎体边缘可出现重叠线，此又称为 Brailsford 弓形线（图 11－3）。正位片上还可观察到椎间隙退变、狭窄等征象，同时能排除有无其他引起腰痛的因素，有助于诊断及鉴别诊断。

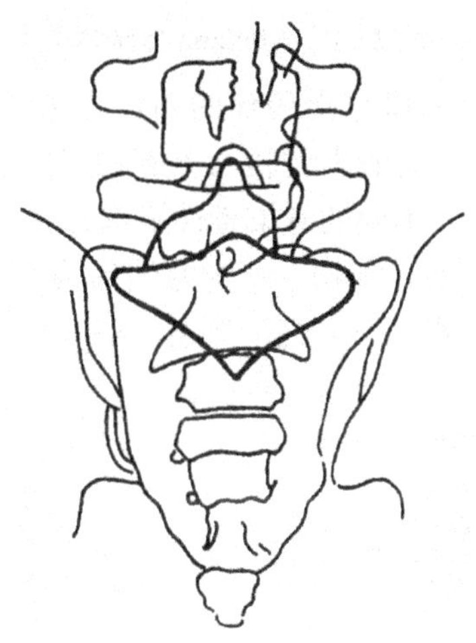

图 11－3　Brailsford 弓形线示意图脊椎滑脱正位 X 线片

2. 侧位片　椎弓峡部裂型可于病节椎弓根后下方处显示一条由后上方斜向前下方的透明裂隙；先天发育型则可显示峡部变得细长；创伤性则可显示椎弓根或小关节部位的骨折及椎体滑脱征象。另外，侧位片上还可发现椎节的移位及松动等，上、下位椎节前缘线、后缘线常中断、不连续。

X 线侧位片上还需对滑脱进行测量和分度。常用的除用于分度和分级的 Meyerding 线、滑脱角以及骶骨角之外，还包括：

（1）Ullmann 线：即自 S_1 前缘向骶椎平面作一垂线，正常情况下，L_5 椎体的前缘应在此线之后 1～8mm，如与此线相接触或在此线前方，则表明有脊椎滑脱存在（图 11－4）。

（2）椎体 - 棘突间距：可测量滑脱椎体前缘至棘突表面之间距离，并与邻近节段对比来判定，如患椎该距离明显增宽，则多为椎弓崩裂型或创伤性的真性滑脱，而如果该值与邻近椎节相似，则多为退变性滑脱。

此外，Bosworth 提出椎节滑脱距离除以下椎节上缘矢径的比值法；还有人提出依据 Meschan 夹角度数来判定第 5 腰椎滑脱程度，但目前均已少用。

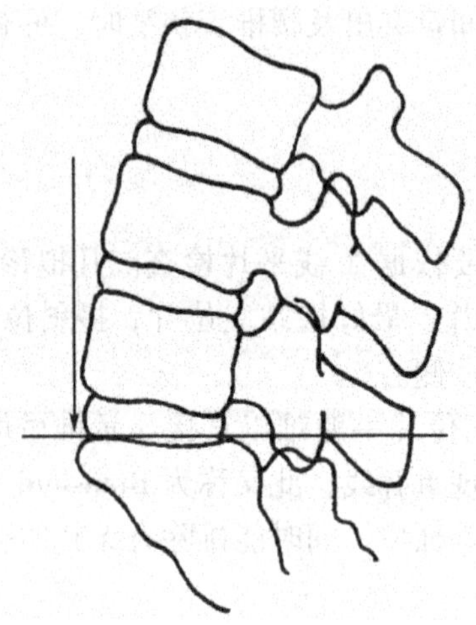

图 11 - 4　Ullmann 线示意图

3. 斜位片　腰椎左右斜位片对腰椎滑脱症的判定临床意义较大。拍摄时，需将投照球管倾斜 40°～45°拍片，可获得一幅清晰的椎弓峡部图像。此图像恰好貌似一哈巴狗影像（图 11 - 5），狗样影像各部位代表不同的脊椎骨性解剖标志：狗嘴——同侧横突，狗耳——上关节突，眼睛——椎弓根纵断面，狗颈——椎弓峡部或关节突间部，身体——同侧椎板，狗腿——前腿为同侧、后腿为对侧下关节突，狗尾——对侧横突。

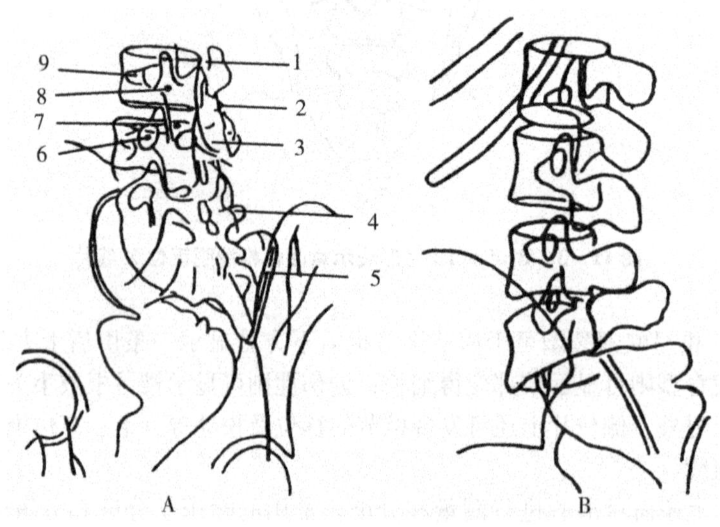

图 11 - 5　腰椎斜位片投影示意图

1. 上关节突；2. 棘突；3. 对侧下关节突；4. 对侧横突；5. 对侧骶髂关节；6. 椎弓根；7. 下关节突；8. 峡部；9. 横突

当椎弓崩裂时，峡部可出现一带状裂隙，酷似在狗颈上戴了一根项圈，此典型征象又被称为“狗带项圈”征。“项圈”越宽，表示峡部间距越大，椎体滑脱的距离也越多，甚至出现犹如狗头被“砍断”征象（图 11－6）。先天性崩裂者，裂隙两端骨质密度增加，有骨质硬化带，表面光滑，多出现典型的假关节征。急性椎弓崩裂者于早期则显示清晰的骨折线，但在后期亦有部分病例形成假关节。

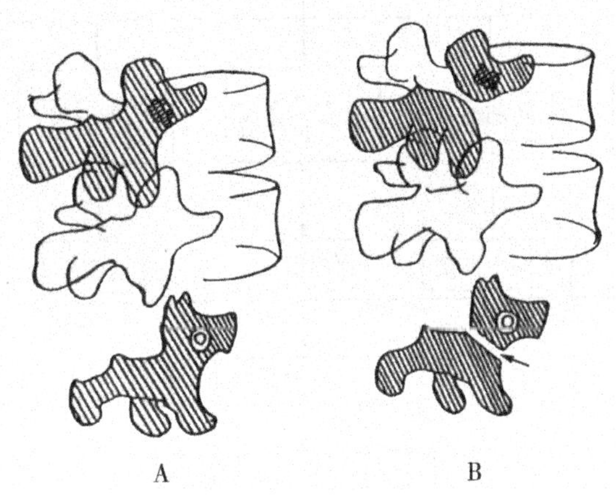

图 11－6　椎弓崩裂形象示意图

A. 正常；B. “狗戴项圈”征（箭头所指）

4. 动力性侧位片　通过拍摄侧位腰骶椎过伸与过屈位平片，可观察椎节的稳定性及椎节的松动度。此动力片可判定患者滑脱处于稳定期，还是非稳定期，对于选择治疗方案有参考意义。

（二）CT 扫描及磁共振

一般情况下，前述的正、侧、斜位 X 线平片已可以确诊。但对于 X 线平片显示欠佳者，如骶骨位置较高，遮挡 L_5 椎弓影像者，行 CT 扫描可以显示断裂的峡部，CT 三维重建则更能清晰地显示椎弓峡部以及椎管大小。合并神经症状者，MR 有助于判断神经受压情况，有助于判定是否需要减压。

三、诊断

本病诊断比较容易，但应注意，该病的诊断过程也是对滑脱程度的判定过程，从而有助于进一步选择治疗方案（图 11－7）。

（一）临床表现

包括腰背部酸痛、下坠感及触诊可扪及台阶感等。

（二）X 线片

应包括正、侧、左右斜位及动力位片，基本可明确诊断。

（三）CT、MR 等

对显示断裂的峡部及判定是否合并椎管狭窄及椎间盘病变，决定治疗方案有较大意义。

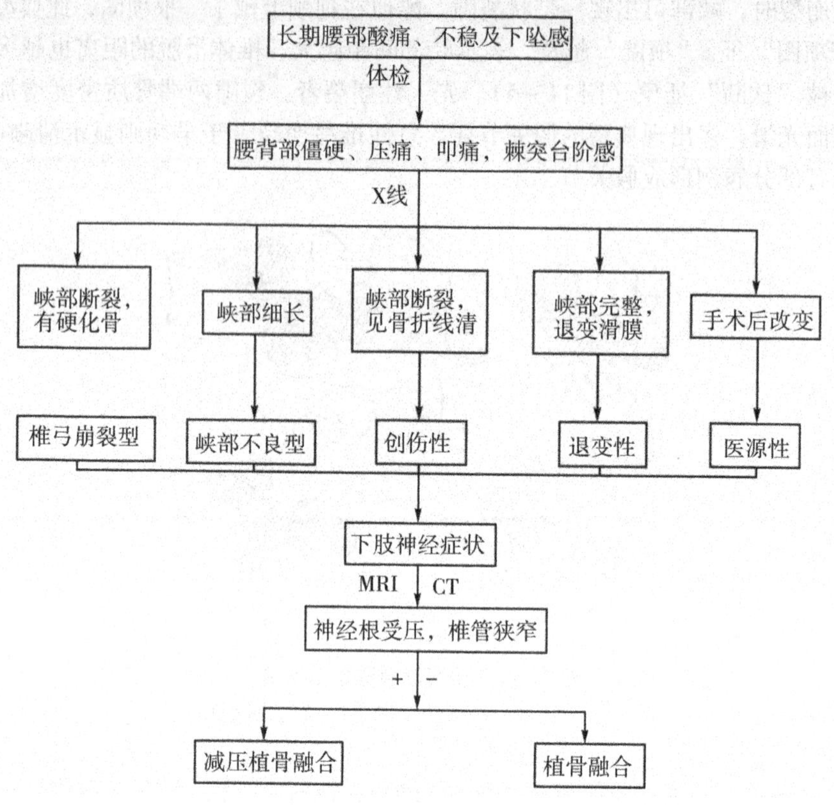

图 11－7　腰椎滑脱症的诊断线路图

（朱冬昀）

第三节　腰椎滑脱症的治疗

除了少数无症状型的腰椎滑脱之外，大部分的腰椎滑脱患者都需要治疗。尽管目前出现了很多的手术治疗新方法，但腰椎滑脱的非手术治疗仍占主导地位。它既可以作为一种单独、有效的治疗手段，也可以作为手术治疗的术前准备和术后补充治疗方法。

一、腰椎滑脱非手术疗法的治疗原则

腰椎滑脱的非手术疗法是有效的，但其应遵循一定的治疗原则。

（一）非手术疗法方案应个体化

应依据不同的患者、不同的病理、不同的病程选择相应的方法，以腰背部疼痛为主要症状者，可行卧床休息及支具治疗。而如已合并神经压迫症状，则还应予以保护及改善神经功能的药物。

（二）非手术疗法应采取综合措施

此包括患者可同时采取支具、理疗及药物治疗中的一种或数种，以增强其总体疗效。

(三) 非手术疗法应正规、足够疗程

非手术疗法应足够疗程（至少数月），如其确实无效，才转为手术疗法。

二、腰椎滑脱症非手术治疗的适应证

非手术治疗适用于单纯崩裂、无明显滑脱、临床症状较轻微者。大多数的椎弓崩裂、脊椎滑脱患者，尤其因为慢性劳损所致者，可以长期停留在轻度滑脱的程度，只有少数腰痛症状持续、反复发作或保守治疗无效者才适应外科手术治疗。另外，非手术治疗亦可适用于选择手术治疗但又无条件立即行手术者，以及手术治疗后局部仍残留症状需康复治疗者，年老患者无条件施行手术治疗者，只能选择非手术疗法。

三、非手术疗法

1. 腰背肌锻炼　对增加腰椎的稳定性最为重要，可鼓励患者在症状非发作期选择腰背肌训练。

2. 腰部支架或腰围　除保护作用外，可不同程度减小腰部负荷而达到减轻症状的目的。

3. 避免腰部外伤、重负荷及剧烈运动　有助于防止病变发展，尤其已经出现椎节滑脱者。

4. 对症处理　可采取腰部理疗、按摩，必要时给予解痉止痛类药物等，但一般不主张进行推拿。

四、腰椎滑脱症手术治疗的基本原则

腰椎滑脱的外科手术治疗方法很多，随着人们认识的深化，手术方法的不断改进，以往应用过的 Hibbs 椎板融合术、大块 H 形植骨融合术、Watkins 后外侧融合术等，由于疗效欠佳，现已逐渐为其他术式所取代。手术方法可分后路、前路及前后路联合手术三大类，但基本原则一致。

(一) 稳定

在适度复位的基础上进行植骨融合并辅以相应的内固定以保持病变椎节的稳定。随着各种脊椎内固定器的发展，可使复位以后的脊柱稳定性得到增强并维持，从而提高植骨融合成功率，缩短术后康复时间。因此，各种新型内固定器材的应用是近年来本症治疗的一大进展。

(二) 复位

腰椎滑脱是否需要复位至今仍有争议，复位可以恢复腰骶部的生物力学性能，恢复脊柱三柱结构的连续性，解除椎管及椎间孔的狭窄，改善外观。但由于病程已久，脊椎骨间的椎间盘组织及周围的韧带结构已适应滑脱状态，因而欲求完全复位实非易事。加之原有解剖结构已发生改变，并且产生新的排列组合关系，尤其滑脱较重者，易出现并发症。对此类病例则不必强求复位。否则，即使勉强复位，术后亦有可能再滑脱，尤其是内固定欠确实及手术技术不到位者。因而有学者主张进行适度的复位，即尽量利用椎节本身软组织结构进行复位。椎间融合器的使用，借助于椎体间纤维环及韧带的张力，达到“牵张－复位”效应。在恢复椎间高度的同时，也可部分恢复椎节序列，是一种比较理想的适度的复位方法。

(三) 减压

一般而言，有神经压迫症状者方需要进行手术减压。但有学者在临床中发现，神经症状包括两种：一种是局部不稳而引起的刺激症状，另一种为真正的神经压迫所引起。对于前者，随着椎节的复位及稳定，症状则可以缓解，因而无需减压。

五、腰椎滑脱症的手术疗效评定标准

一般分为以下4个级别。

（一）优

植骨融合良好，内固定或植入物确实；患者无腰腿痛和神经损害体征，腰部活动功能接近正常，患者可恢复原来工作。

（二）良

植骨融合良好，植入物满意，患者一般状态佳，唯自觉腰或下肢轻微酸痛，但无神经损害体征，腰部活动功能轻度受限，能从事一般劳动。

（三）中

植骨融合尚好，内固定尚可，平日有轻度腰痛或腿痛，有轻度神经损害体征，腰部活动略有受限，能坚持一般轻工作。

（四）差

植骨未融合，内固定欠满意，腰腿痛或神经损害体征未减轻，腰部活动明显受限，不能从事一般性工作。

（李晓江）

第四节　腰椎滑脱症的手术疗法

一、腰椎滑脱症的后路手术

（一）单纯后路植骨融合术

1. 适应证　主要适应于无移位的椎弓崩裂或无明显症状的轻度腰椎滑脱者。

2. 手术方法

（1）棘突间H形植骨术：常规显露腰椎棘突及椎板后，辨认拟融合椎节上下的棘突。剔除两棘突之间的棘间韧带、棘上韧带，修剪上位椎节棘突下缘及下位椎节棘突上缘的骨皮质。去除相邻椎板间隙的软组织，并去除椎板外层骨皮质。自髂骨嵴后方取一大块骨块，剪成H形嵌于相邻椎节棘突间，使髂骨骨松质面与椎板面相接触，并嵌紧。为防止骨块滑落，可辅加螺钉或软钢丝结扎固定。

（2）横突间植骨融合术：同样显露腰椎后部结构，沿两侧小关节突外侧的横突根部向外剥离，显露移位椎间隙上下相邻的横突，去除表面骨皮质，从髂嵴处切取骨条置于病椎节与相邻椎骨横突及小关节处。

（3）峡部植骨融合术：自后正中切口显露病变椎节后，可提起椎板，即可发现断裂的峡部。以枪钳或神经剥离子去除断裂峡部内的软组织及硬化骨，将取自体髂骨骨块植于其中。

（4）缺点：此种单纯的植骨融合术术式虽仍在应用，缺点主要是患者术后卧床时间长，

且疗效欠满意，尤其是伴有椎节松动、滑脱及椎管内病变者，因而目前其仅仅作为其他术式的辅助手段。

（二）椎弓峡部植骨融合固定术

后路显露断裂的峡部，于其间植入骨松质并进行峡部螺钉固定的方法。此手术的最大优点是仅融合病椎，而不影响相邻的脊椎和椎间盘，手术创伤小，术后脊柱功能良好，且可同时行后路减压。

1. 适应证

（1）急性、外伤性椎弓崩裂：椎弓峡部断裂间隙不超过 3 ~ 4mm，椎体之间无明显移位者。

（2）轻度脊椎滑脱：Ⅰ度滑脱的椎弓峡部崩裂者，在伸屈动力位片上可基本复位者。尤其是 40 岁以下者较佳，因年老及骨质疏松者螺钉易松动。

2. 手术操作步骤

（1）体位及麻醉：一般用俯卧位，全身麻醉，亦可采用硬膜外麻醉。

（2）显露：常规显露滑脱椎节的椎板及关节突，提起病变椎节的椎板，以辨认断裂的峡部。

（3）处理断裂的峡部：以枪式椎板咬骨钳清除断裂峡部之间的纤维瘢痕组织，咬除硬化骨组织，并清楚显露椎板的外下部。

（4）植骨：于断裂的峡部之间植入自体髂骨块，适当嵌紧，达到密切接触的目的。

（5）固定：有三种方法，可酌情选用。

1）螺钉固定法：沿椎板下缘中部向头端倾斜 45°，向外倾斜 30° ~ 40°，钻入克氏针一枚，透视其位于椎弓峡部后，选择合适规格的加压螺钉，将螺钉拧入峡部，并适当加压。

2）椎弓根螺钉张力带法：在滑脱椎体的两侧椎弓根内拧入椎弓根螺钉，再将合适长度的钛棒预弯成 U 形，修剪滑移椎棘突下缘，将钛棒套在棘突根部；钛棒两端连接椎弓根螺钉，适度挤压钛棒，使棘突向上靠拢，从而在椎弓峡部产生加压作用。

3）钩 – 螺钉固定：即在拧入椎弓根峡部螺钉的基础上，椎板下方放置椎板钩，并与加压螺钉相连，起到对峡部的加压作用。

（6）关闭伤口：将其余的碎骨块植入关节突周围，逐层缝合。

（7）术后处理：术后 3 ~ 5d 可带腰围逐渐下地活动。

（三）后路减压、复位及椎弓根螺钉固定（融合）术

1. 病例选择　主要用于椎节有移位者，包括各种原因所致的椎弓崩裂以及退变性腰椎滑脱。

2. 体位　俯卧位，腰骶部垫高，双髋微屈，腹部悬空，以免腹腔受压，减少出血量。

3. 麻醉　多选择全身麻醉。

4. 显露　按常规切开皮肤、皮下，分离双侧骶棘肌，用自动拉钩将其撑开，显露病变椎节的棘突、椎板，两侧应达关节突关节外侧缘。

5. 拧入椎弓根螺钉　先清楚显露拟固定融合的相邻椎节的关节突外侧，于横突中部与小关节突外缘处，利用开口器开口，小心插入椎弓根探子，选择合适长度的椎弓根螺钉拧入椎弓根内。如需要提拉复位者，则应于椎弓根内拧入提拉复位螺钉，另一椎节内植入普通椎

弓根螺钉。

6. 减压　视病情而定，强调峡部瘢痕增生组织（有时部分软骨化）的切除，充分显露相应水平的神经根，尤其注意神经根出口处减压，并探查椎间孔，以保证减压彻底。无椎管内及椎间孔处神经受压症状者，则无需此操作。

7. 椎节复位　将USS纵向连接杆上端安装固定夹，并套入提拉钉上，连接杆下端嵌入侧开口螺钉的开口处，沿螺钉连接杆上套入螺母并适度锁紧该螺钉。以撑开器分别撑开同侧两枚椎弓根螺钉，将上下椎节撑开，恢复椎节原有高度（或接近原有高度），之后将纵向连接杆上的固定螺钉锁紧以维持椎间隙高度。将内部有螺纹的复位套筒旋入滑椎椎弓根钉（反向滑脱时为下位螺钉），直至复位套筒与椎弓根螺钉螺帽的固定夹相抵，之后同时旋拧两侧的复位套筒，由于提拉复位螺钉下部有螺纹，与复位套筒内部的螺纹相匹配，且此时椎弓根螺钉固定夹未锁定。如此随着复位套筒的向下旋转，便可将滑椎椎弓根螺钉连同椎体（向前滑脱者）向上提拉，达到复位目的。待双侧复位套筒基本旋紧后，透视腰椎侧位，如复位已理想，可沿复位杆外方套入内六角扳手将提拉螺钉固定夹螺母锁紧，之后再取除复位套筒，完成固定。

8. 植骨融合　选用后外侧植骨融合术。

（四）后路椎体间融合植骨内固定术（PLIF）

1. 适应证　适用于不同程度的各类腰椎滑脱需要减压者，尤其是合并椎间盘突出及椎管或椎间孔狭窄者。

2. 体位、麻醉及显露　取俯卧位，最好采用全麻。同前法显露腰椎后部结构。

3. 拧入椎弓根螺钉　按前述的手术方法先行椎弓根螺钉固定，需复位者，应在滑脱椎体椎弓根内置入提拉螺钉。

4. 减压　行全椎板切除减压，上关节突内侧1/3～1/2应予以去除，并注意尽量去除椎间隙内的髓核及纤维环。显露相应水平的神经根，并连同硬膜囊向内牵开，切除椎节局部的软骨板及纤维环组织等

5. 撑开椎间隙　依次用撑开栓插入椎间隙内，直至椎间隙撑开满意。对侧同法操作。

6. 准备椎间融合植骨床　保留一侧撑开栓，维持足够的椎间高度，另一侧采用相应型号的铰刀及刮刀，清除髓核及终板软骨，保留软骨下骨质以维持足够的支撑面，清除要彻底，以便有良好的骨床。

7. 植入椎间融合器　根据已恢复的椎间高度、终板角度以及椎体矢状径线，选择大小合适的椎间融合器，其内充填以局部减压所采集的骨松质骨粒。在确保神经无刺激和损伤情况下，锤击使其进入椎间隙内，其末端陷入椎体后缘下2～3mm为宜。对侧同法操作。

8. 复位及内固定　在使用撑开栓过程中，随着撑开高度的增大，依靠其自身的牵张，撑开效应，椎节已获得适度的复位。对于轻度的腰椎滑脱，至此已完成基本操作。之后，放置椎弓根螺钉纵向连接棒，适当加压，锁住椎间融合器，防止后移，同时恢复腰椎生理曲度，而后拧紧各螺钉即可（图11－8）。

对于Ⅱ度以上的重度滑脱或者椎间隙明显狭窄，难以复位者，仅依靠椎体间Cage的撑开复位效应往往是不够的。在此种情况下，可在处理完椎间隙后，先放置纵向连接杆，并进行提拉复位。复位满意后，再植入椎间融合器（一般为2枚），之后再对后柱加压拧紧各螺钉，完成固定。

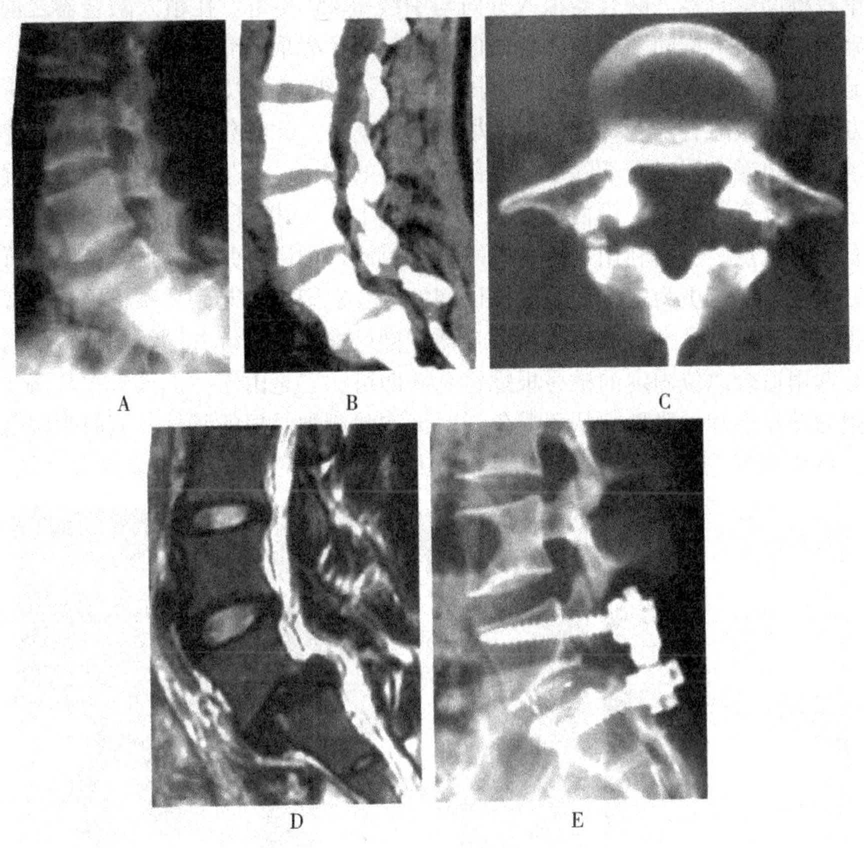

图 11－8　L_5 峡部裂伴滑脱

A. 术前中立侧位 X 线片；B. 术前 CT 重建示峡部断裂；C. 术前 CT 横断面；D. 术前 MR 矢状位；E. 行后路复位减压椎间植骨融合内固定术后中立侧位 X 线片

对于无条件行椎间融合器融合者，亦可自髂后上嵴切取髂骨块，植入椎间隙内。

（五）经关节突入路行后路椎体间融合术（TLIF）

1. 病例选择　主要适用于Ⅰ～Ⅱ度峡部裂型、先天性或退变性腰椎滑脱症，尤其是仅伴有单侧下肢神经症状者。

2. 技术原理　于椎体间放置融合器前需用撑开栓逐渐撑开塌陷滑移的椎间隙，这样借助椎体间融合器的撑开－复位原理，可以使滑脱有限复位，并恢复良好的腰椎力线。

3. 手术方法　常规行腰椎后路显露之后，施行以下步骤：

（1）植入椎弓根钉：首先在病变节段的两侧相应位置置入椎弓根螺钉。

（2）减压：选择有下肢神经症状的一侧行半椎板及预融合椎间隙的小关节突切除术，减压的同时，彻底显露一侧的硬膜、预融合椎间隙及该间隙的上位和下位神经根。如患者伴有双侧下肢症状，则行全椎板减压，但保留一侧的小关节突。患侧行椎间盘摘除术（保留终板）。

（3）撑开椎间隙：用撑开器扩撑椎间隙，撑开时不强求恢复椎间隙原有高度，在避免过度牵拉神经根和硬膜囊的前提下尽可能地复位。

（4）植入椎间融合器：此时用纵杆连接对侧的椎弓根螺钉以维持椎间隙撑开状态，植入合适的单枚椎间融合器。融合器植入方向与中线呈45°夹角。在植入融合器之前，切除下来的椎板碎骨块先植入椎间隙，而融合器的中空部分预先取髂骨骨松质泥填塞。

（5）连接纵杆：待融合器植入后将同侧的椎弓根纵杆予以连接，并适当加压，完成固定。侧后方植入单枚融合器行TLIF生物力学研究表明，此种仅去除单侧小关节突的方法，较之常规植入双枚融合器时需切除双侧大部关节突的方法，其生物力学强度要明显增大。同时，该方法依靠其牵张效应，可使滑脱椎节自动复位并能撑开椎间隙。TLIF方法行椎体间融合术，有诸多优点，一是利用Cage对椎间隙的撑开作用而使滑脱适度复位，所以较通过椎弓根螺钉的提吊复位更为安全，植于椎体间的融合器则同时起到了腰椎前柱支撑和植骨融合的双重作用；二是整个椎节的应力由融合器和椎弓根螺钉系统共同承担，很少有断钉等发生，且仅需选用适合原位固定的椎弓根螺钉系统即可；三是由于只需放置单枚融合器，故仅需牵拉一侧的神经根和硬膜囊，从而避免了对无症状侧神经根的骚扰，同时也降低了治疗费用。另外，TLIF可结合后外侧植骨融合术，从而达到360°范围内的可靠融合（图11－9）。

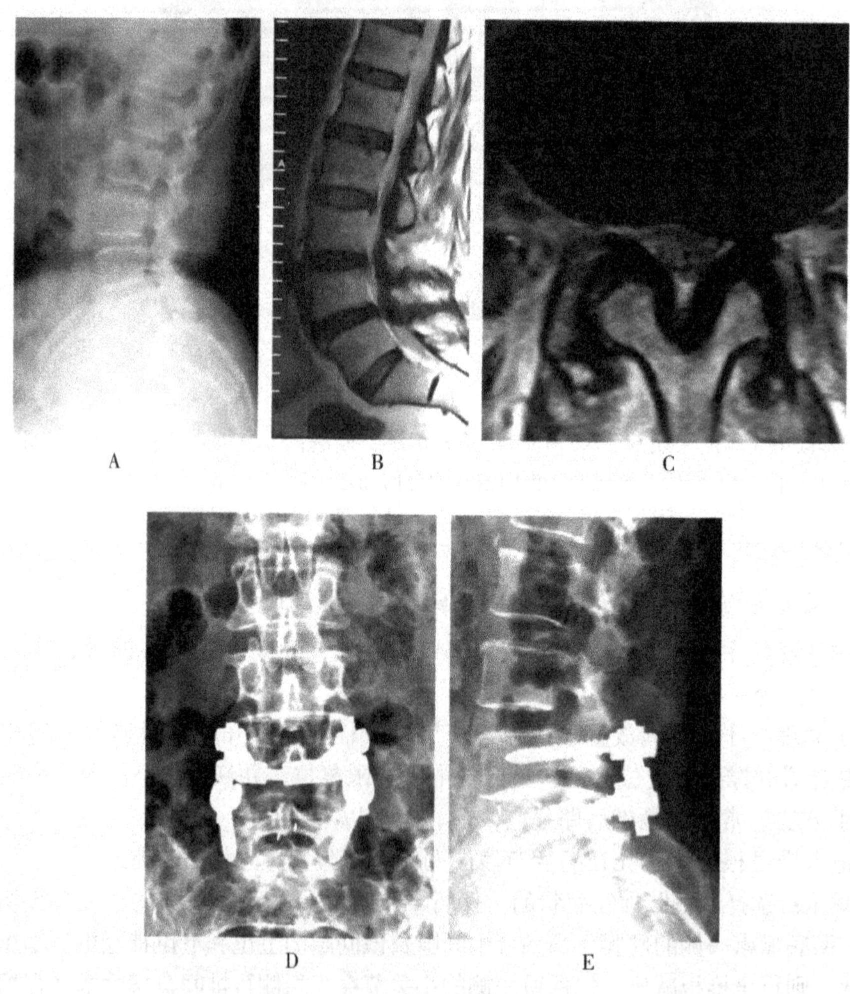

图11－9　L_4退变性滑脱TLIF

A. 术前中立侧位X线片示$L_{4\sim5}$滑脱；B、C. 术前MR矢状位及横断位显示L_4椎体滑移，$L_{4\sim5}$椎管狭窄；D、E. 后路复位＋TLIF椎体间植骨融合内固定术后正位和中立侧位X线片

二、腰椎滑脱症的前路椎体间融合术

腰椎前路椎体间融合术（ALIF）既可在某些病例中单独使用，也可作为后路减压、复位内固定术的融合手段。

（一）病例选择

本术式主要适用于下列病例：

（1）单纯性椎弓崩裂、腰痛明显者。

（2）各种原因的腰椎滑脱无需后路减压或已行后路减压者。

（3）不适宜后路手术者，如手术途径有病变无法施术或已行后路融合术而失败者。

（二）手术步骤

1. 麻醉　多选用全麻或持续硬膜外麻醉。

2. 体位　仰卧于手术台上，双髋下方略垫高。

3. 切口　多选择左侧“倒八字”斜行切口或正中旁切口，常规经腹膜外入路。

4. 显露病变椎节　依序切开腹壁诸层，钝性分离腹膜外间隙，直达椎体前方，将腹膜及腹腔内容推向右侧，保护深部血管，即可显露 $L_{4\sim5}$ 及 $L_5\sim S_1$ 间隙。

5. 切除椎间盘　可用尖刀及髓核钳将椎节内椎间盘去除，清除软骨板至软骨下骨，并有明显渗血为止，但勿破坏终板，保留其支撑强度，向后切勿过深，以防进入椎管误伤后方的硬膜囊。

6. 植骨融合或椎间融合器　一般病例，可切取块状髂骨块嵌入椎节局部。植入髂骨块时应维持椎节撑开（1～3mm）。近年来大多数学者乐于采用中空式椎间融合器，其既可维持撑开，又利于恢复椎节前方高度，且稳定性佳，空腔内充填的碎骨块可获得后期的骨性融合。前路所用椎间融合器既有圆柱状螺纹式椎间融合器，也有方形或楔形嵌入式。具体操作如下（以 KLA Cage 为例）。

（1）放置撑开器：于拟融合的椎间隙内放入配套的撑开器，适当撑开，恢复椎间高度并维持。

（2）试模：以融合器试模沿撑开器滑道放入椎间隙内，直至合适大小。

（3）植骨融合：将拟植入的融合器内填塞入骨松质骨粒或骨泥（来自于髂骨），填满，适当嵌紧，植入椎间隙内，以其后缘深入椎体前缘 3～5mm 为宜。

7. 必要时可结合使用腰骶椎前路钢板　可进一步加强局部稳定性，尤其可显著增强施术椎节的抗伸展不稳，利用植骨融合，以 PACH 腰骶椎前路钢板举例。

（1）预置钢板：以持钢板钳持住已选取的合适 PACH 钢板（$L_{4\sim5}$ 钢板为 30°、$L_5\sim S_1$ 钢板为 50°），将其定位在椎体前缘，左右各一。

（2）螺钉固定：开口锥开口后以专用螺丝刀拧入螺钉。

（3）锁定：螺钉紧固后由弹片覆盖锁定，避免螺钉脱出。

三、前后联合入路手术

前后联合入路即在前路椎体融合的同时作后路融合内固定术，即所谓 360°融合术（该术式目前已很少采用）。适用于脊椎滑脱程度较重者，可提高骨融合率，但手术创伤较大，出血较多。可酌情先进行后路或前路手术，如后路手术目的仅为固定，而无需复位者，则可先行前路手术；如试图通过后路手术进行复位者，则先行后路手术为宜。

（一）后路椎弓根螺钉固定及复位术

全麻后，先让患者俯卧于手术台上，按常规行椎弓根螺钉固定及提拉复位术（无移位者则无需复位操作）。对有根性受压者，应同时予以椎板切开减压。

（二）前路椎间盘切除+融合术

在麻醉下将患者由俯卧位改为仰卧位，切口侧（多为左侧）垫高。一般选左侧腹膜外入路，钝、锐性分离肌层，牵开腹膜及保护腹腔内容物显露患椎椎节。先行椎间盘切除术，而后可行自体髂骨植骨融合术，或是椎间融合器植入术。

（三）术后处理

视手术情况及内固物可靠程度不同可让患者于术后1~3周下床活动，并按腰椎前路及后路手术常规处理。

（李晓江）

第十二章　非创伤性骨与关节疾病

第一节　骨性关节炎

一、概述

骨性关节炎（osteoarthritis，OA）是一种以关节软骨退行性变和继发性骨质增生为特征慢性关节疾病。多见于中老年，女性多于男性。好发于负重较大的膝关节、髋关节、脊柱及远侧指间关节等部位，该病亦称为骨关节病、退行性关节炎、增生性关节炎等。

二、临床表现

（1）主要的症状是疼痛，初期为轻微钝痛，以后逐步加剧。活动多时疼痛加剧，休息后好转。有的患者在静止或晨起时感到疼痛，稍微活动后减轻，称之为“休息痛”。但活动过量时，因关节面摩擦也可产生疼痛。疼痛可与天气变化、潮湿受凉等因素有关。

（2）患者常感到关节活动不灵活，上下楼困难，晨起或固定某个体位较长时间关节僵硬，稍活动后减轻。关节活动时有各种不同的响声，有时可出现关节交锁。

（3）晚期患者多伴有明显滑膜炎症，表现为疼痛加重、关节肿胀、关节积液、活动受限。

（4）体格检查时可见关节肿胀，有积液时膝关节可出现浮髌试验阳性。髋关节内旋角度增大时疼痛加重。关节周围肌肉萎缩，主动或被动活动时，关节可有响声，有不同程度的活动受限。严重者出现关节畸形，如膝内翻。手指远侧指间关节侧方增粗，形成 Heberden 结节。

三、主要检查

1. X 线检查（图 12－1～图 12－2）　软组织肿胀，关节间隙不同程度变窄，关节边缘有骨赘形成。骨质增生明显，软骨下骨有硬化和囊腔形成，伴滑膜炎时髌下脂肪垫模糊或消失。

2. 实验室检查　无特异性。关节液检查可见白细胞增高，偶见红细胞。

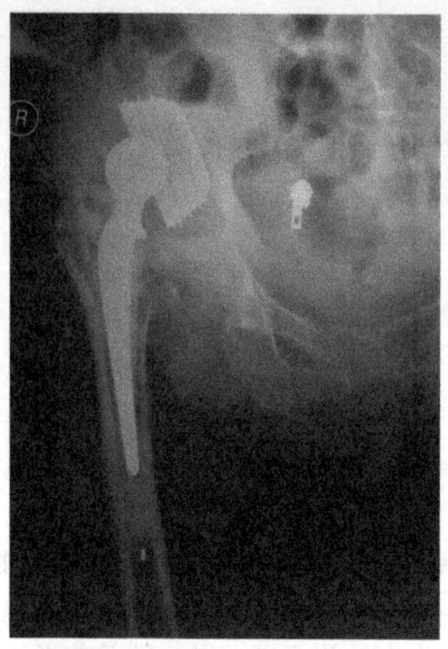

图 12-1　双膝关节退行性变正位片

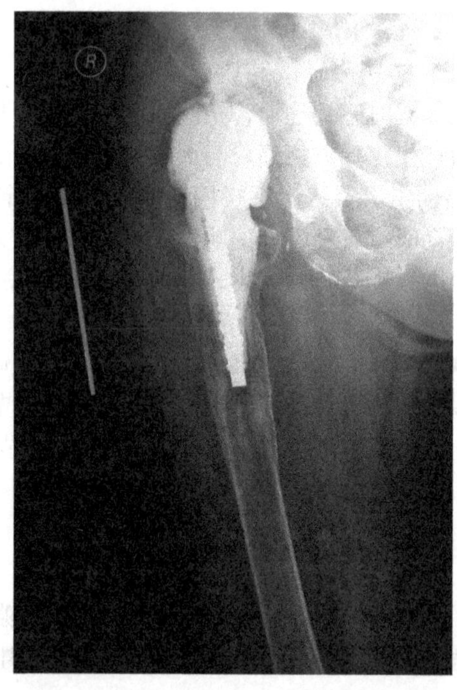

图 12-2　双膝关节退行性变侧位片

四、诊断依据及分类

骨性关节炎分为原发性和继发性两类。

1. 原发性　指发病原因不明，患者没有创伤、感染、先天性畸形病史，无遗传缺陷，无全身代谢及内分泌异常。多见于 50 岁以上的中老年人。

2. 继发性　指由于先天性畸形（如先天性髋关节脱位）、创伤（如关节内骨折）、关节面后天性不平整（如骨的缺血性坏死）、关节不稳定（如关节囊或韧带松弛等）、关节畸形引起的关节面对合不良（如膝内翻、膝外翻等原因），在关节局部原有病变的基础上发生的骨性关节炎。

五、鉴别诊断

主要与类风湿性关节炎鉴别。

六、治疗要点

骨关节炎发生后，随着年龄的增长，其病理学改变不可逆转。治疗目的是缓解或解除症状，延缓关节退变，最大限度地保持和恢复患者的日常生活。

1. 非药物治疗　开展多种形式的宣传教育，让患者了解疾病的性质和治疗的目的。适度关节功能锻炼，减轻体重，避免关节过度负重或活动。可配合局部物理疗法以缓解疼痛。

2. 药物疗法　活血化瘀中草药内服或外部热敷、熏洗、浸泡等可缓解症状，延缓病程。非甾体消炎镇痛药物可以缓解疼痛。部分药物如维骨力、硫酸软骨素可参与软骨代谢，延缓软骨退变。

关节内注射透明质酸钠，可起到润滑关节、保护关节软骨和缓解疼痛的作用。关节内注射皮质激素类药物，虽然可在短期内缓解症状，但对软骨的损害却随注射次数增加而加重，故一般情况下不作常规使用。

3. 手术疗法　对于早中期患者，保守治疗无效可行关节清理术，在关节镜下清除关节内的炎性因子、游离体和增生滑膜。出现畸形和持续性疼痛，可行截骨矫形，以减轻症状，如膝内翻畸形可行胫骨上端高位截骨术。骨关节炎晚期依年龄、职业及生活习惯等可选用人工关节置换术。

七、预后

对于骨性关节炎任何保守治疗及关节镜手术只能延缓病情的发展，不能根治，只有关节置换才是根治的办法。

（姜雪峰）

第二节　强直性脊柱炎

一、概述

强直性脊柱炎（ankylosing spondylitis）是脊椎的慢性炎症，其特点是病变常从骶髂关节开始逐渐向上蔓延至脊柱，向下蔓延至髋、膝关节，导致纤维性或骨性强直和畸形，本病属血清阴性反应的结缔组织疾病，以此与类风湿关节炎相鉴别。病因尚不清，但组织相容抗原 HLA - B27 与本病相关，强直性脊柱炎患病 HLA - B27 的阳性率可高达 88% ~96%。

二、临床表现

本病好发于16～30岁的青、壮年，男性占90%，有明显的家族遗传史。

（1）早期患者感到双侧骶髂关节及下腰部疼痛，腰部僵硬不能久坐，骶髂关节处有深压痛。晨起时，脊柱僵硬起床活动后可略有缓解。患者为了缓解疼痛，常弯腰屈胸。病变逐渐向上发展，累及胸椎和肋椎关节时，胸部扩张活动受限，导致肺活量减少，并可有束带状胸痛。病变累及颈椎时，颈部活动受限。

（2）晚期脊柱僵硬可致躯干和髋关节屈曲，最终发生驼背畸形，严重者可强直于90°屈曲位，不能平视，视野仅限于足下。患者呈胸椎后凸，骨性强直而头部前伸畸形。由于颈、腰部不能旋转，侧视时必须转动全身。若髋关节受累则呈摇摆步态。个别患者症状始自颈椎，逐渐向下波及胸椎和腰椎，称Bechterew病，容易累及神经根而发生上肢瘫痪、呼吸困难，预后较差。

三、主要检查

1. 实验室检查　类风湿因子试验阴性，HLA－B27多为阳性。急性发作时白细胞增多，血沉加快，部分患者继发贫血。

2. X线表现　早期骶髂关节骨质疏松，关节边缘呈虫蛀状改变，间隙不规则增宽，软骨下骨有硬化致密改变。以后关节面渐趋模糊，间隙逐渐变窄，直至双侧骶髂关节完全融合。椎间小关节出现类似变化。随病变发展椎间盘的纤维环、前、后纵韧带发生骨化，形成典型的“竹节样”脊柱。病变也可累及髋关节，晚期关节呈骨性强直。

四、诊断依据

（1）具备上述双侧骶髂关节及下腰部疼痛的病史，甚至典型姿态异常。

（2）X线可见骶髂关节改变。

（3）HLA－B27多为阳性。

五、鉴别诊断

波及关节者需与类风湿性关节炎和骨性关节炎鉴别。

六、治疗要点

治疗的目的是解除疼痛，防止畸形和改善功能。早期疼痛时可给予非甾体类抗炎药。症状缓解后，鼓励患者行脊柱功能锻炼，保持适当姿势，防止驼背。有严重驼背而影响生活时，可行胸椎、腰椎截骨矫形。髋关节强直者可行全髋关节置换术。

七、预后

强直性脊柱炎预后较差，除药物治疗外，严重畸形最终只能依赖手术。

（姜雪峰）

第三节　类风湿关节炎

一、概述

类风湿关节炎（rheumatoid arthritis，RA）是一种以关节病变为主的非特异性炎症，表现为全身多发性和对称性慢性关节炎，其特点是关节疼痛和肿胀反复发作进行性发展，最终导致关节破坏、强直和畸形。

二、临床表现

该病多发生在20～45岁，女性多见。发病缓慢。

1. 关节疼痛、肿胀　初起关节酸痛、肿胀，随病变发展，疼痛日益明显，反复发作后受累关节附近肌肉萎缩，关节呈梭形肿胀。

2. 晨僵　晨起关节僵硬或全身发紧现象，活动一段时间后症状可缓解。

3. 多关节受累　受累关节多为双侧性、对称性，掌指关节或近侧指间关节常见，其次是手、腕、膝等关节。

4. 关节活动受限或畸形　病变持续发展，关节活动受限。晚期关节出现不同程度畸形，如指的鹅颈畸形，掌指关节尺偏畸形，膝关节内、外翻畸形等。

5. 关节外表现　①全身症状，表现为低热、乏力，全身肌肉酸痛，食欲不振等。②皮下结节，常见于尺骨鹰嘴、手背、耳郭等。③眼部病变，如干性结膜角膜炎，巩膜炎等。④血管炎，如手指小动脉炎等。⑤肺部病变，如胸膜炎、肺炎等。

三、主要检查

1. 实验室检查　血红蛋白减少，白细胞计数正常或降低，但淋巴细胞计数增加。70%～80%的病例类风湿因子阳性，但其他结缔组织疾病也可为阳性。血沉加快，C－反应蛋白增高，血清IgG、IgA、IgM增高。关节液混浊，黏稠度降低，黏蛋白凝固力差，糖含量降低，细菌培养阴性。

2. X线表现　早期关节周围软组织肿大，关节间隙增宽，关节周围骨质疏松，随病变发展关节周围骨质疏松更明显，关节面边缘模糊不清，关节间隙逐渐狭窄。晚期关节间隙消失，最终出现骨性强直。

四、诊断依据

目前国际上通用的仍是1987年美国风湿病协会修订的诊断标准：①晨起关节僵硬至少1h（≥6周）。②3个或3个以上关节肿胀（≥6周）。③腕、掌指关节或近侧指间关节肿胀（≥6周）。④对称性关节肿胀（≥6周）。⑤皮下结节。⑥手、腕关节X线片有明确的骨质疏松或骨侵蚀。⑦类风湿因子阳性（滴度>1 ：32）。确认本病需具备4条或4条以上标准。

五、鉴别诊断

本病应与“风湿”痛、风湿性关节炎、骨性关节炎、结核等作鉴别。

六、治疗要点

类风湿关节炎目前尚无特效疗法。治疗目的在于控制炎症，减轻症状，延缓病情进展，保持关节功能和防止畸形。应强调根据不同患者、不同病情制定综合治疗方案。

1. 非药物治疗　加强营养、注意休息，对于关节肿痛明显者可行牵引或间断固定，鼓励患者系统地康复锻炼，预防关节僵硬和畸形。

2. 药物治疗　目前没有任何药物可以完全阻止病变发展，常用的药物分为三线。第一线的药物主要是非甾体类药物，其中昔布类消化道不良反应较轻。第二线药物有抗疟药，金盐制剂，柳氮磺胺吡啶，免疫抑制剂如青霉胺、甲氨蝶呤、环磷酰胺等。第三线药物主要是激素。对于病情较轻，进展较慢的患者，多主张先应用一线药物，必要时联合二线药物。而对病情严重，进展较快的患者，在一、二线药物联合运用同时，早期给予小剂量激素，以迅速控制症状，见效后逐渐减轻药量。

3. 手术治疗　早期可做受累关节滑膜切除术，以减少关节液渗出，防止血管翳形成，保护软骨和软骨下骨组织，改善关节功能。也可在关节镜下行关节清理、滑膜切除术。晚期，可根据病情行关节成形术或人工关节置换术。

七、预后

类风湿关节炎因目前尚无特效疗法，预后较差，有手术适应证手术是相对有效的方法。

（姜雪峰）

第四节　股骨头缺血性坏死

一、概述

股骨头缺血性坏死（ischemic necrosis of the femoral head，ONFH）是指股骨头骨细胞、骨髓细胞及脂肪细胞因一种或多种因素单独或联合作用，引起细胞坏死的过程，为临床常见疾病。股骨头坏死常常发生于青壮年，双侧同时发病的概率较高，一般均经历缺血、坏死、修复的阶段，进一步发展可导致股骨头塌陷变形，最终累及整个髋关节，导致关节软骨破坏，功能丧失，严重影响患者的劳动能力和生活质量。

二、病因

引起股骨头坏死的原因多种多样，任何原因造成股骨头血供明显减少乃至丧失，均可导致股骨头坏死，包括股骨头营养血管腔内的阻塞（如凝血系统紊乱、血栓形成等）、腔外受压（如骨内高压、脂肪细胞肥大、肿瘤等压迫骨内营养血管）或营养血管的机械性断裂（如创伤等）。其病因总体上可分为两大类：一类是创伤性股骨头缺血性坏死（traumatic osteonecrosis of the femoral head）。目前创伤是导致股骨头坏死的一个较为明确的病因，包括股骨颈骨折、髋关节脱位、股骨头骨折以及少见的非骨性损伤（如髋关节强力外展或内收扭伤、腹股沟部或大转子部挫伤）等，其发病机制也已基本明了，另一类是非创伤性股骨头缺血性坏死（non - traumatic osteonecrosis of the femoral head）。常常并发于多种疾病，或伴发于多种致病危险因素，包括皮质类固醇（简称激素）的应用、酗酒、放射性损伤、减压病、系统性红斑狼疮（SLE）、器官移植术后（如肾、心脏等移植术后）、镰状细胞病及其他的高危因素（如易栓症、低纤溶症），其中激素的使用及酒精（乙醇）是最常见的原因，有报道两者引起的股骨头缺血性坏死占全部非创伤性股骨头坏死的90%以上。

三、发病机制

股骨头坏死的共同病理特征都是血液循环障碍导致股骨头的缺血而坏死，其发病机制仍存在众多的争议。国内外学者对其进行了大量的实验及临床研究，各种学说应运而生，如1964年由Frost提出的“骨质疏松学说”；1965年Hasting的“疲劳骨折学说”；1965年Jones的“脂肪栓塞学说”；1979年Kenzora和Glimcher共同提出“骨细胞受损学说”；1980年Hungèrford的“骨内高压学说”；1992年Jones的“局部血管内凝血（IC）学说”；还有日本学者如Atsumi、Matsui、Ohzono、Saito等提出的“血管病变学说”等。但目前尚无一种学说能圆满地解释股骨头缺血性坏死发生和发展过程中出现的全部病理现象。

四、临床表现

本病好发于20~50岁，男性多见。随着病期的延长，双侧髋关节受累者可达45%。本病起病缓慢，发病初期可无明显症状，容易漏诊和误诊。应询问是否有髋部外伤史，长期服用激素史、酗酒史以及与非创伤性股骨头坏死发病有关的其他因素。病史中应与其他可以导致骨关节炎的疾病作鉴别。最常见症状为髋部轻度疼痛，关节活动正常或轻度受限，也可突然感到髋部疼痛。有时因轻度外伤而发病。随着跛行和髋痛加重，患髋呈屈曲、内收挛缩，外展及内旋活动受限，症状可持续加重。晚期则表现为骨关节炎症状。股骨头一旦发生坏死，其病理过程必将持续发展，不可避免地将发生股骨头塌陷。

五、临床分期

股骨头缺血性坏死临床分期方法较多，仅介绍临床上常用的Ficat - Arlet分期方法。该方法于1985年，由法国Ficat - Arlet根据X线片改变和骨的功能性探查提出了6期分类体系。现将Ficat - Arlet分期简要叙述如下。

0期：无症状，X线片阴性，常为对侧已有坏死或长期使用类固醇者。此期可称为“静息髋”（silent hip）。

Ⅰ期：关节轻度疼痛，活动稍受限，X线片上仔细观察可见局限脱钙，骨小梁稍见模糊。

Ⅱ期：临床症状体征加重，X线片见股骨头仍保持圆形，但出现囊性变及硬化等骨密度改变。有一凹面向上的弧形线，提示坏死区与正常骨的交界。关节间隙正常。

Ⅲ期：疼痛和关节活动受限继续加重，出现跛行。股骨头塌陷变形，出现明显死骨。在此之前往往可见股骨头出现局限性软骨下骨板骨折，即新月征（crescent sign）。有此征象时可称为Ⅱ期至Ⅲ期间的过渡期。

Ⅳ期：关节功能进一步丧失。关节间隙狭窄，髋臼骨赘形成；在畸形股骨头基础上的骨关节炎改变。

六、影像学检查

1. X 线片　检查股骨头标准 X 线片应包括骨盆前后位以及双侧股骨头颈部的轴位。需要时，还可增加一些特殊摄片方法如球管向背侧倾斜 30°位以及球管向腹侧倾斜 30°和 60°。

早期 X 线片表现不明显，仅有轻度骨质疏松及骨小梁模糊。随着病变发展，股骨头出现局限性密度增高，关节囊因积液而肿胀，关节间隙轻度增宽等。发病 2～3 周后，股骨头密度浓淡交替，伴有模糊和带状硬化边缘。有时可见软骨下骨板骨折，即新月征。进而股骨头受压变扁，出现明显死骨，其密度增高并碎裂，还可出现数量不等的新骨。后期股骨头密度接近均匀一致，畸形明显，呈蘑菇状，股骨颈短而粗；髋臼为适应股骨头而逐渐变大，关节边缘密度增高，伴骨赘形成等继发退行性改变。形成髋内翻，颈干角变小。

2. 计算机体层摄影　CT 表现与平片类似，包括骨密度增加、硬化、囊变及塌陷等。另外，CT 可以观察到坏死股骨头内的微骨折和早期塌陷。在Ⅰ期、Ⅱ期的股骨头坏死中，于股骨头的中央可见点状或短线状的致密增生及裂隙增大，有时可见此类增生从中央延伸到周边部分。在Ⅲ期、Ⅳ期、Ⅴ期的股骨头坏死中，可见股骨头碎裂变形，于碎骨片之间可见骨质吸收区。整个股骨头复杂的骨小梁结构中可见片状修复过程，此所谓“星芒征”（asterisk sign），代表较早但缺乏特异性的骨坏死图形。

3. 骨闪烁显像　可使用旋转摄像机和多角度视野影像重建单光子发射断层（single photon emission tomography，SPECT，简称 ECT）。ECT 在早期发现骨坏死是高度敏感的，但仍缺乏特异性。ECT 适应于疑有多灶骨坏死而未能做 MRI 的患者，或多部位持续疼痛的骨坏死高危患者但 MRI 未见异常者。

4. 磁共振成像　磁共振成像（MRI）的特征性表现：在 T_1 加权图像上，MRI 缺血性坏死的典型表现为在股骨头正常的高脂肪信号中有区域性分布的骨髓减低信号区，这种异常的信号减低区周围常常有低信号带围绕，代表骨缺血。在 T_2 加权图像上，显示在上述信号之内还有一层高信号带，其现象已被命名为“双线”征。此征基本上具有对缺血性坏死的诊断意义。坏死骨的中央区，在病变过程的不同阶段显示不同的信号，取决于缺血、脂肪水肿或纤维化的程度。缺血性坏死的晚期病例可见股骨头变扁、软骨缺失以及积液。

5. 数字减影血管造影　正常人股骨上端的动脉主要有：①股骨颈动脉环（旋股内、外侧动脉）。②股骨颈动脉环的颈升支。③圆韧带动脉。正常选择旋股内动脉造影可见上支持带动脉进入股骨头呈弧行走向至股骨头中心。

6. 关节镜检查　关节镜可以直接观察关节内的变化，可以看清直径 <1cm 的关节软骨面缺损及早期软骨裂隙，这些缺损和裂隙 MRI 是看不出来的。用关节镜探头还可以发现因软骨下骨折所致的软骨下陷及回弹现象。此外，一些股骨头坏死病例可因同时存在的关节游离体及盂唇撕裂而出现疼痛，关节镜可以给予适当处理，这对选择不同的手术治疗提供重要信息。虽然 MRI 对股骨头坏死具有重要诊断价值，但部分病例有时需做关节镜检查以进一步了解病理变化。

七、非手术治疗

1. 保守治疗　主要是避免负重，包括卧床休息、扶双拐下地、戴坐骨支架、用助行器行走，以减轻作用于髋关节的应力，使坏死股骨头在塌陷前获得理想修复。

2. 药物治疗　采用降低髓内压的药物、血管活性药物、降脂药物等以改善股骨头血供，也有用左旋多巴、生长激素及增强纤溶药物等以促进骨吸收和新骨形成。甲磺酸二氢麦角碱（hydergine）能对毛细血管前动脉起作用，减少骨髓压力，对产生骨危象疼痛有明显作用。甲磺酸酚妥拉明能扩张血管，使血流量增加，对缺血的改善作用较强。

3. 推拿、针灸、电刺激等康复治疗　Royk 等将带有电磁场装置放在大转子处，每天 8h，共 2 ~ 18 个月，证明电磁场在 2 ~ 3 年内能减轻股骨头坏死的临床症状，改善 X 线表现，其治疗效果优于髓芯减压。

八、手术治疗

1. 髓芯减压　髓芯减压（core decompression）对早期 X 线片阴性及晚期股骨头已塌陷的病例均有效。研究认为本手术的并发症较低，疗效与病期有关，更与病变范围大小有关。并发症是围术期骨折。塌陷后期病例情况则不如截骨术好。方法如下，髓芯减压加植骨术：患者置于带有影像增强机的牵引床上，通过一小切口暴露大转子下股骨干外侧，将一引导针经股骨大转子隆起平面稍下方钻至股骨头病损中心，用锥形扩孔钻打开骨皮质，通过引导针置入 8mm Michele 环钻，通常钻孔至距离关节面 5mm 以内，注意不要穿破关节面。由于骨质常填塞环钻孔道，需多次清除核心，并保留从转子区取下的孔道内骨质作骨移植用。经同一骨皮质孔用 6mm Michele 环钻向病损区另钻 2 个孔道。将松质骨用咬骨钳咬碎，疏松地植入病损区，开放 2 个小减压道，另外取松质骨置股骨干皮质边缘以促进手术缺损处的愈合。术后允许患者在扶拐下部分负重 3 个月，然后在髋关节避免过度负重情况下行走 1 年。

2. 植骨术　方法较多，可直接暴露股骨颈和股骨头，在彻底搔刮清除死骨的基础上，采用松质骨、松质骨加皮质骨、带肌蒂或带血管蒂植骨等方法填补缺损。还有配合应用电刺激、加用骨生长因子等方法，以促进新骨形成。有报道应用带血管游离腓骨移植（free vacularized fibular graft）能有效缓解疼痛，改善关节功能，其中病变范围小的疗效更好；即使病变较重的病例，此法还有可能减轻症状，延迟采用全髋置换术的时间。

3. 股骨上端截骨术　手术目的是将股骨头坏死部分自髋臼的主要负重区移去，由健康骨支持的软骨面来承担负重。

（1）转子间内收或外展截骨术：本手术简单、安全。术前摄患髋正侧位 X 线片，确定坏死区范围和部位。经髋关节后外侧适当长度切口，暴露转子间区，进行楔形截骨。如坏死区在股骨头后上方且偏外时，可做外展过伸截骨；如坏死区在股骨头前上方，且外侧尚有 20°以上关节软骨未损时，则做内收屈曲截骨。截骨端内固定坚强时，术后可不必外固定。其主要缺点是当术后病变继续恶化而需做全髋置换术时，术中需去除内固定，还可因股骨髓腔变形使扩腔发生困难。

（2）经转子间旋转截骨术：Sugioka 经转子间旋转截骨术：经改良 Oilier 髋关节外侧进路，暴露髋关节囊。做大转子截骨，连同附着于其上的臀中肌、臀小肌及梨状肌肌腱一并向近侧翻转。切断附着于转子间窝的短外旋肌肌止点，充分暴露关节囊前方及后方，小心保护位于股方肌下缘的旋股内动脉的后支。沿髋臼缘环行切开关节囊。自外向内在大转子上置 2 枚垂直于股骨颈的钢针，用电锯在此两针间做一截骨。截骨线应位于转子间下方 10mm，且与股骨颈纵轴相垂直。然后在小转子上缘与上述截骨线相垂直做第二道截骨，保留小转子与远侧骨段的连接。此时，股骨头、颈与远侧骨段已完全分离。用固定于大转子的近侧钢针将股骨头向前旋转45°~90°，尽可能使坏死区脱离负重部位。用粗螺钉确实固定转子间截骨处，再将截下的大转子与近侧及远侧骨段重新连接。由于近侧骨块旋转后的转子间隔将影响大转子骨块的紧密复位，必要时可予修整。用螺钉或粗钢丝固定大转子。摄X线片以证实股骨头坏死区已移出负重区。术后用2kg皮肤牵引固定患肢，为时1周。然后继续晚间牵引2周。应尽早行股四头肌锻炼，术后10~14d开始行髋关节主动活动练习。8周时可部分负重，术后6个月可扶拐下地。如坏死区较广泛，负重时间应推迟至术后1年。

4. 表面置换关节成形术　本手术创伤小，手术时间短，作为塌陷后早期病例可供选择的一种治疗方法，尤其对年轻患者是一种满意的过渡性疗法，为他们在全髋置换术前赢得时间。但Singuier（2001）特别强调表面置换术对病变范围广的病例效果并不理想。

手术方法：患者侧卧位，患肢向上，采用改良的Hardinge入路，自臀中肌前1/3处向深部分离。显露并纵行切开前方关节囊，在关节囊髋臼缘内外侧加做横行切口，操作过程中应保护来自股骨颈后上方支持带血管的主要股骨头血供。内收外旋位脱出股骨头。用亚甲蓝彩笔标记股骨头关节软骨缘。用卡尺记录股骨头前后径和内外径。用骨刀去除关节软骨，显露并刮除退变及缺血性骨组织。用股骨头球形挫磨挫股骨头至适当大小，待股骨头表面已经定型，即可安装金属帽试件，以确定合适的安装部位和规格。利用股骨颈中心定位器选定股骨颈中心，用4.5mm斯氏针通过股骨颈中心线钻孔，深5~6cm。然后改用2.8mm钻头在股骨头表面均匀分布地钻8~10孔，通过残留的硬化骨，深入无血供的骨组织3mm，以清除残留的坏死骨。将选定的假体试装在股骨头上，注意不要使假体处于内翻前倾位，假体安装后的高度不应超过原有股骨头的高度。彻底冲洗股骨头，清除骨碎屑及凝血块。拭干股骨头表面，将调制好的骨水泥预涂股骨头表面，剩余的骨水泥置于假体内面，将假体的短柄对准股骨颈中心线上的骨孔插入，持续加压直至骨水泥干固为止。将髋关节复位，置引流管，缝合伤口。术后1周后下床扶双拐足尖着地行走。半个月后弃拐。

5. 全髋关节置换术　当股骨头坏死的病变达到无法逆转阶段，也就是股骨头已经发生塌陷且已发生继发性骨关节炎时，为了止痛及改善关节功能，全髋置换术是晚期股骨头坏死唯一可供选择的手术方法，但它又是全髋置换术各病种中疗效最差的一种。其原因可能与年龄轻、激素性与酒精性病例全身情况差有关。对肾移植及红斑狼疮患者，手术结果与一般无异。2001年，Calder对股骨头坏死病例取股骨上端骨组织做病理检查发现，大、小转子及小转子以下4cm处骨组织均有不同程度的骨坏死变化，对假体固定不利。至于对假体固定方法的选择与其他疾病是相同的。

6. 其他　近年来还有一些报道采用骨水泥或羟磷灰石骨水泥填塞法治疗FicatⅡB期及早Ⅲ期的方法，如Hernigou（1999）报道用于61例股骨头坏死已有塌陷但尚未出现骨关节炎患者，平均年龄35岁（27~55岁），经Smith－Petersen入路，暴露股骨头前上方，直接将骨水泥注入软骨下及坏死骨下方。塌陷的股骨头当即复原。术后5d即可扶拐下地。对Ficat早Ⅲ期具有明显死骨或有局限性囊腔者更为适用。

九、股骨头缺血性坏死研究进展

股骨头缺血性坏死（avascular of the femoraf head necrosis，ANFH）是临床常见的髋关节疾病，居各类骨坏死之首，近年来呈上升和年轻化趋势。因发病隐匿，病因不清，机理不明，发病率、致残率高而备受国内外学者的关注。我科 2003 年 1 月—2011 年 5 月期间采用介入治疗、股骨头髓芯减压，口服去瘀定痛胶囊三联同步一体整合疗法治疗股骨头缺血性坏死，观察随访，效果满意，现总结如下。

（一）治疗方法

（1）三联同步整合疗法之一：通血运，改善微循环。

靶位定向疗法：采用现代技术手段，在一定范围把药物进入靶器官的人工生物通道，使药物粒子沿生物通道进入病变的股骨头，最终在骨组织内形成药物高浓度浸润区，发挥药物作用。

手术方法：连续硬膜外麻醉，患者平卧位，在 C 臂机监测下，以 Seldinger 穿刺技术，经对侧股动脉穿刺插管，常规消毒，经股动脉穿刺，将 5F Cobra 导管选择性依次插入旋骨内动脉、旋骨外动脉、闭孔动脉造影，观察患侧股骨头供血情况。根据造影结果，将导管插入靶血管处，分别达到患侧旋股内外侧动脉，依次经导管推注 654 -2 10mg，缓慢注入尿激酶 30 万单位，罂粟碱 30mg，复方丹参注射液 20ml。术后股动脉穿刺治疗侧腹股沟区加压 24 小时。双侧者 7 天后再同样治疗。

（2）三联同步整合疗法之二：减内压，祛淤阻。

在 C 臂机监测下，于大粗隆外侧入路，斯氏针在 C 臂机引导下定位达股骨头坏死区，距股骨头软骨下 5mm，行股骨头髓芯减压。

（3）三联同步整合疗法之三：三补双活疗法。

配合中医辨证理论，通过“补气、补血、补肾、活血化瘀、活络通脉”，促进血液循环，减轻疼痛肿胀等症状，修复股骨头软骨，激活骨细胞，促进骨小梁再生。口服用我院自制制剂去瘀定痛胶囊，每次 3 粒，2 次/d，早晨空腹，晚饭后 1 小时各 1 次，温水吞服，适当加大饮水量，以利于人体新陈代谢，连续 8 个月以上活血化瘀治疗。

早期行关节功能锻炼，完全不负重 3 个月，扶拐部分负重 3 个月。分别于术后 3 个月和 6 个月来院常规行双侧髋关节 X 线片、CT 及关节功能检查。

（二）疗效评价

所观察的一组 26 例股骨头缺血性坏死患者，均同时行双侧或单侧介入治疗、股骨头髓芯减压、口服去瘀定痛胶囊三联疗法，术后随访，21 例患者症状明显缓解，Harris 评分从术前平均 76 分升至术后 93.4 分。22 例患者 38 髋 X 线片及 CT 显示术后 3 ~6 个月股骨头减压区植骨充填良好，无明显骨吸收，1 年后减压区植骨与周围骨组织结合明显，新月征消失或部分消失，骨质内硬化和囊变区缩小，髋关节保持基本生理形态，无明显坏死进展。3 例 4 髋（均为Ficat Ⅲ期髋）症状加重，2 年后其中 2 例 3 髋因股骨头出现明显塌陷，行人工全髋置换手术。

（三）总结

早期股骨头缺血性坏死治疗方法很多，股骨头缺血性坏死常见于青壮年，晚期致残，因此早期发现和治疗对防止股骨头塌陷有重要意义。如：单纯股骨头髓芯减压及植骨术、粗隆间旋转截骨术及带血管蒂骨块植骨术等。Aluisio 等和 Ciombor 等利用股骨外侧髓芯减压骨道植骨，虽早期疗效满意，但长期随访显示成功率低。后两种方法创伤大，影响关节功能，甚至影响残存股骨头血供可能，这些方法缺点较多。传统方法都没有从根本病因方面进行治疗，所以疗效一般不满意。

引起股骨头缺血性坏死的病因很多，许多学者研究认为，引起缺血的因素比较肯定的是与大量应用激素、饮酒及创伤等有关，其发病机制仍不完全肯定。一般认为与股骨头供血小动脉阻塞、静脉回流障碍、原发血管病变、骨髓容积增加等有关。以上因素均能引起股骨头血供减少，致其坏死。如何增加股骨头血供是治疗本病的关键。该组 26 例患者采用的治疗方法中介入治疗从根本上针对病因，通过药物直接疏通并扩张阻塞血管，恢复血供。股骨头髓芯减压，减少股骨头内压力，其动脉供血阻力减小，从而增加动脉血供。股骨头缺血性坏死是骨科常见病，属国际骨科三大疑难病之一。该病常由临床长期使用激素、创伤和饮酒等原因引发。一旦发病，即使立即停用激素，也很难阻止病变继续发展。患者多数会走过缺血坏死 - 塌陷 - 骨性关节炎的“痛苦三步曲”。在髋关节持续疼痛的同时，并发行走困难，直至髋关节僵直。

尽管目前该病的诊断手段取得很大进展，但治疗一直突破不大，特别是药物治疗仍是世界前沿课题。目前股骨头缺血性坏死的治疗方法不少，但疗效确切并得到公认的还没有，国际上更无有效化学药物。

股骨头缺血性坏死病因比较多且比较复杂，但最终原因均是股骨头血液循环障碍所致，即股骨头供血动脉供血不足。且股骨头供血动脉间缺乏侧支循环，缺血后难以代偿，长期发展，最终导致股骨头缺血性坏死。Ⅰ ~ Ⅱ期股骨头缺血性坏死患者，主要表现为不同程度的髋关节周围及大腿前内侧疼痛，髋关节运动障碍，髋关节 X 线，CT 主要为股骨头内出现囊性变或表现为骨硬化，而股骨头外形完整，光滑，髋关节间隙正常。介入治疗是通过导管将溶栓药物和扩血管药物直接注入患侧股骨头供血动脉内，从而达到改善患侧股骨头血供，继而增加侧支循环，促进成骨细胞增生及破骨细胞的吸收作用，使坏死骨逐渐吸收，新骨形成，股骨头逐渐修复，从而达到治疗目的。我们通过 36 例Ⅰ ~ Ⅱ期股骨头缺血性坏死介入治疗后认为介入溶栓治疗是一种有效的治疗方法，具有操作简单，创伤小，并发症少，局部药物浓度高，直接达到溶栓，扩血管，改善微循环作用，从而对促使坏死骨逐渐吸收，新骨形成，股骨头修复，缓解疼痛，延缓疾病发展，起着积极的治疗作用。

中西医对股骨头坏死研究从不同角度指向基本相同的病因，那就是血管病变导致血供不足，进而使骨股头因得不到营养而坏死。实验结果显示，去瘀定痛胶囊能提高血清钙、磷含量，促进成骨细胞生长，促进已发生坏死的股骨头内的骨组织血管、骨髓的修复再生，使血管枯死的股骨头内再血管化。通过改善病变部位的局部缺血缺氧状态，促进骨细胞的生长，并激活成骨细胞加速生长替代死骨，防止改善骨细胞的脂肪变性。同时，还能提高骨小梁的质量，增加骨矿物含量、密度，防治骨质疏松，提高非特异性免疫和体液、细胞免疫力。

药效学实验还表明，去瘀定痛胶囊具有补肾健骨、消肿止痛、活血化瘀及增强免疫功能的作用。通过“补气、补血、补肾、活血化瘀、活络通脉”，促进血液循环，减轻疼痛肿胀等症状，修复股骨头软骨，激活骨细胞，促进骨小梁再生。毒理实验和长毒实验显示，大鼠无明显异常和毒性反应。药理学、毒理学研究表明，去瘀定痛胶囊毒副作用小、安全可靠。

专家们采用国际通用的诊断评估标准，确诊收治了 51 例股骨头坏死患者。患者主要表现为全身关节疼痛，尤其是髋关节、膝关节。经核磁共振检查，发现患者不同程度出现股骨头供血较常人明显减少、骨髓水肿和关节腔积液等症状。其中相当一部分患者发生骨小梁结构发生紊乱，形成了囊性病变。在这种情况下，患者一旦负重、甚至正常踩地，极易发生股骨头塌陷。使得髋关节正常的球型结构发生破坏，造成骨性关节炎。经过6个月的中西医结合治疗，采用影像学和国际通用Harris评分来评估治疗效果证明，取得了令人满意的阶段性治疗效果：全部患者反映疼痛症状消失或明显缓解；患者行走距离大为延长；按股骨头坏死的病程发展，一般这个时候会有1/3以上的患者发生股骨头塌陷，而收治的所有患者均未发生此类现象，早期患者的病程发展被阻断；对患者再次进行核磁共振检查，影像显示有的患者的股骨头坏死面积明显缩小。

去瘀定痛胶囊是西药空白的情况下，取得了确切疗效。更让人欣慰的是，传统中药大多没有经过大规模样本观察，没有进行过科学的统计分析，所以疗效缺乏权威数据。尤其对早期股骨头坏死患者的诊断，一般从X光片上难以发现病灶，只能听患者自述疼痛等症状诊断。而该课题的研究，将核磁共振引入股骨头坏死诊断领域，尤其对早期患者提供了影像证据，无论是诊断还是疗效，都是采用国际通用的评估标准，数据令人信服。

（姜雪峰）

第五节　痛风性关节炎

一、概述

1. 定义　痛风（gout）是一组遗传性或获得性嘌呤代谢紊乱和（或）尿酸排泄减少所引起的临床综合征，分为原发性和继发性两种。其临床特点为血尿酸增高，导致细胞外液中尿酸盐结晶（monosodium urate）过饱和状态，使之在组织中沉积，引发中性粒细胞反应和滑膜炎症。其临床特点表现为下列一组疾病：①无症状的高尿酸血症（hyperuricemia）。②反复发作的急性或慢性关节炎和关节周围炎，称为痛风性关节炎（gouty arthritis）。③尿酸盐结晶沉积于皮下组织、关节、骨与软组织、软骨及肾脏中，则形成痛风石（tophi）。④未经适当治疗者，晚期通常会引起肾功能受损，称为痛风性肾病。⑤产生尿酸性尿路结石。痛风性关节炎是痛风的主要临床表现之一，原因为关节内尿酸堆积，尿酸结晶沉积于软骨、骨关节而诱发急性关节炎症；反复发作，可形成慢性痛风性关节炎、关节畸形。痛风是成年男性发病率最高的关节炎之一，症状剧烈，晚期可致残，引起严重的社会经济问题。

2. 流行病学特点　高尿酸血症的发病率因种族和地区不同而有显著的差异性，欧美地区为2%～18%，南太平洋的土著人群可高达64%。此外，性别、年龄及生活习惯对血液尿酸值影响很大，高尿酸血症常被称为“富贵病”。患者多肥胖，常伴有高血脂病、高血压病、糖尿病、动脉硬化及冠心病等，其他影响因素包括血肌酐，饮酒和饮食等。痛风的发作与高尿酸血症水平、持续时间、患者的年龄之间有直接关系。

痛风的发病率要远远低于高尿酸血症，但是近半个世纪以来，痛风的发病率随着生活水平的不断提高而增高。在欧美属于多发病，痛风发病率占总人口的0.13%～0.37%，年发病率为0.20%～0.35%。据估算，1986年，美国痛风发病率男性为13.6/1 000人，女性为6.4/1 000人。痛风的发病亦具有显著的年龄和性别特征，痛风是一种以男性为主的疾病，原发性痛风患者多为30～60岁的成年人，40～50岁尤其是发病高危期，发病高峰为50岁年龄组，男性占绝大多数，女性占少数，极少发生于年轻男性、儿童和绝经期前妇女，但妇女绝经期后发病率有所增高。而在儿童和年轻患者中，继发性痛风发生率较高，因此，要考虑除恶性肿瘤和遗传性疾病。

3. 病因及发病机制　本病可分为原发性和继发性两大类，无论是原发性还是继发性高尿酸血症，其发病机制不外乎内源性嘌呤生成过多、尿酸排泄减少，或两者兼而有之。原发性痛风主要是先天性嘌呤代谢紊乱引起，有不到1%的患者为酶缺陷所致，这类患者儿童期多有神经系统异常表现，其余病因不清楚。临床上以痛风性关节炎为主要表现，常合并有高血脂病、高血压病、糖尿病、动脉硬化及冠心病等；而继发性痛风及高尿酸血症作为一种合并症，发生于真性红细胞增多症、白血病、多发性骨髓瘤等。特别是化疗后，由于大量细胞破坏，核酸分解加速，使尿酸生成过多；或由于肾功能减退，尿酸排泄减少；噻嗪类利尿剂、依他尼酸、呋塞米等药物，由于抑制尿酸排泄，亦可造成高尿酸血症。急性痛风性关节炎是尿酸钠盐微结晶沉积于关节内所引起的炎症反应。然而，许多高尿酸血症的患者终生可无急性关节炎发作；相反，少数急性痛风患者，血尿酸浓度却显著低于饱和状态。这提示关节炎发病并不一定与高尿酸血症成平行关系，而可能是由于血尿酸值迅速波动所致。在尿酸钠晶体导致急性关节炎发作中，多形核白细胞起着重要作用，包括吞噬作用、趋化因子的释放、溶酶体酶酶解等，引起关节软骨的溶解和软组织损伤。

二、诊断

1. 病史要点

（1）好发人群：本病是40岁以上男性中最常见的关节炎，发病高峰在50岁。在关节炎发病前10年左右，有10%～15%的患者出现尿酸性肾结石，少数先天性酶缺陷的患者发病年龄可提前至少年期，如发生于女性患者多并存肾功能不全、高血压和有服用利尿剂史。

（2）诱因：四季均可发病，以秋春季为最多。最明确的诱发因素是饮酒过度和高嘌呤饮食，其他如外伤、局部关节损伤、穿紧鞋、劳累和过度疲劳、受寒、感染、手术打击等。

（3）好发部位：初期为下肢单关节受累，60%～70%的患者首发于第1跖趾关节，在病程中约有90%以上的患者累及该部位；其次为跖跗关节（足背部），其他手足小关节、踝关节、膝关节、肘关节、肩关节、髋关节、骨盆和脊柱等极少见，多关节发作时往往部位不对称。

（4）临床表现：典型的急性关节炎首次发作多起于午夜，起病急骤，因疼痛而惊醒，疼痛如刀割样，难以忍受，于24～48h症状加重达到高峰，关节及周围软组织出现明显的红肿热痛，皮肤发红发亮，活动受限，大关节受累时可有关节积液。多数患者无全身症状，仅少数患者伴有头痛、低热、脉速、肝大、明显多尿、白细胞计数升高和血沉加快等全身表现。急性发作可持续数天到数周，而自行缓解，症状完全消失，炎症消退，仅留下炎症区域的皮肤呈暗红偏微紫色，皮肤皱缩，轻度瘙痒和脱屑，最终可逐渐恢复，此时称为间歇期。该期各人持续时间不等，短者数月，长者数年、数十年，少数患者甚至终身不复发，但是多数患者在1年内复发。多数患者反复发作，越来越频繁，并逐渐影响多关节，最后可导致关节破坏，只有极少数患者初次发作后无间歇期，直接延续发展成为痛风石和慢性痛风性关节炎。与此同时，若无适当治疗，关节炎反复发作进入慢性期，发病次数逐渐增多，间歇期缩短，会形成慢性痛风性关节炎。由于尿酸盐在关节及其周围组织中沉积引起侵袭性炎症反应，逐渐引起骨质侵蚀及周围组织纤维化，使受累关节呈非对称性不规则肿胀和进行性强直、僵硬，以致出现持续性疼痛、关节广泛破坏并有较大皮下结节形成，终致骨质侵蚀缺损及周围组织纤维化，使病变关节发生畸形而丧失功能。慢性痛风性关节炎可侵犯各个部位的关节，并使许多关节同时受累，但很少侵及脊柱关节和肋软骨，即使侵犯也症状轻微，可表现为胸痛、腰背痛、肋间神经痛等。

2. 辅助检查

（1）常规检查：实验室检查：部分患者可有血沉轻度到中度加快，白细胞增高。血清尿酸值有重要参考价值，高达 298 ~ 417μmol/L（5 ~ 7mg/dl），但有的患者在急性期中血尿酸也可以完全正常。急性期穿刺关节腔积液，在光学及偏振光显微镜下可见大量针状尿酸盐结晶体，可确定诊断。滑液中的白细胞主要为中性粒细胞，有时明显升高，需注意与化脓性关节炎相鉴别。针刺皮下痛风石取标本检查，或取出破溃分泌物镜检，查到尿酸盐结晶亦可作为诊断依据。

（2）特殊检查：X 线检查：早期仅有软组织肿胀，骨关节无明显变化。晚期近关节端可见圆形或不规则穿凿样透亮区，也可呈虫蚀样、蜂窝状或囊状，病变周边的骨质密度正常或增生，界限清晰，这表示尿酸盐沉着和骨质破坏吸收点，有诊断意义，有利于与其他关节病变相鉴别。有关节破坏者可见关节面不规则、关节间隙狭窄。

3. 诊断要点　中老年肥胖男性，有高嘌呤饮食或酗酒史，反复突然发作的单关节（多为第 1 跖趾关节）红肿剧痛，间歇期无症状，秋水仙碱有特效者可作为诊断痛风的参考。关节穿刺液中发现尿酸盐结晶体仍是诊断本病的金标准。

4. 鉴别诊断　急性痛风性关节炎应与化脓性关节炎、丹毒与蜂窝组织炎、创伤性关节炎、急性风湿病、假性痛风性关节炎、其他结晶沉积性关节病等相鉴别。慢性痛风性关节炎应与类风湿关节炎、银屑病性关节炎、结核变态反应性关节炎相鉴别。关节附近的痛风石具有鉴别价值，秋水仙碱治疗有特效，也有助于鉴别。

5. 诊断流程　见图 12 - 3。

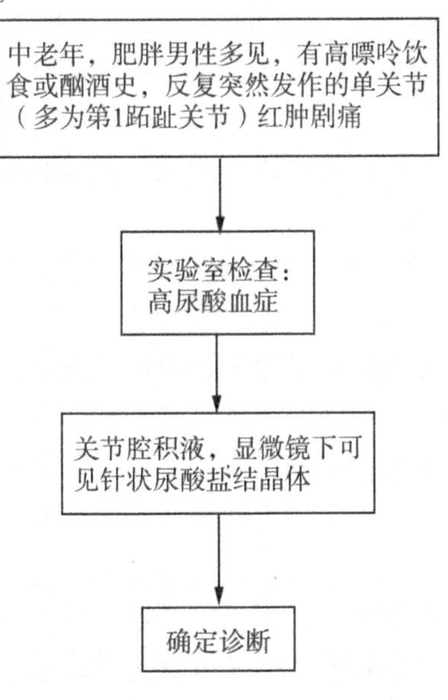

图 12 - 3　痛风性关节炎诊断流程

三、治疗

临床治疗原则目的有：①及时控制痛风性关节炎的急性发作。②预防反复急性发作。③于静止期纠正高尿酸血症。④长期治疗以预防尿酸盐沉积造成的关节破坏及肾脏损害。

1. 保守治疗

（1）保持理想体重，降低血脂水平，大量饮水保持尿量充沛，服小苏打碱化尿液以利于尿酸的排泄；不宜使用抑制尿酸排泄的药物如利尿剂、小剂量阿司匹林等；避免过劳、紧张、湿冷及关节损伤，穿鞋舒适。物理疗法，如透热疗法、离子透入疗法、矿泉浴、泥疗及按摩等，可减轻慢性症状、改善关节功能、提高生活质量。低嘌呤饮食，限制食物中嘌呤摄取量，避免食用高嘌呤食物，如动物内脏、虾、蛤、蟹等；多食碱性食品；戒酒，尤其是啤酒。

（2）药物治疗：目前，对痛风还没有根治性药物，故药物治疗的目的仅限于尽快终止急性发作和预防复发、预防关节和内脏损害。

1）秋水仙碱：秋水仙碱有抗炎消肿作用，对急性痛风性关节炎有特效，临床已使用多年，但现在仍为治疗痛风的首选药物。由于大多数患者无法耐受传统剂量所带来的胃肠道不良反应，故现在多建议使用较小剂量（1～2mg），同时可配合使用非甾体抗炎药。若患者合并有消化道出血或不能进食，可用秋水仙碱注射剂。常见副作用除了胃肠道反应外，还有肝功能异常、神经异常等。

2）非甾体抗炎药及激素：非甾体抗炎药控制症状亦有效。病情严重而上述药物疗效不显著时，可加用 ACTH 或糖皮质激素，必要时这些药物可与秋水仙碱合用数日，以防止停激素后症状迅速复发。

3）排尿酸药：促进尿酸排泄的药物有丙磺舒、磺吡酮等，适用于肾功能尚好、血尿素氮在 14.3mmol/L 以下、无肾尿酸石的患者。

4）抑制尿酸生成药物：抑制尿酸合成的药物主要是别嘌醇，适用于尿酸生成过多而排泄过低、尿酸结石反复形成或痛风多次发作、用排尿酸药物无效或其他不适于用排尿酸药的患者。

器官移植的患者应特别注意，因其服用环孢素，能降低肾血流，故常引起高尿酸血症，对这样的患者应综合考虑，处理较为复杂。

2. 手术治疗　多数痛风患者经药物保守治疗可得到控制，部分患者需要手术治疗。某些医生对手术治疗可能有顾虑，其一是害怕手术会诱发急性发作或加重病情；其二是害怕痛风结石可能会影响切口愈合。为预防手术激发急性痛风发作，宜先用药物控制，待血清尿酸正常后行手术治疗。术前 3d 至术后 7d 给予秋水仙碱和非甾体抗炎药。

下列情况需手术处理：①痛风石影响关节功能，侵犯肌腱或压迫神经，如手足大块痛风石，引起刺激性症状或功能障碍，产生固定性疼痛。②皮肤窦道形成。③无法挽救的坏死指（趾）或畸形指（趾）。

对于大关节的急性痛风性关节炎可采用关节镜诊断与治疗。术中可抽取关节液送检查以明确诊断，有时在关节镜下可观察到尿酸结晶沉着于滑膜上，提示诊断。通过大量生理盐水冲洗关节腔，可清除关节腔内尿酸盐的沉积，并可通过电动刨刀切削炎症滑膜，可很快消除症状。

3. 治疗流程　见图 12－4。

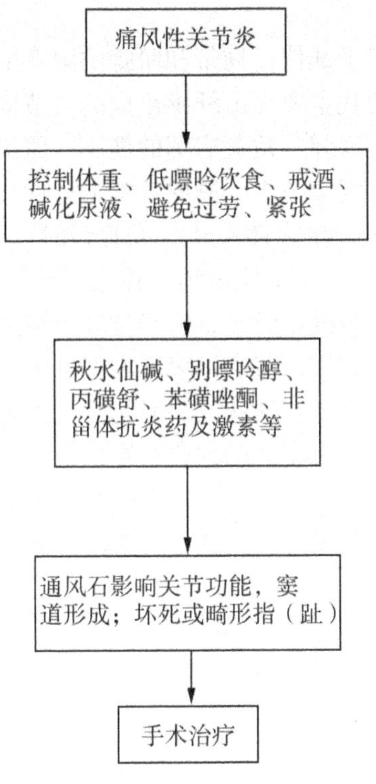

图 12－4　痛风性关节炎治疗流程

四、预后评价

急性痛风性关节炎尚无根治的办法，但是及时有效的早期治疗可以有效地减少痛风的发作，使病情逆转。反复发作痛风性急性关节炎、痛风石、尿酸性肾病，常伴尿路结石，严重者呈关节畸形及功能障碍。纵观现代临床研究，痛风已不再是单纯的关节肿胀类疾病，常与高血压、高血脂、冠心病等心脑血管疾病相互关联，相互影响，可以说痛风是心脑血管疾病诱发的潜在因素。

关节镜检查不仅可以明确诊断，而且还可以在一期行关节内清理术，尽可能地清除关节内沉积的尿酸盐结晶，并反复彻底冲洗关节腔，减轻关节内炎症反应，延缓晚期骨关节炎的发生。

（姜雪峰）

第六节　肩关节周围炎

肩关节周围炎，简称肩周炎，又称冰冻肩、粘连性关节囊炎、“五十肩”。是指肩关节疼痛和活动受限，但并无结构上改变的病变。症状进展缓慢，发展至一定程度后又自行逐渐消失，最后完全恢复。

一、病理

肩周炎的病理改变主要在三个部位：韧带和肌腱的附着部位；肌腱的滑动机制；构成肩关节诸结构之间的间隙。病理变化主要在由纤维组成的关节囊上，上述的因素加上原因不明的炎症过程，逐渐累及关节囊、滑膜、覆盖肩部的筋膜、肌肉、肌腱以及肩峰下滑囊等。在早期表现为关节囊的挛缩及关节间隙减少，胶原纤维退行性变，血管增加及囊壁增厚，滑膜纤维化，使组织失去弹性及皱缩。在肱骨头外展或旋转时可以发生粘连的撕裂（于是产生疼痛）。在后期喙肱韧带增厚，冈上、下肌挛缩、拉紧、纤维化、将肱骨头拉高，使肩关节活动进一步受限，挛缩的关节囊包围肱骨头，滑膜增厚，滑膜隐窝被填塞，肩峰下滑膜囊壁增厚，囊内被致密的粘连组织所充满，将肩袖束缚在肩峰上。严重者的肱二头肌腱亦产生病变，表现为肌腱与腱鞘粘连，甚至自发性肱二头肌腱断裂而其断端又常自行固定在肱骨上。

总的说来，如果病程较长，关节囊周围的所有组织终究会全部受累。其次是这种过程进展缓慢，各种组织的病变程度又不一致，而且这个过程是可逆的，因此，肩周炎的病理变化的程度及范围，个体差异很大，各家病理发现亦可有所不同。

二、临床表现

1. 年龄、性别及发病率　好发年龄在 40 ~ 59 岁，妇女占 72%，左侧发病率要高于右侧，双侧同时受累者仅 8%。

2. 起病　大多起病隐匿，常无外伤史，有些人有轻微外伤史，包括肩及上肢的损伤。常见症状为肩活动度减少，上肢垂于体侧。以后疼痛症状逐渐明显，肩活动度进一步受限。

3. 肩痛及肌痉挛　疼痛是最主要的症状，为持续性并影响睡眠，伴有肌痉挛。疼痛及肌痉挛不但限于肩部，还会放射至肘部及腕部，甚至到达手指，也可以放射至肩胛部、肱二头肌、三角肌、肱三头肌及前臂伸面。此外，局部还有血管痉挛又进一步加重上述的症状，慢性肌痉挛的肌肉会感疼痛并有压痛。一旦疼痛在肩部以外部位发生，这种情况会造成鉴别诊断上的困难。如胸大肌受累会误诊为心脏病，斜方肌受累可误诊为颈椎病。

4. 检查发现　患者常表现紧张，惧怕检查，患肢下垂于体侧。在要求活动肩关节时，肢体起动缓慢。肩周围肌肉痉挛，先往往是斜方肌，以后冈上、冈下及三角肌均有痉挛亦伴有不同程度的萎缩，病程长者的肌萎缩可相当明显。压迫肱二头肌间沟时压痛明显，用手指拨动肌腱时亦痛。如将上臂伸直，使肱二头肌紧张时亦痛，这说明肱二头肌的病变在肩周炎发病中占重要地位。此外，外展及外旋上肢、伸肘时前臂旋转、抗阻力屈曲及内收上肢等均可产生疼痛。

肩活动受限程度各人不同，这与病变的程度有关。在早期由于疼痛尚可耐受，肩关节活动度可不受限，但这时肩内、外旋已有不同程度的受限。在检查肩关节运动时必须要用手固定住肩胛骨（图 12 -5），才能正确估计肩部的活动度。在中期患者常诉不能梳头及扣胸罩。在后期肩关节活动已很少甚至完全消失。但即使是完全被固定的肩关节亦一定会有矢状面的少量活动。这时患肢只能下垂于体侧呈内旋位，伴明显的肌萎缩。有些严重的患者还可见有血管痉挛，手指轻度水肿、发冷、苍白等。

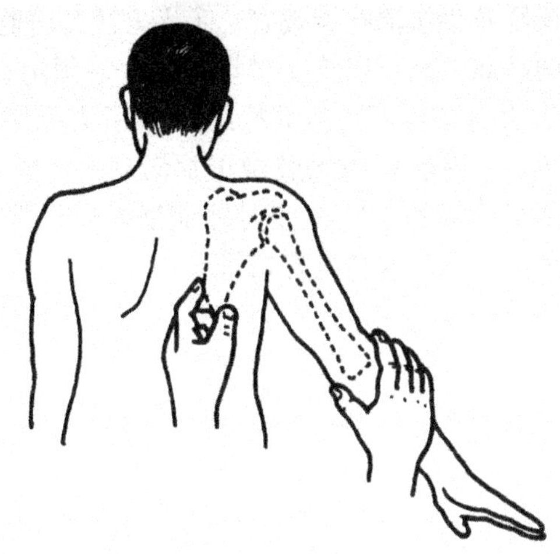

图 12－5　肩关节外展检查法

X 线检查一般为阴性。肩关节造影可以明确诊断，造影时可见肩关节容量减少，仅能注入不到 10ml 造影剂（正常为 16ml），有的仅能注入 5ml，腋下皱褶几乎完全消失，造影剂不能进入肩胛下滑囊或不能通过肱二头肌腱鞘向下扩散。

三、病程

肩周炎的症状差异很大，有的患者疼痛明显而活动度影响甚小；有的患者不能活动但不痛。但大多数患者均有不同程度的疼痛和活动受限。可分为三期：①初期或冰冻期。②中期或冻结期。③后期或融化期。几乎所有患者均能自愈，但病程长短不同，大多数为 1 年左右，但也有超过 1 年甚至有 3 年才痊愈的报告。

四、治疗

首先要明确诊断，必须了解到肩袖的部分撕裂、钙化性冈上肌腱炎、肱二头肌腱鞘炎及肩锁关节内紊乱等均可以引起与肩周炎相类似的症状。

1. 早期治疗　患者的病程较短，症状轻，肩关节造影示关节容量在 10ml 以上者，绝大多数可以通过肩关节操练而得到自愈，亦可以配合一些镇静药物及 NSAIDs 药物，热敷、理疗亦很有效，每次 15～30min，每日数次。

操练的方法：令患者将上肢高举过头，手外旋再内旋，然后再于身体的冠状面上举，每小时 10～12 次。如症状有所减轻，便可以加大活动度。如症状较重且有肌痉挛者，可于压痛点用醋酸氢化可的松 0.5ml＋1% 利多卡因 2ml 封闭，如症状在肱二头肌腱鞘内，需作鞘内注射。有人介绍对少数症状顽固者做颈交感神经节封闭术也有效。

2. 手法治疗　全麻下置上臂于外旋位，再外展最后内旋，术中有撕开粘连的感觉，可能要重复多次直至肩关节活动完全无阻力为止。手法治疗后将前臂缚于床头，以维持肩关节外展 90°位。次日开始主动练习，2 周内在睡眠时仍应维持上肢外展 90°位，并积极进行体疗。

3. 手术　一般以不做手术为原则，但对于极少数经各种非手术治疗无效者可以考虑。手术指征为：①早期肩周炎患者经正规操练无改善，而且表现为肱二头肌腱病变的症状为主者。②晚期肩周炎患者经操练及手法治疗无效者。手术方法是将肱二头肌长头缝合固定在喙突，如果肌腱已经有明显的破坏，则可以将肌腱切断，远端固定在肱二头肌间沟的肱骨上。术后佩用吊带或三角巾 1d，并开始作不负重的操练，5d 后去除吊带，在患者能忍受的疼痛程度下尽可能增加运动幅度，3 周后可用患肢做正常活动。疼痛症状在术后常立即得到解除，但运动功能的恢复还是很缓慢的，3～4 个月才能恢复到正常。文献上也有人报告用手术分离关节囊粘连，术后早期操练，取得良好结果者。

（姜雪峰）

第十三章　骨与关节感染性疾病

第一节　急性化脓性骨髓炎

一、概述

化脓性骨髓炎是发生于骨组织的感染，骨髓炎通常可分为血源性骨髓炎和邻近部位感染导致的骨髓炎，或分为急性和慢性骨髓炎。不同类型的骨髓炎，其发病原因、病原菌、临床特点以及治疗各不相同。病原菌以金黄色葡萄球菌最为多见，约占 90%，其次为链球菌和大肠杆菌。急性化脓性骨髓炎中，急性血源性骨髓炎最多见，80% 发生于 12 岁以下儿童，男女比例为 4 ：1。长骨的干骺端为好发部位，其中以胫骨上端、股骨下端及肱骨上端最常见。化脓性骨髓炎感染途径包括：①血源性感染：化脓性细菌通过血液循环在局部骨质发生病变，即为血源性骨髓炎，原发感染病灶常为扁桃腺炎、中耳炎、疖、痈等，患者大多身体衰弱，营养较差，过度疲劳或急性病后。②外伤性直接感染：开放性骨折，伤口污染，未经及时彻底清创而发生的骨组织感染，即为外伤性骨髓炎。③直接蔓延：骨骼附近软组织感染扩散引起的骨组织感染。

在急性血源性骨髓炎发病前，身体其他部位常有明显或不明显的感染性病灶，当处理不当或机体抵抗力下降时，感染灶内的致病菌经过血液循环至骨内停留而引起骨组织的急性感染。发病前往往有外伤病史，儿童常会发生磕碰，所以创伤的真实意义不详，可能局部外伤后组织创伤，易于发病，因此，外伤可能是本病诱因。

急性血源性骨髓炎的病理演变，至今尚未建立可靠的动物实验模型，目前，仍以 Star 学说解释。由于儿童干骺端的骨滋养动脉在此处为终末动脉，血流缓慢，毛细血管更为弯曲，形成血管襻，经血液循环播散的细菌易于此处停留并首先在于骺端松质骨内繁殖，引起局部急性炎症反应，造成组织充血、水肿、白细胞浸润，局部骨内压增高，引发剧痛（图 13 - 1），而后白细胞坏死释放溶蛋白酶破坏骨基质形成脓肿，脓肿沿压力梯度向不同方向扩散（图 13 - 2），病灶形成脓肿，引流不好，多有严重的毒血症表现。

急性血源性骨髓炎原发髓内病灶发展到一定程度，将沿不同方向在组织内扩散。

（1）脓肿向长骨两端蔓延，由于小儿骨骺板抗感染力较强，不易通过，所以脓液多流入骨髓腔，使骨髓腔受累。

（2）髓腔内脓液压力增多后，可再沿哈佛管或 Volkmann 管至骨膜下层，形成骨膜下脓肿。

（3）脓液突破皮质骨，穿入骨膜下形成骨膜下脓肿，骨膜下脓肿逐渐增大，压力增高时，也可沿哈佛管侵入骨髓腔或穿破骨膜流入软组织。

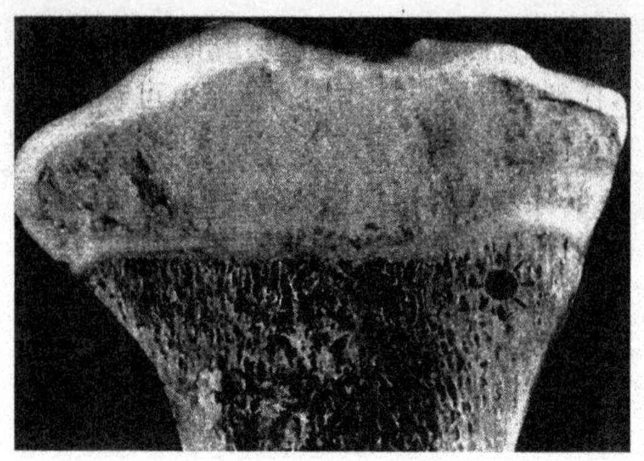

图 13－1　儿童胫骨干骺端原始骨髓炎病灶

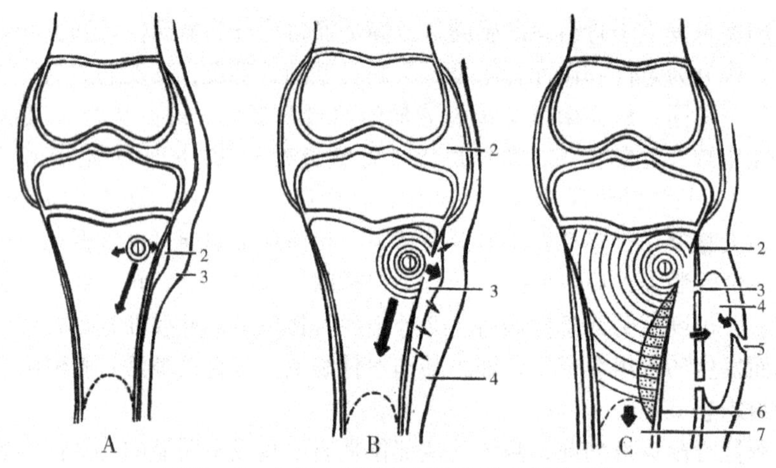

图 13－2　急性血源性骨髓炎脓肿的扩散途径

A. 1：箭头表示感染灶传播的 3 个方向；2：骨膜水肿；3：软组织水肿；B. 1：原发感染灶范围扩大；2：膝关节可能有反应性渗液，但不是感染扩散入关节；3：骨膜下脓肿；4：软组织下的蜂窝织炎；C. 1：骨髓炎病灶进一步扩大；2：骨膜广泛剥离；3：感染穿破骨膜；4：形成软组织脓肿；5：脓肿穿破皮肤形成窦道；6：死骨形成；7：感染在髓腔内播散

（4）穿入关节，引起化脓性关节炎。小儿骨骺板对感染抵抗力较强，因此，由于直接蔓延而发生关节炎的机会甚少，但成人缺乏这道防线，在髋关节较容易并发髋关节炎。

急性化脓性骨髓炎如脓液早期穿入骨膜下，再穿破皮肤，形成窦道，脓肿常在髓腔蔓延，使骨营养血管闭塞或栓塞。如穿出骨皮质形成骨膜下脓肿后使大片骨膜剥离，该部骨皮质失去来自骨膜的血液供应，形成死骨。

由于骨膜剥离，骨膜深层成骨细胞受炎症刺激而生成大量新骨，包于死骨之外，形成包壳，代替病骨的支持作用。包壳上可有许多孔洞，通向伤口形成窦道，伤口长期不愈，成为慢性骨髓炎。

骨坏死的另一学说认为：骨是坚硬组织，一旦骨髓感染，髓内压增高，当压力超过滋养动脉的灌注压时，滋养动脉闭塞，皮质骨将因缺血而坏死。这一病理变化发生在滋养动脉因炎症而栓塞之前，因此，皮质骨坏死主要是由骨内压增高和炎症反应所造成的滋养动脉闭塞所致。

细菌毒力大小、机体抵抗力强弱以及抗生素疗效等因素，也影响本病病理的演变及其程度。

二、诊断思路

1. 病史要点

（1）起病急骤，全身中毒症状重，患者高热，体温常在39～40℃，伴寒战、精神不振、食欲不佳、脉快，小儿可有烦躁、不宁、呕吐和惊厥等。

（2）感染早期局部剧痛，皮温升高，患肢呈屈曲状态，周围肌肉痉挛。

（3）被动活动肢体时疼痛加剧，常引起患儿啼哭，有局限性压痛，肿胀并不明显。

（4）当骨脓肿穿破皮质骨至骨膜下时，常有剧痛，随后骨内压缓解，疼痛随即减轻。

（5）病情严重者可发生中毒性休克，出现多处感染灶等。

2. 查体要点

（1）病变早期，脓肿局限于髓腔内，局部虽有剧痛，但肿胀可能不明显。肢体处于屈曲保护状态，患者不愿主动活动肢体，被动活动常引发剧痛，压痛点较深且位于干骺端。

（2）当脓肿进入骨膜下时，局部压痛明显。当脓肿进入皮下时，局部红、肿、热、痛明显。病灶邻近关节，可有反应性关节积液。脓液沿着髓腔播散，则疼痛和肿胀范围更为严重，波及整个骨干时，有病理性骨折的危险。

3. 辅助检查

（1）常规检查

1）血常规检查：白细胞总数升高，中性粒细胞比例增高。

2）C反应蛋白和ESR有显著的增高。

3）外周血培养：在急性感染的儿童中近50%血培养有致病菌生长。

4）X线检查：发病早期无明显表现，发病2周后逐渐出现松质骨虫蚀样散在骨破坏，如出现骨膜反应新骨形成，表示感染已经侵犯骨膜，可能发生骨坏死。病变继续发展可见分层骨膜增生，若有死骨及围绕骨干形成的骨包壳，则表示感染已经转为慢性。

（2）特殊检查

1）MRI：可以更早期发现在长骨干骺端与骨干内有炎性异常信号，还可以显示骨膜下脓肿，早期在CT、X线平片尚没有明确改变，即正常骨髓组织被炎性渗出物所替代时，MRI就可出现骨髓水肿。有研究认为MRI能较早地检出骨髓受侵犯但骨结构未破坏区域，能清晰分辨骨髓病灶、邻近软组织受累和病变与正常组织之间的关系及其所波及的范围等，对临床治疗方案制定有较重要参考价值（图13－3）。

2）放射性核素成像：放射性核素显像在确认骨骼疾病方面敏感性较高，但却缺乏特异性。发病48h后即可出现放射性浓聚，但该方法只能显示病变部位，不能定性诊断。

3）CT扫描：CT由于具有矢状面和冠状面重建功能，对死骨的辨认有较高的价值。有研究认为，CT能够早期发现骨膜下脓肿，又能引导骨膜下穿刺，减少形成死骨的机会，对早期诊断和治疗有重要的临床价值。

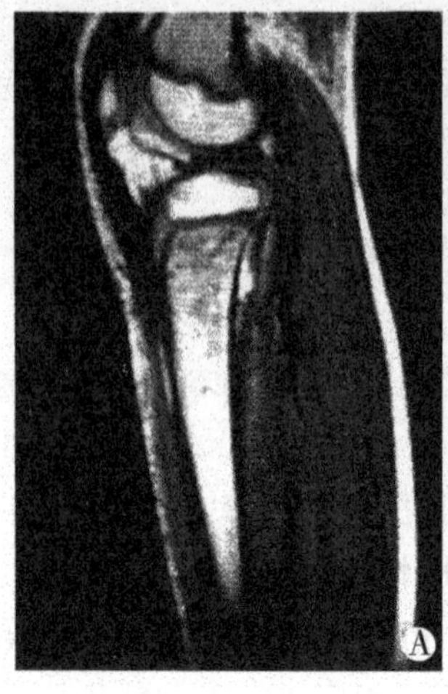

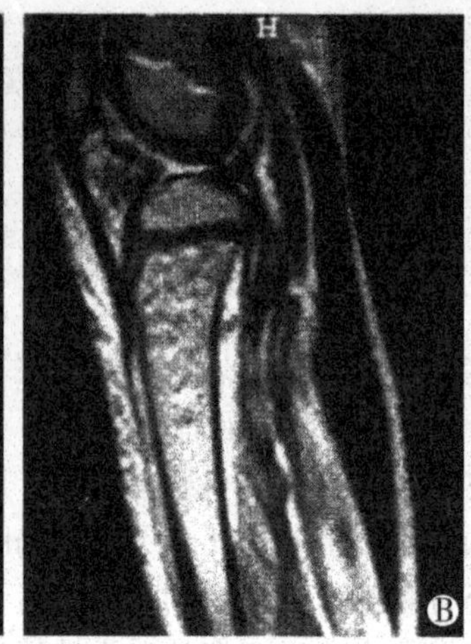

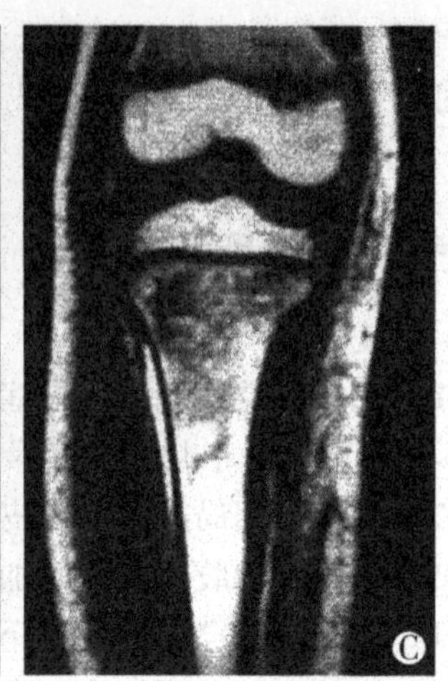

图 13－3　急性骨髓炎 MRI 表现

患者男，8 岁，右小腿肿胀疼痛 5 天。A. 胫骨矢状位 SE T1WI：右胫骨上段干骺端内弥漫性低信号影；B 胫骨矢状位 FSE T_2WI：胫骨上段干骺端不均匀信号增高，胫骨后方骨膜下长带状脓肿形成；C 胫骨冠状位 SE T_1WI：胫骨上段骨髓内弥漫性长 T_1 信号，以干骺端明显并向髓腔扩展

4）B 超：最早征象为深部软组织肿胀，4 天左右可显示骨膜抬高及少量骨膜下积液，10 天后可显示骨皮质破坏，部分患者髓腔内可见不规则无回声区。由于 B 超检查比较依赖于检查医师的水平，故其临床使用受到限制。

5）早期分层穿刺：对早期诊断有重要价值。在干骺端肿胀和压痛最明显处，用粗针头分层穿刺，先穿入软组织进行抽吸，如无脓液再穿入骨膜下，骨膜下如无脓液则穿入干骺端骨质内。如在骨膜下或髓腔内抽出脓液，涂片检查有脓细胞或细菌可明确诊断，应同时做细菌培养和药敏试验。

4. 诊断标准

（1）急起发病，高热、寒战，全身中毒症状重。

（2）干骺端剧痛。

（3）局部压痛、功能障碍、表浅关节有明显红、肿、热、痛炎症表现。

（4）早期分层穿刺，血培养。

（5）实验室检查急性化脓性炎症表现，白细胞、中性粒细胞明显上升。

（6）MRI、放射性核素检查。

5. 鉴别诊断

（1）急性蜂窝织炎：全身中毒症状轻，病灶局限于肢体非干骺端一侧，局部红、肿、热、痛及压痛等急性炎症表现较急性骨髓炎明显，并有波动感，但无局部深压痛。

（2）化脓性关节炎：与急性骨髓炎一样，有全身中毒表现和关节疼痛，但化脓性关节炎的疼痛主要在受累关节而不在干骺端，有明显的关节处红、肿、热、痛，早期关节腔穿刺可见浆液性或脓性渗液，镜检或培养可确诊。

（3）恶性组织细胞淋巴瘤（Eving 瘤）：全身和局部表现与急性骨髓炎相似，鉴别困难，Eving 瘤也可以在骨膜下形成渗出液，有分层骨膜反应，但其渗出液中主要含红细胞，抗生素治疗无效，局部穿刺活组织病理检查可确诊。

三、治疗措施

1. 全身治疗

（1）支持疗法：多次少量输新鲜血或球蛋白，提高机体免疫力，给予高蛋白饮食。高热时物理降温，保持电解质平衡，预防酸碱紊乱。

（2）抗生素治疗：怀疑骨髓炎的病例应立即使用足量抗生素，发病5天内使用往往可以早期控制炎症，5天后使用或细菌对所用抗生素不敏感，都会影响疗效。在抗生素选择方面应联合使用，一种针对球菌，另一种为广谱抗生素。根据药敏结果调整抗生素，直到体温正常，局部炎症消失。

2. 局部治疗

（1）手术治疗：手术时机的掌握应尽早进行，在抗生素使用后48h，若局部症状无明显缓解，应及早手术干预。手术的目的为引流脓液，控制毒血症状，阻止炎症扩散及死骨形成，防止其转化为慢性骨髓炎。手术方法为在干骺端压痛最明显处做切口，不要剥离骨膜，先钻孔，若有脓液流出，表明进入病灶，钻孔后开窗引流。

（2）伤口处理：①闭式灌洗：抗生素溶液24h持续灌洗，持续3周，或至体温正常，引流液3次培养阴性后拔管。②单纯闭式引流：若脓液不多，放置单管引流，可以每天注入抗生素液。③伤口不缝，碘仿纱条填塞，5～10天后延迟缝合。

（3）辅助治疗：肢体用牵引或石膏固定，以利消肿止痛，防止关节挛缩和病理性骨折。

四、预后评价

（1）早期诊断，早期治疗，绝大部分急性期治愈。

（2）早期治疗不彻底，有演变为慢性骨髓炎的可能。

五、最新进展

经典理论认为，不论有无骨脓肿，不要用探针去探髓腔，亦不要用刮匙刮髓腔。于顺礼则持有与传统经典文献相反的观点，对于急性骨髓炎采用髓腔病灶搔刮法清除感染坏死组织，可有效减少或防止病变早期骨内血管的炎性栓塞及骨质破坏。由于最大限度地去除了感染病灶，阻止了炎性病灶的迁延扩散，从而能有效防止复发。其19例急性骨髓炎患者在开窗引流时行髓腔病灶搔刮，清除脓液及坏死组织，持续闭式冲洗负压引流两周。结果全部病例均一期治愈，随访无复发，无明显并发症产生，生长发育正常。

（李俊杰）

第二节　慢性化脓性骨髓炎

一、概述

慢性化脓性骨髓炎是急性化脓性骨髓炎的延续，往往全身症状大多消失，只有在局部引流不畅时，才有全身症状表现，一般症状限于局部，往往顽固难治，数年甚至十几年经久不愈或反复发作。目前，对大多数患者，通过妥善的计划治疗，短期内可以治愈。近年来本病多见于由开放性骨折内固定术后以及人工假体植入后并发感染而引起。

本病致病菌以葡萄球菌多见，以金黄色葡萄球菌为主。颜志坚等新近报道对96例骨髓炎病原菌调查共发现66株病原菌，其中革兰阳性菌占51.52%，在革兰阴性菌中，铜绿假单胞菌占首位，说明慢性化脓性骨髓炎的感染细菌谱较过去已发生较大变化，球菌感染率下降，革兰阴性杆菌感染率明显上升。

急性期的症状消失后，一般情况好转，但病变持续，转为慢性期，慢性期主要病理特点如下：

1. 死骨、死腔形成　死腔内充满坏死炎性组织和脓液，死骨浸泡其中，成为经久不愈的感染源。

2. 血供差　髓腔内滋养血管破坏，密质骨的血供只能依靠外层骨膜。长期的炎症刺激使软组织纤维瘢痕化，局部血液循环差，愈合能力差。

3. 包壳形成　受炎症反复刺激，骨膜增生形成多层包壳，向内与死腔相通，向外与窦道相通，常有小的死骨排出。

4. 窦道形成　脓液经皮肤排出，窦道受炎症反复刺激纤维组织增生瘢痕化，脓液经窦道排出后，窦道可暂时关闭，当死腔内脓液积聚后再次排出，如此反复，长期可致皮肤癌变。

二、诊断思路

1. 病史要点　临床上进入慢性炎症期后，炎症反复发作，在身体抵抗力强或使用抗生素后，局部症状缓解，但身体抵抗力下降时，呈急性发作表现，患者局部红、肿、疼痛。

2. 查体要点

（1）局部肿胀，皮肤色素沉着，有压痛。

（2）伤口长期不愈，窦道流脓，脓液有异味，偶有小块死骨排出。有时伤口暂时愈合，但由于存在感染病灶，全身健康较差时易引起急性发作。有全身发冷、发热，局部红肿，经切开引流，或自行突破，用药物控制全身症状消失，局部炎症也逐渐消退，伤口愈合，如此反复发作。患肢粗大，组织厚硬，色素沉着，年幼者因炎症可影响骨骺发育，患肢可延长或短缩畸形。

（3）由于炎症反复发作，多处窦道对肢体功能影响较大，有肌肉萎缩；如发生病理骨折，可有肢体短缩或成角畸形；如发病接近关节，多有关节挛缩或僵硬。

3. 辅助检查

（1）常规检查

1）血常规：慢性骨髓炎急性发作时有白细胞升高，静止期无明显异常，慢性骨髓炎长期会引起贫血等消耗性表现。

2）ESR、C反应蛋白升高。

3）X线表现：可见骨膜及密质骨增厚，骨密度增加，形成骨包壳。骨干内可见密度增高的死骨，边缘不规则，与周围有分界，为死腔，骨干形态变粗不规则，密度不均，髓腔狭小甚至消失。骨干可弯曲变形，骨小梁紊乱失去正常排列，病变远侧骨有不同程度的萎缩脱钙，个别可发生病理骨折。年幼者，骨干短缩或发育畸形。

（2）特殊检查

1）CT 可显示出脓腔和小的死骨。

2）对长期迁延不愈的窦道，应进行病理检查排除癌变。

4. 诊断标准

（1）有急性骨髓炎病史。

（2）病程反复迁延，炎症发作时有急性骨髓炎表现。

（3）窦道流脓，间或有小死骨排出。

（4）影像学检查有死骨、死腔。

（5）病程长者有骨干的增粗变形。

（6）急性发作时有白细胞升高，ESR、C 反应蛋白上升，长期有贫血等消耗表现。

5. 鉴别诊断

（1）结核性骨髓炎：一般多侵入关节，病史较缓慢，有结核病史或结核病接触史，X 线片显示以骨质破坏为主而少有新骨形成。

（2）骨样骨瘤：常易诊断为局限性脓肿，但其特征为经常性隐痛，夜间疼痛较重，局部压痛明显，但无红肿，少有全身症状，X 线片可进一步提供鉴别依据。

（3）骨干肉瘤：局部及 X 线片表现偶可与骨髓炎混淆，但根据发病部位、年龄、临床表现及 X 线片特征可资鉴别。

三、治疗措施

慢性骨髓炎的治疗原则是彻底清除病灶，包括死骨、异物、窦道、感染肉芽组织、瘢痕等，根治感染源。

慢性化脓性骨髓炎的治疗，一般采用手术、药物的综合疗法，即改善全身情况，控制感染与手术处理相结合。由于病重长期卧床，尤其在慢性骨髓炎急性发作时，亟需改善全身情况。除用抗菌药物控制感染外，应增强营养，必要时输血、手术引流及其他治疗。抗菌药物应用宜根据细菌培养及药物敏感试验，采用有效的抗菌药物。慢性骨髓炎手术一般渗血较多，尽可能在止血带下进行，作好输血准备。术后适当充分引流，才能完全治愈慢性骨髓炎。

手术禁忌证：急性发作期而无脓肿形成或有大块死骨，但包壳形成不充分有病理性骨折的危险，不宜手术。

慢性骨髓炎的治疗，手术必须解决下列 3 个问题：①清除病灶。②消灭死腔。③闭合伤口。

1. 全身治疗

（1）全身足量抗生素，广谱抗生素加敏感抗生素，时间足够长。

（2）多次少量输血、血浆或白蛋白，以增强抵抗力。

2. 局部治疗

（1）清除病灶：病灶清除是否彻底是决定术后窦道能否闭合的关键。在骨壳上开洞，进入病灶，彻底清除全部坏死组织，包括炎性坏死组织、死骨、全部脓液。

（2）消灭死腔

1）碟形手术：在死腔不大时，清除坏死组织和死骨后，将骨腔边缘削去一部分，使之成为平坦的碟形，以利周围软组织贴近而消灭死腔。

2）死腔较大时，碟形手术有可能致病理骨折，将骨腔边缘略作修饰后将附近肌肉做带蒂肌瓣填塞以消灭死腔。

3）闭式灌洗：在儿童病例，生长能力较强，清除病灶后在骨腔内分别放置灌注管和吸引管，持续24h抗生素溶液冲洗，2～4周后可拔管。

4）抗生素骨水泥珠链填塞和二期植骨：将庆大霉素骨水泥珠链填塞死腔，2周后可拔除，小型死腔可被肉芽组织迅速填满，中型尚需换药，大型的尚需二期植骨。

（3）伤口的闭合

1）彻底冲洗伤口后一期闭合。

2）Orr疗法：伤口不能一期闭合时，用凡士林或碘仿纱条填充，换药。

3）带蒂皮瓣、肌皮瓣或带血管的游离皮瓣、肌皮瓣覆盖。

4）术后充分有效的引流。

四、预后评价

（1）慢性骨髓炎病程长，迁延反复，清创手术不彻底则复发率较高。

（2）长期慢性炎症刺激窦道，可致皮肤癌症，长期治疗无效导致截肢。

（3）随着治疗水平的提高，慢性骨髓炎的治愈率逐年提高。

五、最新进展

1. 关于骨移植治疗慢性骨髓炎　陆维举等认为，对慢性骨髓炎如能清创彻底，有效抗生素控制的前提下，清创后一期异体骨移植是可行的重建方法。骨结构连续伴有腔洞性骨缺损的患者，可以选用异体骨移植，而骨不连患者则应慎用异体骨移植。如果清创后骨组织强度较好，同时无明显的死腔残留，不植骨可能获得更高的感染治愈率。

2. 介入治疗　国内李喜东等首先应用介入方法治疗慢性骨髓炎43例，取得了良好的效果。为了进一步探索介入治疗在慢性骨髓炎的作用机制，樊晓海等进行的动物实验研究表明：①炎性骨中抗生素含量比正常骨高。②介入治疗后血液中抗生素浓度高于静脉注射浓度。③介入治疗组中炎性组织中抗生素含量高，3h时差异仍有显著性，由此可见，介入治疗可明显地提高局部骨和软组织抗生素的药物浓度和作用时间，其机制仍不清楚。刘碧波和刘晓红等共对53例患者采取介入治疗，在病变局部供血动脉内注入抗生素，取得较好效果，因此，他们认为介入治疗慢性骨髓炎方法简单、疗效可靠，缩短治疗时间，适用性强。

3. 药物缓释系统　用于抗菌剂局部给药的载体可分为非生物降解型和生物降解型，另外，还可使用可移植的泵释放药物。非生物降解型的包括聚甲基丙烯酸甲酯（PMMA）骨水泥、磷灰石－钙硅石玻璃陶瓷块、羟基磷灰石块等，另一类为可生物吸收的高分子材料包括胶原－庆大霉素海绵、聚乳酸－乙醇酸交酯植入体和聚氨基甲酸酯等。抗菌剂的释放受控于基质中药物通过载体孔隙溶出的速度，其中，以庆大霉素聚甲基丙烯酸甲酯（PMMA）珠链临床应用最广泛，以后又出现含有妥布霉素、万古霉素、头孢菌素类等药的珠链，对于慢性骨髓炎，珠链还起到填充死腔的作用。因此，许多学者研究将可吸收材料作为载体，这些材料如胶原、吸收性明胶海绵、醇溶蛋白、聚乳酸等，疗效与庆大霉素PMMA珠链相近。研究发现荷载药物中喹诺酮类有不少优点，它们能顺利地渗入到血管不丰富的感染部位，且基本上对所有可能引起慢性骨髓炎的病原体都有抗菌作用，少见严重不良反应，给药系统研究以开发中的乳酸聚合物为载体的喹诺酮类药物表现出极优越的药物动力学性能。

（李俊杰）

第三节　创伤后骨髓炎

一、概述

创伤后骨髓炎最常见的原因为开放性骨折术后感染，其次为骨折切开复位或其他骨关节手术后感染，病变总发生在骨折断端附近。其主要的局部表现为骨折后或手术后 1～2 周伤口周围红肿痛，伤口有时可见脓性分泌物甚至发生裂开。感染有两种类型，严重的为髓腔内的感染，有急性毒血症状，与急性化脓性骨髓炎相似；另一种为骨折周围的肌肉、皮肤软组织感染。

二、诊断思路

1. 病史要点　有开放性骨折或开放骨折内固定手术病史，患者出现发热、伤口肿痛或伤口流脓。

2. 查体要点

（1）波及骨髓腔的感染，局部红、肿、热、痛明显。

（2）伤口附近压痛。

（3）体温可有升高，若有骨髓腔的感染则全身表现与急性骨髓炎类似。

（4）骨折端附近的化脓感染有时全身反应小，伤口红肿可以不明显，但有压痛。

（5）脓肿形成后，可有伤口的裂开。

（6）穿刺可发现脓肿。

3. 辅助检查

（1）常规检查

1）血常规：急性骨髓感染与血源性骨髓炎相同，白细胞升高，中性粒细胞上升，骨折端附近软组织感染可有白细胞的轻度增高。

2）ESR、C 反应蛋白增高。

3）由于手术后抗生素的使用，脓液培养、血培养阳性率不高。

4）X 线检查：早期无特殊发现，可有软组织肿胀表现。长期的感染出现骨折端的吸收、骨膜反应及骨折不愈合。

（2）特殊检查

1）B 超：有脓肿形成者，可以早期发现。

2）MRI 在有金属植入物时，临床使用困难。

4. 诊断标准

（1）有开放性骨折、手术史。

（2）有急性感染的全身表现，如急性毒血症状等。

（3）感染局部表现，局部红、肿、热、痛等。

（4）血常规支持感染表现，B 超证实脓肿的存在。

(5) 脓肿形成，伤口流脓。

三、治疗措施

1. 全身使用有效的抗生素　全身支持治疗。

2. 局部治疗

(1) 伤口处理：创口立即敞开引流，尽可能避免感染深入骨髓腔。清除所有脓液，寻找所有潜在感染的肌肉腔隙，彻底清除所有的炎性坏死组织。有大型内固定者，尤其是钢板螺钉应该去除，改用外固定支架固定，对髓内钉固定者可以保留，去除所有碎骨片。

(2) 外露骨组织的处理：骨质外露会因干燥而坏死，常用的处理方法是在骨皮质上钻洞，使洞内生长肉芽组织，覆盖骨面，但生长的肉芽组织往往是不健康的；也可用骨刀将暴露于空气中的死骨削去一层，直至切削面有渗血为止，有渗血的骨面会迅速生长肉芽组织，根据创面的大小决定是否需要植皮。

(3) 骨缺损的处理：一般在伤口愈合后6个月且没有复发情况下才可以手术植骨；也可在抗生素保护下，在保证所有的坏死组织彻底清除的基础上一期植骨，但有一定风险。植骨最好是自体松质骨，避免植入皮质骨。

(4) 开放性骨折伴有大段骨坏死的处理：摘除死骨后应使用外固定器防止肢体短缩，然后再在合适的时间内做植骨术。

(5) 肢体固定：常采用开窗石膏管型外固定或外固定支架固定。

四、预后评估

(1) 在彻底清除坏死组织和内固定后，大部分患者可治愈。

(2) 有骨缺损或骨折不愈合的患者须进行植骨治疗。

(3) 由于病程长，外固定欠牢靠，往往无法早期功能锻炼，关节功能不同程度受损。

(4) 少数感染经久不愈，有截肢风险。

五、最新进展

(1) 汲明亮等报告，在给予一患者右大腿感染创口内常规应用敏感抗生素溶液作24h滴注外，应用0.1%的碘伏（聚维酮）溶液100ml作创口内灌注10min，2次/天，持续1周，临床获得较好效果。

(2) 杨星光报告采用自固化磷酸钙人工骨结合Septopal珠链治疗创伤后骨髓炎，既有局部抗生素作用，也同时有修复骨缺损作用，具有治疗彻底、兼顾骨缺损修复、能较好恢复负重肢体功能的优点。

(3) 严康宁等报告对10例慢性创伤后骨髓炎患者应用有效抗生素、病灶清除、修复创面后，行一期自体髂骨移植，骨外露者行局部转移瓣或带腓浅动脉逆行岛状皮瓣转移覆盖创面，以单侧多功能外固定支架固定，简化治疗，效果较好。他们认为病灶清除一期植骨治疗慢性创伤性骨髓炎、骨缺损、骨不连是一种积极有效的方法，感染不再是植骨的绝对禁忌证。关键在于选择适当的手术时机，围手术期应用足量敏感抗生素，彻底扩创、改善病灶局部血液循环，骨折端行可靠的固定。

（李俊杰）

第四节　急性化脓性关节炎

急性化脓性关节炎（acute suppurative arthritis），是指细菌通过血行、邻近组织蔓延、穿刺或开放性损伤而侵犯关节所致的化脓性感染性疾病。血源性者多发于小儿和青少年，受累关节以髋、膝关节多见，其次为肘、肩及距小腿关节，其他关节少见；开放性损伤，则根据受伤部位而定，一般膝、肘关节发生率较高。

一、病因

1. 致病菌　最常见的致病菌是金黄色葡萄球菌，约占85%，其次为链球菌属（含肺炎链球菌）、脑膜炎奈瑟球菌、流感嗜血菌、沙门菌属、淋病奈瑟球菌等。近几年来，由于抗生素的升级，大肠埃希菌、铜绿假单胞菌（绿脓杆菌）、克雷伯菌属及低毒性革兰阴性菌及病毒感染有增加的趋向。

2. 感染途径　最多见为其他感染性病灶的细菌进入血液，停留在关节滑膜，生长繁殖而引起化脓性关节炎。细菌多从耳、鼻、呼吸道、泌尿系统、皮肤的病灶通过血液到达关节而发病。多见于未成熟儿，免疫机制不全的小儿、糖尿病患者、风湿性关节炎等长期应用激素的成人。其次为邻近组织直接蔓延引起，多为骨干骺部的骨髓炎波及关节腔内，常见于骨干骺部的部分或全部包在关节囊内的关节，如髋、膝、肩以及肘关节。也有关节外伤及关节注射药物而引起感染。近年来，骨性关节炎及慢性关节炎、类风湿病，常用激素向关节内注射，使感染率增加，症状加重。关节开放性损伤，引起的发病也常见到，关节的手术、人工关节术后感染发病率也在增加。

3. 发病机制　关节感染会促发炎症反应（关节炎），以消灭微生物，但同时也损伤了关节组织。感染的微生物多集中在滑液和滑膜组织。毒力因素如黏附因子可以使细菌定植在关节组织上，如金黄色葡萄球菌产生的黏附因子；由革兰阴性菌产生的内毒素（脂多糖）、细胞壁骨架成分；革兰阳性菌产生的外毒素、细菌抗原与抗体结合产生的免疫复合物，都会促发炎症反应。多核中性粒细胞（PMN）移行进入关节，吞噬病原体。在吞噬病菌的同时PMN释放的溶酶体酶也造成滑膜、韧带及软骨的损伤。因此，PMN是宿主重要的防线也是引起急性细菌性关节炎的主要因素。其次，慢性感染（如RA），滑膜可再生修复（形成血管翳）并造成关节软骨和软骨下骨的损伤，即使应用抗生素控制了感染，滑膜炎症仍继续存在。有理论认为感染使软骨变成抗原辅以细菌成分参与免疫调节，造成反应性滑膜炎。

二、病理

急性化脓性关节炎的病理进程大致可以分为3期，但无明确的界限，并可因细菌毒力、机体抵抗力以及治疗情况的变化而变化。

1. 浆液性渗出期　炎症仅在滑膜浅层，毛细血管扩张充血，滑膜肿胀、白细胞浸润。此时毛细血管壁和滑膜基质尚有屏障作用，大分子蛋白不能渗入关节腔，故关节液呈稀薄浆液状，内有大量白细胞和红细胞，纤维蛋白量少。关节软骨完整未遭破坏，此期内治愈，渗出液可完全吸收，关节功能良好。此期时间短，为2～3d。

2. 浆液性纤维素性渗出期　此期滑膜炎症加重，或已经侵犯到滑膜下层，毛细血管壁和滑膜基质屏障功能完全丧失。渗出液为浆液性纤维素性，黏稠且内含大量的炎症细胞、脓细胞和纤维蛋白。中性粒细胞坏死后释放出大量溶酶体，破坏关节软骨基质，致使关节软骨破坏，再加滑膜肿胀增厚、纤维蛋白沉积等，此期即使关节内炎症治愈，关节将丧失部分或大部分功能。

3. 脓性渗出期　炎症扩张到关节囊纤维层，关节腔积聚浓稠黄色的脓性渗出液，内有大量的脓细胞和脓苔，关节软骨严重破坏甚至剥脱。炎症进一步发展，可侵入骨端松质骨内，形成骨髓炎。另一方面炎症可扩张到关节囊外，引起周围软组织化脓性感染。此时患者全身感染症状严重，可出现肺脓肿、脑脓肿、肾皮质脓肿等。关节脓肿破溃可形成经久不愈的瘘管。后期可发生病理性脱位，关节纤维性强直或骨性强直而完全丧失功能。

三、临床表现

化脓性关节炎急性期主要症状为中毒表现，患者突有寒战高热，全身症状严重，小儿患者则因高热可引起抽搐。局部有红肿疼痛及明显压痛等急性炎症表现。随着关节液增加，局部可有明显的波动感。由于炎症和疼痛的刺激，患肢肌肉发生保护性痉挛，肢体多呈屈曲位，使关节囊松弛，以减轻张力。长期屈曲，可引起关节屈曲挛缩。若病情严重，炎症侵犯周围软组织，关节内脓液穿破关节囊，可产生关节半脱位或全脱位，此时关节活动基本丧失。

四、辅助检查

1. 血液检查　白细胞总数在 10×10^9/L 以上，中性粒细胞增多，常有核左移或中毒颗粒。

2. 关节腔穿刺抽液检查　在诊断及治疗上都有重要意义。肉眼检查早期可为淡黄色液体；继而呈黄色混浊液体；晚期为脓性液体。镜检早期有红细胞、白细胞，但无细菌，继而可出现多量的纤维蛋白；晚期可见到脓细胞、细菌或坏死组织。穿刺液可进行多次细菌培养，阳性可支持诊断。

3. 血液培养　中毒症状严重时抽血培养细菌，常为阳性，均有助于诊断。

4. X 线检查　早期可见软组织肿胀，密度增高，关节腔隙加宽。稍后可见邻近骨质疏松。以后渗出液逐渐增多，关节腔膨胀，可见脱位现象。晚期关节软骨破坏，关节间隙狭窄，可有骨质破坏，病理性脱位，甚至关节骨性强直征象。

五、诊断要点

（1）多发于小儿和青少年。

（2）病前可能有全身其他部位感染、外伤或关节穿刺、封闭史。

（3）起病急骤，常有高热、寒战、出血及脉速等脓毒血症反应。

（4）受累关节肿胀、疼痛，皮肤温度增高，关节处压痛明显、活动受限，患肢呈半屈曲状态。

（5）体检可有体温升高，关节处红、肿、压痛明显，局部皮肤温度增高，关节内有积液积脓，膝关节浮髌试验阳性。关节各方向被动活动均剧烈疼痛。

（6）关节穿刺可抽出混浊或脓液，涂片可见大量白细胞及脓细胞，并可找到细菌。

（7）X线检查：早期可见关节腔隙加宽，关节周围软组织肿胀、密度增高。晚期可有骨质破坏，病理性脱位，甚至关节骨性强直征象。

（8）外周白细胞及中性粒细胞增多，红细胞沉降率（血沉）增快。

（9）关节液白细胞计数达 $50\times10^9/L$ 以上，多核细胞达90%，若白细胞总数超过 $100\times10^9/L$ 可完全确诊。

（10）关节液糖量降低，同时抽空腹血糖及关节液糖量相比，两者相差>22mmol/L。

（11）关节液黏蛋白醋酸沉淀试验显示沉淀物稀松如絮状，周围液体混浊。

六、鉴别诊断

1. 急性血源性骨髓炎　主要病变及压痛在于骺端，不在关节处。关节活动早期影响不大。关节液穿刺和骨局部分层穿刺可以明确诊断。

2. 关节结核　起病缓慢，常有午后低热、夜间盗汗、面颊潮红等全身症状，局部皮温略高，但关节肿而不红。

3. 风湿性关节炎　多发性游走性疼痛，血清抗“O”呈阳性，关节液无脓细胞及致病菌，可资鉴别。

七、治疗

1. 一般治疗

（1）补液，纠正水、电解质紊乱，必要时少量多次输新鲜血。增加高蛋白质、高维生素饮食。高热时行物理降温。

（2）抬高患肢与制动，以减小关节面压力，解除肌肉痉挛、减轻疼痛。常采用皮肤牵引或石膏托板将患肢固定于功能位。

（3）急性炎症消退后2~3周，应鼓励患者加强功能锻炼。可配合理疗。

2. 药物治疗

（1）使用有效抗生素，在未知感染菌种和药敏之前，采用大量联合广谱抗生素治疗，疗程要充足，而后根据治疗效果及细菌培养和药物敏感试验结果调整抗生素。

（2）关节穿刺抽液、冲洗、注入有效抗生素，一般1~2d穿一次，至关节无渗液为止。

3. 手术治疗

（1）关节切开排脓：经全身及关节穿刺冲洗治疗效果不好，或髋关节化脓性炎症一旦确诊，应立即切开引流、冲洗，以免关节破坏，或向周围扩散造成骨髓炎。化脓性关节炎传统的局部处理方法主要有两种。一是关节穿刺冲洗和吸引疗法，它可以持续冲洗，减少了关节内压力和软骨的破坏，防止关节内粘连，且损伤小，但无法做到关节内彻底清理，冲洗过程中坏死组织易导致堵管，而使效果受到影响；二是关节切开引流术。该方法使关节内清理彻底、控制炎症更有效。但需切开关节，造成关节结构的破坏，对术后关节功能的恢复有一定的影响。

（2）关节镜下手术：近年来随着关节镜技术的快速发展，关节镜下关节内清除术可以达到开放手术同样的清理水平。这种关节镜下手术的优点：①可直接清理关节内坏死组织和黏附于关节软骨、滑膜的纤维蛋白，避免了单纯灌洗的不彻底性；②在关节镜监视下置管，使置管合理、有效，保证关节冲洗充分引流通畅，大大提高了疗效；③手术切口小避免了大切口造成的关节破坏，便于术后早期活动，减少了关节功能障碍。

4. 术后锻炼　患肢应予适当固定或牵引，以减轻疼痛，避免感染扩散，并保持功能位置，防止挛缩畸形或纠正已有的畸形。一旦急性炎症消退或伤口愈合，即开始关节的自动及轻度的被动活动，以恢复关节的活动度，但亦不可活动过早或过多，以免症状复发。

当关节强直于非功能位或有陈旧性病理性脱位影响功能时，应行矫形术。如截骨、关节融合及关节成形术等。

总之，对急性化脓性关节炎如治疗及时，效果较好，尤其在小儿，关节功能恢复较好；反之，如果治疗不及时不适当，则可引起关节广泛破坏，形成畸形，最终导致关节功能完全丧失。

（田明波）

第五节　骨与关节梅毒

一、概述

梅毒是性病的一种。其病原为苍白螺旋体（梅毒螺旋体）。梅毒分为先天性和后天性两种，先天性梅毒是因梅毒孕妇身体中的梅毒螺旋体侵犯胎盘后，沿脐带静脉侵入胎儿而产生的；后天性梅毒多由皮肤或黏膜上的裂隙接触感染，只有少数通过输血传播。骨科梅毒病（syphilis of bone and joint）包括骨、关节、肌肉、腱鞘和滑囊梅毒。其中以骨梅毒比较常见，早期骨梅毒在临床上并没有症状表现。根据 Wik 和 Senear 观察晚期梅毒患者的骨骼，有 60% 的患者有骨或关节损害。据 Lacapere 统计，14.6% 晚期损害发生于骨，8.7% 于关节，0.5% 于肌肉，合并发生率为 23.8%。又据 Stokes 统计骨梅毒的分布，42% 发生于头颅，26% 于胫骨。关节损害中以膝关节最多，踝及腕次之，其他关节较少。本病按病变发展过程可分 3 期。

1. 一期梅毒　感染局部发生渗出和增殖性炎症，形成“硬性下疳”。

2. 二期梅毒　感染后 1 ~3 个月，螺旋体侵入血流，散播全身，形成全身淋巴结肿大和皮肤梅毒疹。

3. 三期梅毒　感染后数月、数年或数十年才发生，病变累及肝、骨、肌肉、心血管系统和神经系统。

二、骨梅毒

骨梅毒也分先天性和后天性，两种病变在病理、症状、X 线所见等方面，除先天性骨梅毒的骨软骨炎表现特殊外，其他变化都相同。

1. 先天性骨梅毒　分为骨软骨炎、骨膜炎和骨髓炎 3 种病变，但并不一定依次都发生，有时仅发生一、两种病变。

（1）梅毒性骨软骨炎：婴儿型骨软骨炎通常在梅毒婴儿出生后前半年中见到。据统计，先天性梅毒婴儿中 70% ~80% 可有骨软骨炎，实际病变是在骨骺附近，所以称为骨骺炎比较合适。常见于长骨干骺端，形成梅毒性肉芽肿。在骨骺附近有大量细胞浸润和肉芽组织形成，故骨骺变宽，骨骺线不齐，软骨细胞增殖，形态不规则，多为分化不全的细胞，细胞间质可发生钙化，但成骨细胞活动停顿，钙化的组织不能形成骨小梁，正常骨化顺序受障，阻碍了骨的发育。病变再进行则软骨细胞浸润减少或停止，钙化的间质被纤维组织所代替，即梅毒性肉芽组织。在骨骺附近有骨质局部坏死，病变处含有大量梅毒螺旋体。病变继续发展可波及骨髓、关节和骨膜等，骨骺和骨干的结合处由于炎症变化并为梅毒性肉芽组织所代替，联系极为脆弱，轻度外伤即可产生骨骺分离；骨干被肉芽组织广泛侵犯后亦甚脆弱，容易发生病理骨折，但多为嵌入性。常见的病变部位为股骨、肱骨、尺骨、桡骨等四肢长骨。

梅毒性骨软骨炎患者患部肿胀压痛，关节附近肌肉萎缩。患部因疼痛造成运动障碍，肢体下垂呈松弛状，尤以合并骨骺分离时更为显著。临床上称为假性瘫痪（Parrot 假瘫）。

先天性梅毒除了因骨软骨炎的局部症状外，全身情况极为衰弱，皮肤苍白，皮下脂肪少，所以皮肤显得松弛，脸如老人多皱，体重减轻，常有低热，哭声低哑，生活力差。此外，可有皮疹，黏膜斑，鼻炎，头发、眉毛脱落及指甲损害等。

凡新生儿有多发性骨骼病变，即应考虑有梅毒可能，骨损害可于其他症状出现前用 X 线检查出来。主要表现为骨骺变宽，骨骺线部出现密度增高的白线，且呈不规则锯齿状，齿向骺部，这是因为干骺端受梅毒炎症影响，成骨功能延迟或停止，而钙质仍持续沉着的缘故。在白线与骨干间松质骨被炎症破坏，呈与白线平行、密度减低的透亮带。两侧胫骨上内侧因肉芽组织增生破坏骨质而呈对称性缺损，称之为 Winberger 征。此外，于骺端破坏部可发生病理骨折，引起骨骺脱位。X 线表现有助于诊断，但须注意坏血病、佝偻病等干骺端有类似表现。梅毒多发生在 6 个月以内婴儿，其他病变的年龄偏大，可以鉴别。

本病经适当的治疗，或未加治疗病变均可于 6 个月左右消失，如有骨骺分离移位则可发生畸形。

（2）梅毒性骨膜炎：先天性早发性梅毒于出生后 2～3 个月即可见到骨膜炎病变，可单独发生或伴发于骨软骨炎附近处。多为对称性，常见于胫骨、肱骨、尺骨、腓骨等处。晚发性梅毒多在 5～15 岁发生，症状与后天性梅毒相似，常见于颅骨及胫骨、锁骨、尺骨、桡骨等长骨，均表现为骨膜炎病变。

四肢常为对称性慢性骨膜炎。长骨病变主要在骨干，可为广泛性或局限性。除有纤维组织增生，细胞浸润外，并有新骨形成。在胫骨，病变主要在前内侧，骨膜增厚及钙化，致胫骨中部向前凸出弯曲呈腰刀状，于颅骨呈现骨膜增厚，骨皮质表面粗糙，密度增加，有凹陷状破坏，无新骨形成。发生于手足的掌、跖、指、趾骨时，骨干肿胀，手指呈梭形，称为梅毒性指（趾）炎。患者于病变处有钝性疼痛，夜间加重，活动增多或气候温暖时疼痛加重。浅表部位可扪及骨膜增厚、肿胀，表面不平滑，局部压痛。

先天性早发梅毒的骨膜炎，多与骨软骨炎并发，单有骨膜病变时无诊断价值。在骨干周围有平行于骨干的骨膜增厚，在骨干中 1/3 部最显著，以后在骨膜下有新骨形成，长骨多发生在骨干突侧。晚发梅毒的骨膜炎与后天梅毒相似，表现在长骨与骨干平行的分层状骨膜增厚，有时呈洋葱皮状，有不规则的新生骨。骨皮质广泛破坏，增生、变粗，髓腔狭窄。骨膜增生发生于胫骨突面时，使其形状如军刀，即所谓腰刀形胫骨。

（3）骨髓炎：梅毒性骨髓炎在各种晚期骨骼梅毒中比较常见，即梅毒瘤变化。

其病变主要是破坏和增生同时存在，多发生在颅面骨及较大的长骨。发生于颅面骨者病变在颅骨外板、鼻中隔、鼻骨硬腭。发生于长骨者主要在于两端松质骨，呈慢性局限性硬化性骨髓炎状态，可形成死骨。

鼻骨硬腭病变可发生鞍鼻和硬腭穿孔；长骨两端病变可穿破关节，梅毒瘤波及骨周围组织，皮下组织及皮肤，而软化自溃，如无继发感染，可自行愈合。

X线片见骨质破坏，有时死骨形成。周围骨质增生，密度增加，骨膜增厚，髓腔消失。可见到透明区，为梅毒病引起的骨质破坏。

梅毒性骨髓炎临床症状都轻微，虽病变近似化脓性骨髓炎，但无急性炎性症状。仅稍有疼痛及酸痛。

2. 后天性骨梅毒　后天性骨梅毒可发生于梅毒病的第二期及第三期，以骨膜炎最为常见，其病理症状和X线变化与先天性相同，其他骨损害有梅毒性骨炎及骨髓炎，也多和先天性相似。但根据临床经验，先天性梅毒骨髓炎破坏往往为弥漫性、广泛性。后天性则多为局限性。

三、关节梅毒

关节梅毒比骨梅毒少见，据统计约为1 ∶ 7。按关节受累的轻重可分4种类型。

1. 关节痛　可能由于梅毒螺旋体毒素的刺激所致，多见于早期梅毒患者的膝、踝、肘、腕等关节，小关节很少受累。常呈对称性关节酸痛，夜间较重，运动后渐减轻，但无游走性疼痛，关节无红肿，功能不受限。X线检查阴性。

2. 梅毒性滑膜炎　亦见于早期的梅毒患者，多发生在较大关节（侵犯两膝时称为Clottor关节）。滑膜有炎症性变化。关节囊呈纤维化增厚，关节内有渗出液，轻微的滑膜炎仅局部有酸痛，无其他客观症状。较重的除酸痛外，关节功能因疼痛而受影响。关节可因滑液增多而肿胀，但并不发红，压之有触痛。X线检查仅有软组织肿而无骨质破坏。

3. 梅毒瘤性关节炎　见于晚期梅毒患者，可由关节周围滑囊梅毒瘤或骨端梅毒瘤破溃入关节而致。多侵犯四肢大关节，发生于膝关节为最多，受累关节肿大，微痛及运动受限，少数梅毒瘤可发生破溃形成瘘管，X线可见关节软组织肿大，关节骨质有增生及破坏改变。

四、骨与关节梅毒的治疗

主要为全身疗法，目前青霉素G是治疗梅毒的主要药物，对青霉素过敏的患者可用砷铋剂联合疗法或红霉素疗法。

在驱梅治疗的同时，患肢局部可行对症性处理，如患肢制动，暂时性外固定及清洁换药等。

（许江峰）

第十四章　风湿性关节炎

风湿性关节炎是人体因感受风寒湿邪而发生的一种慢性而又反复急性发作的关节炎性疾病，主要表现为关节肿大、疼痛、屈伸不利等症状，是风湿病的主要表现之一。现代医学认为该病是风湿病的一个症状，而风湿病是一种常见的反复发作的急性或慢性全身性胶原组织炎症，它以心脏和关节最为显著。本病的发病原因一般认为与咽部链球菌感染所引起的变态反应有密切关系。

一、病因病机

本病是风湿病的一个症状，而风湿病是一种常见的反复发作的急性或慢性全身性胶原组织炎症，它以心脏和关节受累最为显著。所谓风湿热，是指风湿病的急性期或慢性期活动阶段。临床表现以心肌炎或关节炎为主，伴有发热、毒血症、皮疹、皮下小结、舞蹈病等症状。急性发作后常遗留心脏损害。风湿病的确切病因迄今尚未完全明了，但就临床、流行病学及免疫学等方面的资料分析表明，A 族乙型溶血性链球菌感染与风湿病的发病有关。目前也注意到病毒感染与风湿病的发生有一定关系。15 年前曾发现柯萨奇 B4 病毒可使爪哇猴发生类似风湿性全心炎以及在慢性心瓣膜患者的左心房及心瓣膜上曾发现嗜心脏病毒，故此病毒感染发病学也应深入探讨。

风湿热的病理改变是结缔组织炎症，主要累及心瓣膜、心肌间质小动脉以及浆膜腔。关节的病理改变主要是关节滑膜及周围组织的水肿，关节囊液在有纤维蛋白粒细胞渗出，活动期过后不遗留任何关节畸形。

二、临床表现

（1）关节炎：典型者少见，其特点为多发性、对称性、游走性，多侵犯四肢大关节、不遗留关节畸形。游走性关节炎常由一个关节转移至另一个关节，常对称地累及膝、踝、肩、腕、肘、髋等大关节，局部有红、肿、热、痛的炎症表现，但永不化脓。部分患者可几个关节同时发病，亦可波及手、足小关节或脊柱关节等，成人比较显著。不典型者仅有关节酸痛，而无其他炎症表现。急性炎症消退后，关节功能完全康复，不遗留关节强直或其他畸形。常有复发。

（2）急性期或慢性期活动阶段：急性期可同时见到其他多种急性风湿病的临床表现，如上呼吸道感染、发热、心肌炎、皮肤病变、舞蹈病、胸膜炎、腹膜炎、脉管炎、肾炎、虹膜睫状体炎以及大、中型动脉病变。如果风湿病处在慢性阶段，则可见到各种风湿性心瓣膜病的改变。

三、实验室检查

（1）血清抗乙型链球菌各种抗体的测定：仅表现有近期乙链感染的证据，如：①抗链球菌溶血素“O”滴度＞500U；②抗链球菌透明质酸酶＞1.024U；③抗链球菌激酶＞80U；④特异性高检查，尚有抗M蛋白抗体、抗DNA酶B及抗核甙酶测定。

（2）反映血中白蛋白和球蛋白改变的检查：①红细胞沉降率增快，与血中白蛋白降低，γ及a_2－球白增高有关。②血清C反应蛋白阳性，表明血清中有能沉淀肺炎双球菌膜上C多糖体的α球蛋白。

（3）反映结缔组织胶原纤维破坏的检查：血清黏蛋白的改变。

四、诊断要点

（1）发病前有扁桃体炎或咽喉炎等上呼吸道感染史，多数为大关节游走性、多发性疼痛或固定不移。

（2）急性风湿活动时，局部关节红、肿、热、痛，活动障碍，或关节腔有积液，并伴有不同程度的发热、汗多或鼻出血。躯干或四肢皮肤可出现环形红斑。在关节伸侧或四周。可能触到绿豆大小的皮下结节，数周后可逐渐消失。

（3）如有心慌气急、心音低、心率快、心律不规则、心脏扩大等症状体征时，提示有风湿性心脏炎（即心内膜、心肌、心包膜发生炎性损害），严重的可引起心力衰竭。心内膜炎可发展成慢性风湿性心瓣膜病。

（4）目前大都仍采用1965年修订的Jones标准，即以心脏炎、多发性关节炎、舞蹈病、环形红斑及皮下结节作为主要诊断依据，以既往风湿热史或风湿性心脏病证据、关节痛、发现血沉增快、C反应蛋白阳性白细胞计数增多及心电图P－R间期延长作为次要依据，结合近期乙链感染和其他病毒证据等而作出诊断。

五、鉴别诊断

风湿性心脏炎应与亚急性感染性心内膜炎和病毒性心肌炎相鉴别；风湿性关节炎应与类风湿性关节炎和结核变态反应性关节炎相鉴别；风湿热应与系统性红斑狼疮相鉴别。

六、临床治疗

1. 一般治疗　急性期应卧床休息，加强护理，适当注意营养，补充维生素C等。症状消失及实验室检查正常2周后逐步增加活动。

2. 控制乙链感染　成人青霉素水剂肌注80万U，每日2次，共10～14日。对青霉素过敏者，改用羟安苄青霉素口服，也可选用红霉素、螺旋霉素等治疗。

3. 抗风湿药物　有助于消除全身症状及渗出性炎症，尚未肯定有预防形成瓣膜病变作用。诊断不明确时勿滥用。

（1）非甾体制剂

1）水杨酸制剂：对无心脏炎者为首选，有解热、镇痛、消炎效果。用药至症状消失、正常2周后减半量，共服6～12周。①阿司匹林，每日用量为4～6g，分4～6次服。②玻璃酸钠，每日用量成人为6～8g，分4～6次服。宜饭后服用，加服铝镁乳或三硅酸镁可减轻胃刺激。忌用碳酸氢钠，因其可减少水杨酸钠吸收及促其从肾排出，降低血浓度。③苯来乐（benorylate），系阿司匹林与扑热息痛的酯化物，对胃刺激很轻，吸收后在血中缓慢释放入水杨酸分子中，日量1.5～4.5g。

水杨酸类药物的副作用有耳鸣、耳聋、头痛等，可抑制凝血酶原合成并阻断前列腺素代谢，降低血小板黏附性，忌用于溃疡病及出血素质患者。过敏性皮疹及急性再生障碍性贫血偶见。

2）其他：氯灭酚（抗风湿灵）0.2～0.4g，每日3次；甲氯灭酸0.25g，每日3次；或消贞25～50mg，每日3次。对水杨酸类无效或不能耐受时可选用，疗程与水杨酸类同。

（2）糖皮质激素：消炎作用较强，用于有心脏炎或其他抗风湿药无效时。常用量：强的松40～60mg/d，地塞米松6～9mg/d。对严重心肌炎患者，静滴氢化可的松200～300mg/d。

4. 中医中药

（1）辨证论治

1）风寒湿型：关节或肌肉酸痛，阴雨天加重，反复发作，时轻时重，苔白或白腻，脉弦疼痛呈游走性，涉及多个关节的为风湿性；疼痛剧烈，痛有定处，活动受限，局部怕冷，得热为舒的为寒胜；痛处重着不移，关节局部肿胀，皮色不红的为湿性。治宜祛风散寒除湿。

方药举例：蠲痹汤加减羌活、独活、桂枝、防风、制川乌、川芎、秦艽、威灵仙、桑枝、海风藤、鸡血藤。

2）风湿热证：病势较急的关节局部红肿热痛，触之痛甚，日轻夜重，屈伸不利，甚则不能活动，伴有发热，汗多畏风，口渴、烦躁、苔薄黄或黄腻，舌质微红，脉数。治宜清热祛风化湿。

方剂举例：桂枝白虎汤加减桂枝石膏知母防已、忍冬藤、甘草、地龙、蚕沙、黄芩、栀子。如湿热下注，下肢关节红肿疼痛，尿黄，酌加炒苍术、黄柏、土茯苓；皮肤有红斑结节或关节红肿明显，加丹皮、赤芍、生地；湿热伤阴，低热持续不退，汗多，口干，舌质红，去桂枝、石膏、晚蚕沙，酌加秦艽、银柴胡、鳖甲、生地。

3）血瘀痹阻：病程较长，反复发作，局部关节疼痛，遇冷加重；关节处变形，强直肿大，苔白或腻，舌质紫，脉缓小。治宜化痰行瘀，搜风通络。

方药举例：制南星、制白附子、白芥子、僵蚕、炙全蝎、蜂房、炮山甲、土鳖虫、桃仁、红花、虎杖，如痛甚，可酌加炙乳香、炙没药、炙蜈蚣、乌梢蛇等。

4）气阴两虚：关节疼痛微肿，心悸，气短，胸闷，自汗，舌体胖，舌质红，舌苔淡白，脉濡数或细数。治宜补气活血，滋阴通络。

方药举例：生脉散加白术、苡仁、防己、木瓜、秦艽、当归、丹参、生甘草。有人报道，丁公藤注射液、风湿寒痛片、活络丹等对本症有显著的疗效。

有学者报道用痛风汤治疗湿痹症的体会，治疗120例，有效率96.6%。痛风汤方出自《丹溪心法·痛风门》，由威灵仙、防己、苍术、制南星、黄柏、川芎、桃仁、红花、桂枝、白芷、羌活、龙胆草等组成，具有祛风寒，利痰湿，通经络，止痛痹作用。

（2）外治法：针灸治疗：无心脏损害的急性期患者，可辨证局部取穴与循经取穴，予以中强度刺激，每日1次，10次为一疗程。发热者加大椎、曲池；关节红肿者，可用三棱针刺病灶周围小静脉至出血。患部怕冷者可加灸。

5. 物理疗法　急性期可采用紫外线局部照射。也可采用直流电（调制中频电疗法）疗法或中药离子导入。关节红肿热痛者用10%雷公藤，肿而不红者用20%竹节参，以痛为主者用20%乌头作为导入剂，慢性期可用传导热（石蜡、蒸汽等）疗法。

6. 预防与调护

（1）要改善工作生活条件，避免久居潮湿之处。平日要注意气候变化，积极防寒保暖，谨防呼吸道感染。

（2）注意休息，急性期宜卧床休息2~3周，然后逐渐起床活动。

（3）应加强体育锻炼，如跑步、打球、骑自行车等，以提高机体抗病能力。

（4）预防链球菌感染，若已感染扁桃体炎、咽峡炎、猩红热、丹毒等，要及时治疗。

（5）饮食要有规律，平日可多选用赤豆、薏米、扁豆等健脾除湿之品，亦可适当多食黄鳝、泥鳅、蛇肉或狗肉、羊肉之类。

（6）平日要保持心情舒畅，避免暴怒、思虑过度或悲伤。

（李俊杰）

第十五章 骨与关节结核

第一节 肩关节结核

肩关节结核比较少见，其发病率占全身骨与关节结核的1.06%，与全身其他两个大关节髋与膝相比，则明显的低下。好发于青少年，男性病例略多。

一、病理

肩关节结核大都来自骨结核，源于滑膜结核的很少，很快便发展成全关节结核，因此就诊病例有湿性与干性两种。湿性的肩关节肿胀积液明显，干性的只有功能障碍，没有明显积液，原因是肩关节周围肌肉丰富，血供良好，关节腔内渗液容易被吸收。以干性的比较多见。

二、临床表现

起病缓慢、局部疼痛是其主要症状，初起时疼痛不甚剧烈，往往于劳累后加剧，休息后减轻。由于渗出不多，肿胀不明显，经常会被忽略掉，往往发展至肩关节已丧失运动功能或有冷脓肿时才去医院就诊。

冷脓肿发生率不高，是脓液穿破关节囊的结果。脓液可在关节外软组织间隙内流动，它可以出现在腋前方、腋窝、腋后方或上臂内侧。溃破后会形成慢性窦道。

至后期骨质破坏明显，特别是头部的破坏可以产生肱骨头病理性半脱位，由于三角肌已萎缩，可以出现“方肩畸形”。

部分病例经治疗后病变趋向吸收与稳定，疼痛与全身症状减轻，关节多数出现纤维性强直，肩部动作完全丧失，只有肩胛骨沿着胸壁的滑动代偿着上肢带的运动。

三、影像学检查

（一）X线表现

早期病例只有骨质疏松与软组织肿胀。出现X线征象时多数已演变成全关节结核，以骨质破坏为主要表现。骨破坏可以出现在肩峰、肱骨头、肩胛盂及大结节处，有死骨形成；而更多地表现为关节间隙的变窄与关节边缘的骨破坏。晚期病例骨破坏严重，肱骨头部分消失，甚至有半脱。由于肱骨上端骨骺的破坏影响了肱骨头的发育，表现为肱骨头的缩小甚至消失。有继发感染者则有骨硬化表现。

（二）CT检查

有关节腔内积液，并可早期发现关节边缘骨破坏，后期病例显示出明显的骨破坏与死骨，还可显示出关节外软组织间隙内冷脓肿流动的方向与大小。

（三）MR 检查

MR 检查可以更早期发现关节内积液与骨内炎性浸润的异常信号。

四、诊断与鉴别诊断

因患者就诊迟延，大部分病例都已发展成全关节结核或有冷脓肿及窦道形成，诊断不难。早期病例应与类风湿关节炎相鉴别。中期病例还需与肩关节周围炎及肩袖病变相鉴别。肩关节镜检查时可以取滑膜组织做病理检查，因而具有独特的诊断价值。

五、治疗

大多数病例可采用非手术治疗获得成功，特别适用于“干性”病例。非手术治疗的具体措施为全身性抗结核药物的应用与肩部妥善的石膏固定。可采用胸肱石膏背心固定至少 3 个月，要求肩关节外展 45°、前屈 30°、外旋 30°位置。此种类型石膏固定只适用于青壮年病例，对不能耐受石膏固定的老年患者可用三角巾将患肢悬吊于胸前。

少数还处于单纯滑膜结核阶段的病例，可采用肩关节腔内注射抗结核药物。由于肩胛盂骨的位置比肱骨头深，一般穿刺的部位选择在肩前喙突的外侧方。局部注射效果不好的病例可考虑做滑膜切除术。

大部分病例就诊时已是全关节结核，对已有冷脓肿形成、骨质破坏明显或症状明显者，可考虑做病灶清除术与肩关节融合术。肱骨头与肩胛盂之间的接触面小，做病灶清除术后肩关节的自然融合率不高，如无继发感染存在，可同时做植骨术，一般将植骨片放在肩胛盂与肱骨头之间，只用暂时性内固定物，术后用肩人字形石膏固定直至骨性融合。

（李俊杰）

第二节　肘关节结核

肘关节结核比较常见，在上肢三大关节中居首位。多见于青壮年。肘关节结核起病缓慢，症状轻微，局部症状主要是肿胀、疼痛和功能受限。症状一般在全关节结核才明显。脓肿和窦管通常出现在尺骨鹰嘴突附近。滑车上或腋窝淋巴结偶可以肿大。

滑膜切除术和早期全关节结核病灶清除术均可采用肘后方“S”形切口。由于上肢不负重，肘关节最适宜做切除术。手术宜做叉状切除术，可避免关节不稳的缺点。

（李俊杰）

第三节　髋关节结核

一、概述

髋关节结核占全身骨与关节结核发病率的第三位，患者以儿童为多见，单侧性居多。早期髋关节结核一般为单纯性滑膜结核或单纯性骨结核，以单纯性滑膜结核多见。单纯性骨结核好发于股骨头边缘部分或髋臼的髂骨部分。若不能及时控制病情，会发展为全关节结核，骨结核病灶进一步扩大，破坏关节软骨进入关节腔。后期产生寒性脓肿，可以穿过内前方髋关节囊的薄弱点流向腹股沟的内侧方，也可以流向后方，形成臀部寒性脓肿。

髋关节结核起始并局限于骨组织或滑膜组织（包括滑囊和腱鞘滑膜）。在此期间的病变为单纯骨结核或单纯滑膜结核，此时，关节功能完全无损或基本无损。结核病变如能在此期内获得早期治愈，关节功能可以完全保存或基本保存，因此，强调骨关节结核病必须早期诊断与治疗。当单纯骨结核扩散而侵入关节，或单纯滑膜结核穿透关节软骨面而侵入骨组织时，关节的全部主要组织，如滑膜、关节软骨和骨组织等均被侵犯，此期间的病变为全关节结核。此时病变获得治愈后，关节功能就不能完全保存，甚至完全丧失。如全关节结核，或单纯骨结核或单纯滑膜结核突破皮肤形成窦道，就有发生继发性感染的可能。局部病变除结核性关节炎、骨髓炎或滑膜炎外．还有化脓性感染，以致破溃加速、排脓增多，因大量蛋白质丢失，而体重迅速下降，全身症状因受双重感染的病变影响而加剧。所以，并发继发感染对骨关节结核的治疗是极不利的。

二、诊断

1. 病史要点

（1）本病多见于儿童和青少年，起病缓慢，多数患者有结核接触史、患病史或同时患有其他结核病。

（2）患者有午后低热、盗汗、乏力、食欲不振、消瘦及贫血等全身症状。

（3）最初症状为髋部轻痛，休息后好转，小儿表现为夜啼。由于髋关节与膝关节是由同一闭孔神经支配，在儿童常诉膝部疼痛，这种情况下如只检查膝关节而忽略髋关节的检查，就会延误诊断和治疗。

（4）随之出现的症状是跛行，单纯骨结核患者跛行较轻，单纯滑膜结核跛行稍重，全关节结核跛行最明显，以后可在髋关节周围出现脓肿或窦道。

2. 查体

（1）步态：早期出现疼痛性跛行，髋关节有疼痛病变时，为减少负荷，行走时患者尽量设法缩短患肢负重的时间，显得健肢的跨步动作十分仓促，出现疼痛性跛行。

后期出现关节强直性跛行，正常跨步动作中，跨步一侧骨盆向前摆动必须以对侧髋关节为运动中心。一侧髋关节已经强直，则另一侧的跨步动作必然受到障碍，引起关节强直性跛行。

（2）局部肿胀及压痛：髋关节周围肌肉较丰富，轻微肿胀不易察觉。患者仰卧，双下肢伸直并拢，有时可见病侧轻度隆起，局部压痛。除股三角外，大粗隆、大腿根、大腿外上方和膝上方及膝关节也可见肿胀，合并病理性脱位时，患肢缩短、屈曲、内收。

（3）髋关节过伸试验：用于检查儿童早期髋关节结核。患儿俯卧位，检查者一手按住其骨盆，另一手握住其踝部把下肢提起，直到骨盆开始从床面升起为止。与对侧髋关节比较，可以发现患侧髋关节在后伸时有抗拒感，健侧一般可有10°后伸。

（4）Thomas 试验：患者平卧于检查床上，健侧髋、膝关节完全屈曲，使其膝部贴住或尽可能贴近前胸，此时，其腰椎前凸完全消失而腰背平贴于床面。正常情况下对侧髋关节仍可自然伸直，若出现髋关节屈曲畸形，即能明确诊断。根据大腿与床面所成角度，确定屈曲度的范围。

3. 辅助检查

（1）常规检查

1）血常规：患者轻度贫血，白细胞计数可增高，多发病灶或继发感染时可有较严重的贫血及白细胞计数明显增高或嗜酸性粒细胞增高或淋巴细胞增高。

2）血沉：结核活动期血沉增快，病变静止或治愈时血沉逐渐下降至正常。

3）结核菌素实验：有助于髋关节结核活动期的诊断。

4）X线检查：骨盆正位片可以发现早期的轻微变化。单纯滑膜结核时，患侧髋臼与股骨头骨质疏松，骨小梁变细，骨皮质变薄；由于骨盆前倾，患侧闭孔变小；患侧滑膜与关节肿胀；患侧髋关节间隙变宽。单纯骨结核中心型破坏都在髋臼或股骨颈近骺区，有骨质破坏、死骨及空洞形成；但边缘型者死骨小或无死骨；全关节结核时，关节面破坏，关节间隙变窄。早期与晚期全关节结核的区别主要依据骨面破坏的程度而定，若股骨头无明显破坏，但软骨下骨板完全模糊，表示软骨面已游离，属晚期全关节结核，否则，为早期全关节结核。关节破坏严重者，可见病理性脱位或关节强直。晚期脓肿可见钙化，长期混合感染可见骨质硬化。

5）CT：CT扫描可以发现早期骨质改变，对死骨可以定位及发现死骨周围骨质改变。早期关节或滑膜囊内有少量积液和股骨头局限性骨质疏松，后期关节周围均有不同程度的寒性脓肿，髋骨的髋臼部和股骨头的边缘部可有骨质破坏。

6）MRI：MRI对病变周围的软组织、滑膜的改变显示较明显，还能显示骨内炎性浸润，有助于早期诊断。

（2）特殊检查

1）分子生物学检查：DNA探针、PCR和DNA序列测定技术等。

2）穿刺活检：CT导引下穿刺，获取病变组织作病理学检查，明确诊断。

4. 诊断标准

（1）全身症状：午后低热、盗汗、乏力、食欲不振、消瘦及贫血等全身症状。

（2）局部症状：髋部疼痛及跛行等局部症状。

（3）体征：局部肿胀及压痛、髋关节过伸试验、Thomas试验等阳性。

（4）实验室检查：血沉增快、PPD实验阳性、血常规感染中毒征象等。

（5）影像学检查：X线、CT和MRI等骨结核表现。

（6）病理活检：诊断有疑问时，可做穿刺、滑膜切取活检，明确诊断。

5. 鉴别诊断

（1）暂时性滑膜炎：7岁以下儿童多见，多为一过性，有过度活动的病史，表现为髋部疼痛和跛行。X线片未见异常，做皮牵引卧床休息2周一般可痊愈。

（2）儿童股骨头骨软骨病：本病X线初期关节间隙增宽，进一步发展骨化中心变为扁平或破碎，以及发生囊性改变，血沉正常。

（3）类风湿关节炎：髋关节类风湿关节炎患髋疼痛，X线片与髋关节结核完全类似，有关节囊肿胀、闭孔缩小和局部骨质疏松，初发为单关节性时很难区别。但本病特征为多发性和对称性，经过短期观察一般不难区别。

（4）化脓性关节炎：一般急性发病，患者高热、寒战、白细胞增多，局部有红、肿、热、痛等急性炎症表现。X线表现破坏迅速，并有增生性改变，后期会产生骨性强直。鉴别困难者可做穿刺、脓液细菌培养或滑膜活检等确诊。

（5）成年股骨头坏死：多见于外伤性髋关节脱位或股骨颈骨折后，也见于大量使用激素之后。X线片示股骨头上部致密、变扁、塌陷等表现。

（6）骨关节炎：多见于老年人，临床上患髋疼痛、活动受限，但血沉不快。X线片示髋臼及股骨头明显增生、边缘硬化，关节间隙狭窄，髋臼或股骨头内常有囊性变。

6. 诊断流程　见图15－1。

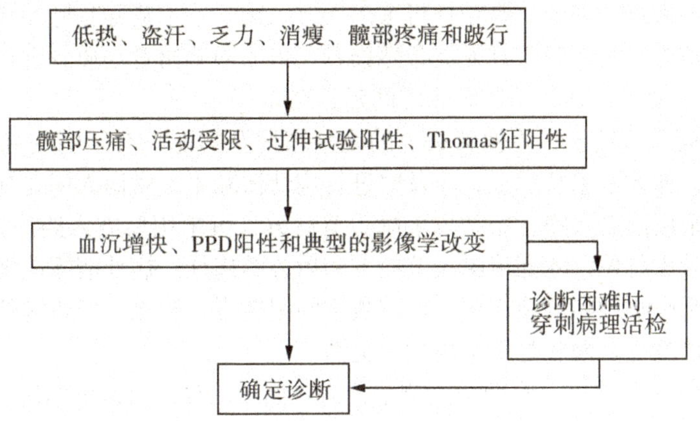

图15－1　髋关节结核诊断流程

三、治疗

治疗原则是早期诊断，早期有效地控制或消灭病变，缩短疗程，争取保留关节功能。

1. 全身治疗

（1）抗结核药物治疗：抗结核药物一般两种同时使用，一般主张异烟肼＋利福平，或异烟肼＋乙胺丁醇，严重者可三种药物同时应用。异烟肼成人剂量为每日300mg，分3次口服，或早晨一次顿服，一般主张口服异烟肼2年。利福平的成人剂量为450mg，早晨一次顿服，用药3个月后应检查肝功能，视肝功能的情况决定是否继续使用。乙胺丁醇成人剂量为750mg，一次顿服。

（2）充分休息，加强营养，每日摄入足够的蛋白质和维生素，贫血者可给予补血药，严重者可间断输给少量新鲜血。

2. 局部治疗

（1）单纯滑膜结核的治疗

1）非手术治疗：局部制动、注射治疗。年龄较小的儿童或成年人按髋关节穿刺方法关节内注入链霉素，每周1次，每次儿童0.5g，成人每次1g。也可使用异烟肼关节内注射，儿童每次100mg，成人每次200mg。治疗过程密切观察病情变化，如经1～3个月上述治疗无效，病情未见好转或反而加重，应及时转为手术治疗。保守治疗过程一般不用石膏固定但必须卧床休息，如患者关节疼痛，可用皮肤牵引，牵引重量儿童0.5～1.0kg，成人2kg左右。

2）滑膜切除术：适用于经非手术治疗不见好转的病例或未经治疗的单纯滑膜结核。由于髋关节的滑膜组织多在关节前方，滑膜切除术应尽量用髋前方入路，即用Smith－Petersen切口，术中彻底切除滑膜组织，同时注意保护股骨头血运。术后患肢处于外展内旋位，2～

3kg 皮牵引，3～4 周后开始锻炼患髋。对不能配合治疗的儿童可用单髋人字石膏固定患肢 4 周，然后再锻炼患髋。

（2）单纯骨结核的治疗：在髋关节单纯骨结核中，以髋臼和股骨头病变最容易侵犯关节，因此，应尽早手术治疗。股骨颈基底病变侵入关节的机会较少，如病变范围较小且无明显死骨，可先采用非手术治疗，病情不见好转再手术治疗。髋臼前缘结核、股骨头或股骨颈结核，可采用前方入路；髋臼后缘结核可采用后方入路。手术清除脓肿和骨病灶后，如骨病灶范围小可不需植骨；范围较大且无混合感染者，可取同侧髂骨松质骨进行植骨。术后卧床 3～4 周开始下地活动。植骨者术后卧床时间延长至 2～3 个月。

（3）早期全髋关节结核：为挽救关节的完整结构及功能，对于病变处于活动期的早期全关节结核患者，如无手术禁忌证，应及时进行病灶清除术。对尚无明显肿胀或脓肿位于髋关节前方者，可采用前方入路；脓肿位于髋关节后方，可采用后方入路。为彻底清除病灶，手术中必须将股骨头脱位，才能清除关节前方和后方的病灶。病灶清除范围包括：清除寒性脓肿，切除全部肥厚水肿的滑膜组织，切除残留的圆韧带，刮除一切骨病灶，切除游离坏死的软骨面。病灶清除是否彻底是手术成功的关键。

（4）晚期全髋关节结核：晚期全关节结核需要继续治疗的有两种情况。

1）髋关节仍有活动性病变，病变未曾治愈过，由单纯结核、早期全关节结核一直发展到晚期全关节结核。此种患者的病程一般在 1～2 年，或者病变曾一度停止或治愈，以后又复发。此种患者的病程较长，最长的可达十余年或二十年以上。可采用非手术方法治疗，为了提高治愈率和缩短疗程，估计非手术疗法不易奏效的可采取病灶清除及髋关节融合术等手术治疗。

2）髋关节病变已痊愈，但因疼痛、畸形或关节强直而来就医的。可根据不同情况，采取不同的手术方法。

a. 关节疼痛的治疗：关节疼痛多数是因为髋关节纤维强直，关节负重能力差，骨端摩擦所引起。这种疼痛是慢性的，长期的，劳累后加重，休息后减轻。患者血沉不快，体温不高，可先采取改变工种和对症疗法，如患者同意，且符合工作需要，也可行关节融合术。对于因疼痛严重影响工作、生活者且静止已达 5 年可行全髋关节置换术。

b. 髋关节屈曲、内收畸形的治疗：关节已呈骨性强直者可采取粗隆下截骨术治疗，截骨方法包括斜面插入截骨法和楔形截骨法两种；股骨头、颈已破坏消失，髋关节有屈曲、内收畸形，仍有相当的屈伸活动且疼痛不明显者，可按粗隆下截骨法手术治疗。对于静止期超过 5 年的髋关节结核患者，可以行全髋关节置换术。

（5）围术期注意事项

1）术前准备：手术应尽量在结核静止期进行，对于活动期患者，术前应抗结核治疗 4～6 周，血红蛋白不低于 100g/L；对营养不良者应纠正营养不良状态，必须纠正贫血和低蛋白血症；对混合感染体温升高者，应先引流控制感染。髋关节结核病灶清除手术创伤较大，应配血备用。

2）手术注意事项：根据病灶及死骨所在位置及畸形程度来决定手术入路。脓肿及死骨在关节的前方一般采用前方入路；脓肿及死骨在关节的后方，应采用后方入路；股骨头及颈均破坏消失，应采用外侧入路。无论何种入路，在关节病灶清除时，都应设法使股骨头脱出，充分暴露股骨头及髋臼，否则容易遗漏死骨或其他病变组织。手术清除病灶后，需同时做髋关节融合术或截骨成形术。缝合切口前切口内最好放置1g链霉素。

全髋关节置换时应注意：①髋关节结核后期常因周围软组织瘢痕挛缩，关节破坏甚至纤维强直，造成患肢明显屈曲、内收、短缩畸形，术前牵引常不能奏效。术中彻底切除关节囊，松解内收肌、髂腰肌，必要时松解股直肌及臀中肌前1/3，常能纠正屈曲挛缩。切除股骨头颈时，应注意保留髋臼部骨质，以使臼部成形，同时应保留股骨距，防止安装假体后出现股骨柄下沉的现象。②选择骨水泥型假体，由于结核病灶的存在及周围骨质疏松，清除时骨质丢失较严重，髓臼变形较明显，或局部深浅不一，所以髋臼成形要谨慎，不宜过大，必要时需用骨质填充缺损部。因此，假体选择以骨水泥型为主，可以依靠骨水泥作缺损部填充，加强臼部的稳定性。

3）术后处理：若病灶属静止期，术前血沉正常，而且术中也未见明显死骨、无效腔或炎性滑膜，则术后可不用抗结核药。对于活动性结核，术后坚持抗结核治疗9～12个月。术后2～3d即开始下肢关节康复器（CPM）训练，对短缩严重者在皮牵引的同时仍进行CPM训练，可使功能更快恢复，但不宜强求恢复正常，否则过度牵拉软组织可造成神经损伤和术后大腿痛。

3. 治疗流程　见图15－2。

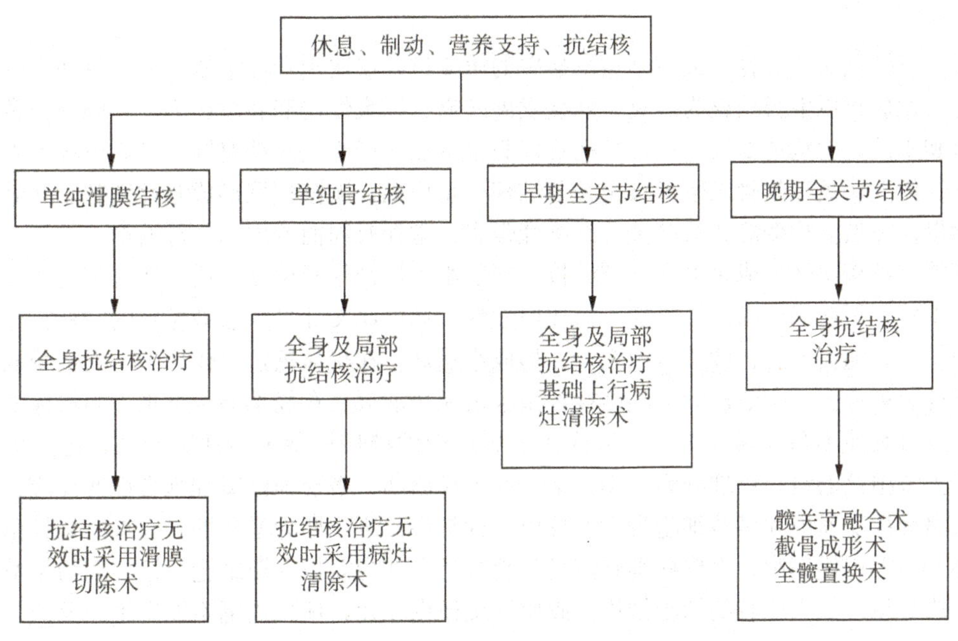

图15－2　髋关节结核治疗流程

四、预后评价

单纯性滑膜结核、单纯性骨结核、早期全关节结核经抗结核及手术治疗后效果良好，可以保留大部分关节功能。晚期全关节结核采用髋关节融合或截骨成形术后，关节功能受限，无禁忌证下采用全髋置换术预后良好。

五、最新进展

以往治疗髋关节结核的传统方法是病灶清除髋关节融合术，但治疗后患者的生活质量不高，或多或少留下病残。近年来随着全髋关节置换技术的提高，全髋关节置换术可以作为治疗晚期髋关节结核的有效手段。全髋置换术可以较广泛地切除关节内骨性组织和滑膜组织，达到彻底清除病灶的目的，且现代抗结核药物的长期使用，可杀灭残留的结核微小病灶。对全髋关节置换术治疗晚期髋关节结核的手术时机，目前，大部分作者认为对于静止期大于5年的晚期结核患者施行全髋关节置换术较为安全可行，疗效也肯定。当然也有人认为静止期无需5年也可以行全髋关节置换术，甚至有学者认为在活动期也可以行全髋关节置换术，但是我们认为静止至少3～5年，且血沉连续3次正常，方可行全髋关节置换术。

（李俊杰）

第四节　膝关节结核

一、概述

膝关节结核占全身骨与关节结核发病率的第2位，仅次于脊柱结核，以儿童和青少年患者多见。发病时以滑膜结核为多见，病变发展缓慢，以炎性浸润和渗出为主，膝关节常表现为肿胀和积液。随病情发展，结核性病变侵犯至骨骼，产生边缘性腐蚀。骨质破坏沿着软骨下潜行，使大块关节软骨剥落形成全关节结核。至后期，脓液积聚形成寒性脓肿，穿破皮肤后成为慢性窦道。病变静止后膝关节纤维性强直，常伴有屈曲或内、外翻畸形。

膝关节结核病灶形成多继发于肺结核。肺部组织被结核杆菌侵入后，在有利的条件下开始生长繁殖，引起局部渗出性炎症，形成原发灶。通过原发灶进入血液循环的结核杆菌，形成细菌栓子，随血流可达膝关节组织中，形成小病灶。在机体抵抗力作用下，大部分病灶中的结核杆菌被消灭，少数病灶中的结核杆菌未被完全消灭，在局部潜伏下来。当机体的免疫力降低或有其他不利因素发生后，潜伏在小病灶中的结核杆菌重新活跃起来，迅速生长繁殖。膝关节结核的组织病理分为三期：第一期为渗出期，表现为巨噬细胞炎性变反应、纤维蛋白渗出炎性变反应和多核细胞炎性变反应三种类型；第二期为增殖期，吞噬结核杆菌的巨噬细胞变为上皮样细胞，上皮样细胞经过分裂或融合变为朗格汉斯细胞；第三期为干酪样变性期，成片组织失去原有的细胞结构，胶原纤维模糊坏死，坏死周围不发生组织反应，也无浸润细胞进入坏死区。

二、诊断

1. 临床表现　发病缓慢，常为单发，非活动性结核的患者全身症状多比较轻微。结核活动期患者有低热、乏力、疲倦、食欲不振、消瘦、盗汗、贫血等全身症状。局部疼痛一般不剧烈，具有劳累加重、休息缓解的特点，可有跛行及膝关节功能障碍。儿童表现为夜啼、脾气变坏等特点。

2. 查体

（1）跛行：单纯性骨结核跛行多不明显，单纯性滑膜结核有轻度跛行。全关节结核时患者一般不能用患腿行走，必须架拐或用足尖着地。

（2）肿胀：膝关节前方位置表浅，肿胀容易检查，单纯骨结核肿胀多局限于关节一侧，滑膜或全关节结核肿胀范围普遍。

（3）压痛：单纯性骨结核时膝关节可有局限性压痛，单纯性滑膜结核转变为全关节结核时压痛普遍而不局限。

（4）关节功能障碍：功能受限程度和关节破坏程度一致，单纯骨结核功能受限较少，滑膜结核次之，全关节结核受限最多，检查时应与健侧对比。轻度的功能受限常表现为患膝不能完全伸直。

（5）脓肿或窦道：脓肿常见于腘窝、膝关节两侧、小腿周围等处。脓肿所在部位除软组织局限性膨隆外，还可触及波动感，但须与肌肉或脂肪瘤假性波动鉴别。

（6）畸形：常见的关节畸形为屈曲畸形，一侧骨质破坏较多时可产生内、外翻畸形。

3. 辅助检查

（1）常规检查

1）血常规：患者轻度贫血，白细胞计数可增高，多发病灶或继发感染时可有较严重的贫血及白细胞计数明显增高。

2）血沉：活动期患者血沉增快，但对诊断无特异性，血沉正常也不能排除活动性病变。

3）结核菌素实验：有助于膝关节结核活动期的诊断。

4）X 线：滑膜结核时 X 线片上仅表现为髌上囊肿胀与局限性骨质疏松，随病情进展出现关节间隙变窄、边缘性骨腐蚀。后期骨质破坏加重，关节间隙消失，无混合感染时，骨质疏松。

5）CT：可以发现骨质破坏，死骨的大小、存在的部位，关节间隙改变、周围软组织肿胀及关节脱位。

6）MRI：可以发现以下病变。①滑膜病变。滑膜增生在 T_1 加权像上表现为较为均一的中等偏低信号；在质子密度加权像上表现为中低信号混杂图像；在 T_2 加权像上表现为中高低混杂信号，并可见不规则的低信号条状、突起状结节或团块影；在矢状位及横断位可见增生的滑膜充填于髌上囊，髌上囊容积较正常膝关节减小。②关节腔积液。在 T_2 加权像上积液表现为高信号影。③关节软骨病变。表现为关节软骨表面毛糙不平、软骨局部缺损、变薄或软骨全层缺失及大面积剥脱。④骨质异常。表现为骨皮质中断，正常骨髓高信号为异常的骨髓水肿及骨质破坏信号所取代。⑤还可以见到半月板及韧带异常。

（2）特殊检查

1）膝关节穿刺活检，关节液生化检查。

2）关节镜检查：对于滑膜结核具有诊断价值，同时可以取活检及行镜下滑膜切除术。

3）分子生物学检查：DNA 探针、PCR 和 DNA 序列测定技术等。

4. 诊断标准

（1）起病缓慢，午后低热、盗汗、乏力、食欲不振、消瘦及贫血等全身症状。

（2）关节疼痛及跛行等局部症状。

（3）局部肿胀及压痛、畸形、关节功能障碍、脓肿或窦道等阳性体征。

（4）血沉增快、PPD 实验阳性、血常规感染中毒征象等。

（5）影像学检查：X 线、CT 和 MRI 等骨结核表现。

（6）病理活检：穿刺活检或关节镜切取滑膜活检，明确诊断。

5. 鉴别诊断

（1）类风湿关节炎：类风湿关节炎患病年龄、体征、血沉及 X 线表现与早期单纯滑膜结核相类似，不易鉴别，关节液结核菌培养阳性率低，滑膜活检病理诊断可靠性较高，基因诊断可以视为较为理想的早期诊断方法。

（2）化脓性关节炎：急性化脓性关节炎诊断比较容易，而慢性化脓性膝关节炎常发生在体内有疖肿、皮肤感染、扁桃体炎等之后，关节液细菌学检查可确诊。

（3）创伤性滑膜炎：多见于青壮年，常有明确外伤史，X 线片软组织肿胀而骨质正常，患者无全身症状，血沉正常。

（4）色素沉着性绒毛结节性滑膜炎：好发于膝关节和踝关节，患者膝关节明显肿胀但血沉不快，关节穿刺可见血性或咖啡色液体。病史长的 X 线片上可见股骨和胫骨内外髁边缘有溶骨性破坏，病理可确诊。

（5）关节附近的肿瘤：股骨下端和胫骨上端的骨巨细胞瘤、骨肉瘤、纤维肉瘤、尤文肉瘤等在 X 线片上有时误诊，需依靠病理确诊。

6. 诊断流程　见图 15－3。

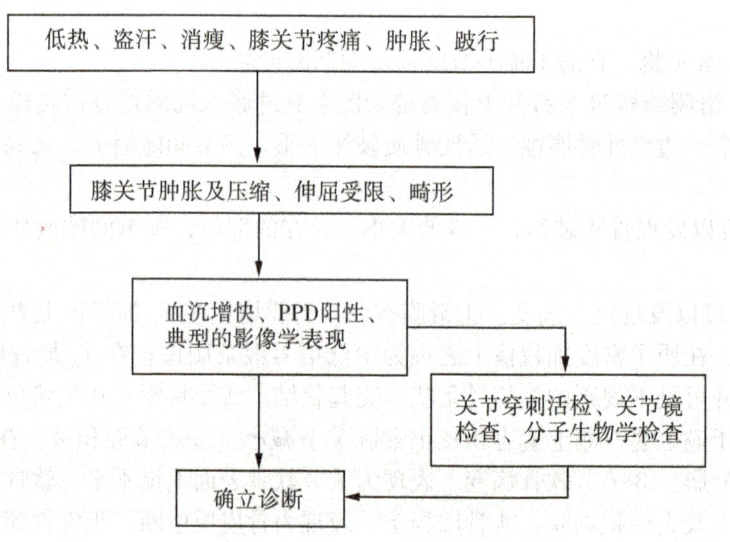

图 15－3　膝关节结核诊断流程

三、治疗

1. 全身治疗

（1）抗结核药物治疗：可以异烟肼＋利福平，或异烟肼＋乙胺丁醇联合应用，严重者可三种药物同时应用。异烟肼成人剂量为每日 300mg，分 3 次口服，或早晨一次顿服，一般主张口服异烟肼 2 年。利福平的成人剂量为 450mg，早晨一次顿服，定期检查肝功能。乙胺丁醇成人剂量为 750mg，一次顿服。

（2）充分休息，加强营养，每日摄入足够的蛋白质和维生素。贫血者可给予补血药，严重者可间断输给少量新鲜血。

2. 局部治疗

（1）单纯滑膜结核

1）非手术治疗：适于病期短、肿胀较轻、滑膜肿胀不甚肥厚、关节内积液较少、关节功能良好的患者，采取休息、增强营养、局部制动、抗结核治疗等方法。局部使用抗结核药物是非手术治疗的关键步骤，关节内注射的抗结核药物以异烟肼为主，效果不佳时加用链霉素。成人异烟肼每次可用200mg，儿童减半，链霉素每次1g，儿童减半。经非手术治疗病情未见好转或反而加重者，应尽早实施膝关节滑膜切除术。

2）膝关节滑膜切除术：手术适应证为单纯滑膜结核非手术治疗无效或加重的病例，15岁以下儿童早期全关节结核。选用膝前内侧切口，将髌骨向外侧翻转，显露髌上囊，切开关节囊，于滑膜囊外分离，将滑膜的壁层及脏层整块切除。然后切除股骨髁间窝及前交叉韧带周围的滑膜，再切除内、外侧副韧带和股骨内外髁之间的滑膜组织，膝关节后方的滑膜可用刮匙刮除。术后皮牵引固定2周后开始膝关节功能锻炼，术后继续向关节腔内注入抗结核药物及全身抗结核治疗3～6个月。

（2）单纯骨结核：单纯骨结核病灶距离关节较远，估计近期内不致侵犯关节且局部没有明显死骨或脓肿的病例，可采用非手术治疗。经抗结核治疗无效或病变逐渐扩大者，应施行病灶清除术。对病灶位于关节附近，容易侵犯关节的病灶或具有明显死骨或脓肿的病例应及时做病灶清除术，清除后大的骨缺损可取自体髂骨充填。

（3）早期全关节结核：如无手术禁忌证，应及时采用病灶清除术，以免病变进一步发展为晚期全关节结核。手术切口根据病灶位置而定，术中切除大部分滑膜，刮除一切骨病灶。术后应用皮牵引，关节内药物灌注，早期股四头肌收缩锻炼及定时CPM被动关节活动。髌骨切除的患者股四头肌收缩锻炼的时间应推迟到6周以后，防止肌腱吻合处裂开。

（4）晚期全关节结核：需要治疗的全关节结核适应证：病变持续发展，局部有脓肿、死骨、窦道和混合感染；病变虽已治愈，但关节不稳或严重畸形，生活及工作不便。

1）病变尚处活动期的晚期全关节结核：因不存在抢救关节功能的问题，对于年老、体弱的患者应尽量采用非手术疗法。但因病变广泛而严重，单纯采用非手术疗法常不易在短期内奏效，因此，对于适合手术治疗的患者仍应及时手术，以便缩短疗程和提高治愈率。手术治疗的目的除彻底清除病灶外，还要使膝关节强直于功能位以最大限度地保留关节功能。手术可采用：①膝关节切除加压固定术，将股骨下端和胫骨上端切除，再将骨端新创面对合。截去骨质应尽量少，一般股骨1.5cm内，胫骨1cm内为宜。股骨下端必须切到髁间凹以上，形成一个完整的骨创面以利融合。胫骨面后侧截除的骨质稍多，使加压融合后膝关节屈曲10°～15°。术后4～5周除去加压器，换长腿石膏，下地负重行走，8～12周后拆去石膏。②膝关节切除交叉钢针内固定，适用于屈曲畸形比较严重又无混合感染的患者。按膝关节切除加压固定术的方法将骨端切除和病灶清除后，再将膝关节伸直，由于腘部软组织的紧张而使骨创面紧密对合并在骨面间产生一定的压力。为了避免术后骨端移位，可用两根骨圆针交叉固定，骨圆针可由股骨穿向胫骨，也可出胫骨穿向股骨，视局部情况而定。术后用前后两个长腿石膏托固定，两周后拆线，三周后拔针。③膝关节切除钢板内固定术，本法适用于无混合感染且骨质不甚疏松的成年患者，骨端切除和病灶清除的操作方法与加压固定术相同，切除骨端和刮除病灶后将两骨端对合，用1～2块弯成适当弧度的6孔不锈钢板固定。使用单钢板时将钢板放在前方正中线上，用6个螺钉拧紧固定。

2）病变已静止的晚期全关节结核：①屈曲畸形严重的病例可按上法做骨端切除加压固定或交叉钢针固定，较大无效腔形成不能切除者可加用纳米羟基磷灰石/胶原骨修复材料药物缓释体系植入。②对于结核静止10年以上、膝关节疼痛明显及严重畸形者，也可以考虑全膝关节置换术。遗留病灶是结核复发的重要因素，因此，在关节置换时应彻底切除病灶。

（5）围术期处理

1）进行必要的检查：术前应仔细体检并进行胸部透视，以便发现体内有无其他结核病灶。对病期长、窦道分泌物多的患者，应检查肝、肾功能。病变局部应做X线摄片检查了解病变情况，以便进行手术设计。

2）改善全身情况：入院后应立即卧床休息，并进行卧床排便训练，以免术后由于不习惯而造成排便困难。一般来讲，结核患者的食欲较差，术前应设法增进患者食欲，尽可能加强营养，改善全身情况。

3）药物治疗：抗结核药物的应用是术前准备的重要环节，主要是防止病变的扩散。诊断一经确定，应开始应用抗结核药物。抗结核药物一般应用1周以后，结核中毒症状即可开始改善，2周左右时多数患者症状好转，可以手术。有窦道的患者，术前还需用青霉素或其他抗生素，以控制化脓性感染，预防术后切口感染。

4）局部制动：因严重疼痛或肌肉痉挛而致膝关节畸形者，应做外固定或牵引，以减轻疼痛、痉挛，患者可得充分休息，并可预防病理性脱位或逐渐矫正畸形，减少手术操作困难。

（6）术后处理：术后继续抗结核治疗6～9个月。

3. 治疗流程　见图15－4。

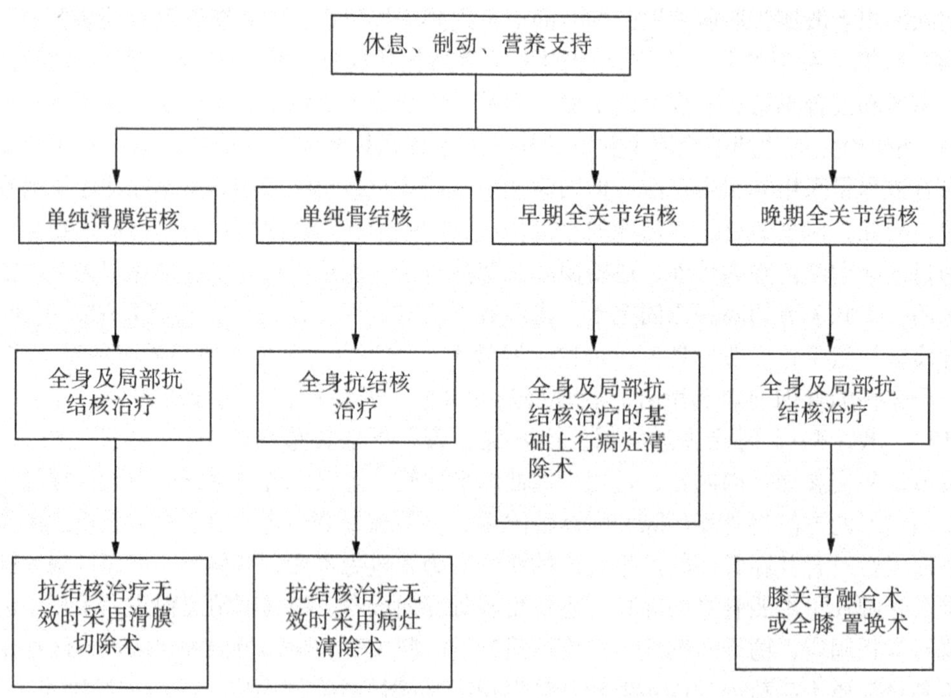

图15－4　膝关节结核治疗流程

四、预后评价

膝关节滑膜结核经全身及关节内注射治疗后约80%的患者可以获得治愈，膝关节功能多正常或接近正常。单纯骨结核及早期全关节结核手术治疗效果较好，一般能保留大部分关节功能。晚期全关节结核行骨端切除加压固定后疗效肯定但遗留关节功能障碍，全膝关节置换术可保留关节功能。

五、最新进展

传统观点认为，单纯滑膜结核可行保守治疗，但是滑膜结核的术前诊断率低。随着MRI和关节镜技术的发展，利用关节镜诊断及治疗膝关节结核逐渐发展起来。其优点除了提高诊断率利于早期诊断外，还能同时进行滑膜切除，且镜下手术对关节损伤小，术后患者康复快。对于膝关节滑膜结核，早期全膝关节结核，疑诊膝关节结核病例，诊断不明的膝关节滑膜病变，均可积极行关节镜手术诊断与治疗。

对于静止期膝关节结核，采用关节置换术进行治疗，术后保存或恢复关节的大部分功能，近年来，临床上也取得了较为满意的疗效。一般认为结核静止5年以上，才可行全膝关节置换，但也有学者认为对中青年患者充分抗结核准备后，做一期置换或分期置换是可行的，尽力挽救关节功能，即使失败还允许做关节融合补救。但我们认为结核静止期至少3~5年，血沉连续3次正常，方可考虑全膝关节置换。另外，对于病程不长，但经有效病灶清除及正规抗结核治疗后病情稳定，停药1年以上无复发，因继发骨关节炎、关节疼痛影响生活质量者，也可考虑关节置换术。

（李俊杰）

第五节 指骨结核

指骨结核与掌骨结核统称为短骨的骨干结核，发病率占上肢骨与关节结核的次位，仅低于肘关节结核，占全身骨与关节结核的4.88%。以儿童患者居多，成人发病少见。

一、病理

短骨的骨干结核增生性病变与破坏性病变同时存在，但以增生为主。破坏发生在髓腔内，破坏性病变的发展使短骨不断增粗与膨胀；增生发生在骨干与骨膜，新生骨的形成使骨成为鼓状。髓腔内的骨破坏会产生大量死骨，这些死骨量多但细小，因局部血运丰富，很快便被吸收掉。只有少数病例发展至脓肿而溃破。病变往往是多发性的。

二、临床表现

多数为10岁以下儿童，起病缓慢，有局部疼痛、肿胀及压痛。可以是多发性的。如果只限于短骨结核，可以没有全身性中毒症状。极少数病例发展至脓肿而溃破。

三、影像学检查

X线片表现出典型的“骨气膨”表现。多发性的并不少见。整个短骨膨胀如灯笼状，髓腔内有斑点状病骨及死骨阴影，骨皮质变薄，有层状骨膜新生骨形成。少数病例表现出骨脓肿，显示为孤立性囊腔。

四、诊断与鉴别诊断

儿童病例出现短骨“骨气膨”X线征象者，诊断不难。需与内生软骨瘤与骨纤维结构不良相鉴别。

五、治疗与预后

短骨骨干结核对抗结核药物反应良好，用药后症状与体征迅速消退。经过6个月的抗结核药物治疗后，病变可痊愈，X线片上骨结核可恢复至正常。

只有发展为骨脓肿者才需手术治疗，该类病例大都为成人病例。手术方法采用病灶清除术，除非缺损很大，一般不作植骨。

（陈明伟）

第六节　踝关节结核

踝关节结核比较少见，发病率不高，约占全身骨与关节结核的3.4%，以青年与儿童比较多见。

一、病理

踝关节结核可起源于骨结核，也可源于单纯性滑膜结核，由于就诊时间较晚，发现踝关节结核时大多数病例已发展为全关节结核。据统计，踝关节结核来自滑膜结核的比率高，约占2/3，而来自骨结核的则占1/3。踝关节结核来自胫骨、内踝、外踝或距骨结核的机会大致相等。来自胫骨或距骨结核的更容易破向关节腔而演变成全关节结核。由于胫距关节的后方与跟距关节相通，因此踝关节结核常会同时发生距下关节结核。

二、临床表现

通常都有外伤病史。不论是起源于骨结核还是滑膜结核，起病一般均较缓慢，开始时疼痛不剧烈。因青少年活动量大，因此往往被误认为运动所致创伤。当发展至全关节结核或形成冷脓肿时疼痛才加剧，并局部肿胀明显。可有盗汗、低热、体重下降等全身中毒症状。至后期，冷脓肿穿破皮肤形成慢性窦道，或进展为关节纤维性强直时，疼痛反而减轻，毒血症状亦逐渐消失。通常踝关节会强直于跖屈位，足成马蹄状，需扶拐行走，踝关节各个方向活动范围明显减少。

三、影像学检查

（一）X线检查

单纯性滑膜结核表现为骨质疏松与软组织肿胀阴影，单纯性骨结核则表现为囊性溶骨性改变或毛玻璃样改变，其间死骨并不多见。发展至全关节结核时则表现为进行性关节间隙变窄及不对称，并可看到边缘性骨破坏。随着病变的发展，骨破坏加剧，软骨下骨皮质消失，至后期，踝关节毁损明显，但极少发生骨性强直。除非有继发感染存在，一般不会出现骨硬化表现。

（二）CT 检查

单纯性滑膜结核可以看到关节腔内积液，积液大都在踝关节的前方与后方跟腱的两侧；单纯性骨结核可在相应部位有溶骨性改变、死骨形成及病灶附近的冷脓肿。

（三）MR 检查

MR 检查可早期发现病变，表现为松质骨炎性浸润异常阴影，通常在关节的两侧骨端均有相似的变化。

四、诊断与鉴别诊断

踝关节骨结核与全关节结核诊断一般并不难，而踝关节的单纯滑膜结核则诊断较难，需与踝关节扭伤及类风湿关节炎相鉴别。

（一）踝关节扭伤和创伤性滑膜炎

两者与踝关节结核都有外伤史，容易混淆。踝关节扭伤和创伤性滑膜炎与外伤的关系更直接些。在肿胀方面，踝关节韧带扭伤所致肿胀为局限性，不像踝关节滑膜结核成弥漫性。另外，踝关节结核有全身性中毒症状，可相鉴别。对于鉴别困难者，可作 MR 检查。对可疑病例，不要贸然诊断为创伤性病变，应给予局部皮质类固醇注射治疗。

（二）类风湿关节炎

类风湿关节炎为多发性关节炎，单独发生在踝关节的罕见，因此不难鉴别。

五、治疗

（一）单纯性滑膜结核

首先采用保守治疗，关节腔内抽液后注入抗结核药物，同时予以石膏托固定及全身性抗结核药物治疗。常用的药物为异烟肼，也可用链霉素，每月 1～2 次关节腔内注射，当关节积液逐渐减少，症状改善，此后可继续保守治疗，管型石膏固定时间应不少于 3 个月。如积液不减少，应考虑行滑膜切除术，由于手术时发现的病理变化往往重于影像学所见，又由于部位的特殊性，踝关节滑膜切除术后踝关节的运动功能会受到明显影响。

（二）单纯性骨结核

根据溶骨性病损的范围大小决定是否手术，一般病灶较大的都需要进行手术刮除，尽量避免进入关节腔内。如无继发感染存在，可取自体松质骨填充植骨。

（三）全关节结核

当病情发展至全关节结核，即后期时，如无明显肿胀、积液或冷脓肿及死骨形成，可考虑保守治疗，即全身性抗结核和管型石膏固定。有手术指征者仍应手术，15 岁以下儿童和少年只需行病灶清除术，15 岁以上者需加行踝关节融合术，常规踝关节应固定于 90°位，也有主张女性病例最好固定于跖屈 95°位置。

（李俊杰）

第七节　脊柱结核

脊柱结核占全身骨关节结核的首位，多见于青少年，绝大多数为椎体结核，椎弓结核仅占1%。病变常单个椎体，仅10%侵犯两个以上椎体，偶有跳跃型病变者。椎体结核分两型：中心型，以儿童为主，椎体常呈楔形而椎间隙正常；边缘型，以成人为多，常累及邻近椎体，使椎间隙变窄或消失。脊椎结核中 以腰椎最多见，胸椎次之，颈及骶椎少见，可能与负重、劳损、血供差有关。椎旁脓肿多见于胸、腰段，骶、颈椎次之。截瘫是脊柱结核的严重并发症。

一、诊断

1. 临床表现　发病缓慢，病程长，多有全身症状，小儿常有夜啼，易哭闹。局部主要为疼痛、神经根放射性痛，如放射性颈肩痛、肋间神经或坐骨神经放射痛。有姿势异常、脊柱后凸畸形、运动障碍，胸椎结核可有胸部束带感，亦可出现截瘫。

2. 查体　棘突局部压痛、叩击痛，脊柱后凸畸形，活动受限，拾物试验阳性，儿童脊柱过伸试验阳性。寒性脓肿于颈椎一般在两侧，咽后壁脓肿常致呼吸困难；胸椎脓肿多在前外侧；腰椎常在腰大肌、腰三角区、腹股沟部、臀部、大腿下外侧，甚至可到达跟部；骶椎脓肿多在腰大肌或骶前。脓肿破溃即形成窦道。出现截瘫时，可有下肢或四肢运动、感觉及括约肌反射、自主神经系统、脑脊液动力试验改变，PPD 实验阳性。

3. 辅助检查　X 线片上生理前凸常消失，后凸增加，偶见侧凸。椎体破坏呈楔形变，可融合或消失，边缘模糊不整齐，密度不均匀，中央可有死骨或空洞。椎间隙模糊、变窄或消失。有脓肿者可见颈椎前方、胸椎旁或腰大肌出现软组织阴影增大，偶见钙化、死骨影。

本症应与慢性腰背肌劳损、陈旧性脊椎骨折、椎体骨骺无菌性坏死、扁平椎、脊柱侧凸症、腰椎间盘突出症、化脓性及其他细菌性脊椎炎、强直性或肥大性脊椎炎、神经性关节病、椎体畸形、肿瘤、梅毒、放线菌病等鉴别。并截瘫者应与臆病、脊髓肿瘤、炎症、硬膜外感染、蛛网膜炎及高位椎间盘脱出鉴别。

二、治疗

（一）全身治疗

全身治疗：休息，加强营养、改善体质、高蛋白、高热量、高维生素，禁烟禁酒。

化疗：目前常用抗结核药有异烟肼、利福平、吡嗪酰胺、氧氟沙星等，需早期足量、规律应用。初期 1 ~3 月需 3 ~4 联抗结核治疗，截瘫者可用鼠神经生长因子。晚期需 2 联抗结核治疗。疗程一般 9 ~18 个月。截瘫者可用鼠神经生长因子。应用 B 族维生素、细胞色素 C 及激素。

（二）局部治疗

1. 非手术治疗　休息，局部制动，可卧硬板床或带固定支架、石膏背心、围腰、围领等，一般应用 6 ~12 个月，颈椎者可行四头带牵引。截瘫者待瘫痪表现大部分消失后，可在支架保护下起床活动。

2. 手术治疗　以植骨融合、病灶清除和（或）脊髓减压术为常用。

(1) 脊柱后路植骨融合术

1) 适应证：结核病变静止但脊柱不稳定，前路植骨不够坚固甚至失败者，及儿童病灶清除术后脊柱不稳定者。

2) 麻醉和体位：局麻或全麻，侧卧位。

3) 手术方法：先取髂骨并制成长条状，备植骨用。取脊柱后侧入路，将需融合的全部棘突两侧及椎板用圆凿凿成鱼鳞样骨粗糙面，将植骨条堆放于其上（改良 Hibbs 法）。

4) 病灶清除术：凡脊髓受压、寒性脓肿、明显死骨或空洞者均适于施行本手术。而合并其他部位活动性结核（多发结核），一般情况差，有严重心、肝、肾疾病，高血压，后凸严重影响心肺功能者，年龄 60 岁以上或小于 3 岁者列为禁忌。

(2) 寰枢椎结核经口腔入路病灶清除术

1) 适应证：寰枢椎结核并咽后壁寒性脓肿，经非手术治疗无效者。

2) 麻醉和体位：仰卧，气管切开插管，全麻。

3) 手术方法：用开口器将口张大，于咽后壁正中、脓肿隆起处纵行切开约 4cm，吸出脓液，清除死骨、肉芽及干酪样坏死组织，放入抗结核药物后分两层缝合。

(3) 颈 2 ~7 椎体结核病灶清除术

1) 适应证：颈 2 ~7 椎体结核并寒性脓肿，经非手术治疗无效者。

2) 麻醉和体位：局麻或经鼻腔插管全麻。仰卧，肩下垫高，面转向对侧。有牵引者仍维持。

3) 手术方法：①取颈外侧入路，以病灶为中心，沿胸锁乳突肌前缘作斜切口，或沿颈部皮纹作横切口，切开颈阔肌，结扎颈外静脉及其分支。②将胸锁乳突肌牵向外，分离腮腺并牵向前，分离颈鞘将其与咽缩肌、喉头及椎前肌肉一并牵向中线，显露前斜角肌、颈长肌及咽后壁脓肿，必要时可触试或穿刺确定。③于中线切开脓肿，吸出脓液，清除死骨、肉芽及干酪样坏死组织。用力挤压对侧颈部，如有脓液流出，即经瘘孔搔刮，必要时于对侧做小切口处理病灶。④冲洗伤口放入抗结核药物逐层缝合。

(4) 胸椎结核肋骨横突切除术

1) 适应证：胸椎结核。

2) 麻醉和体位：气管插管全麻或局麻（但做清醒插管准备）。侧卧，脓肿较大、椎体破坏较重侧在上。

3) 手术方法：以病椎为中心，作胸椎椎体侧前方入路，如脓肿大，则切除肋横突时即可见脓液流出，沿窦道进入病灶，清除死骨、肉芽及干酪样坏死组织，必要时进入椎体对侧清除病灶伤口冲洗后放入抗结核药物，逐层缝合。

(5) 胸椎结核经胸腔病灶清除术

1) 适应证：胸 3 ~1 椎体结核，尤其脓肿溃入胸腔或肺内者。

2) 麻醉和体位：插管全麻或针麻。侧卧，术侧在上，可从左或右侧进入。

3) 手术方法：①病椎水平做后外侧切口，切除第 5 ~9 肋骨中的一肋，沿该肋走行方向，从腋前线至骶棘肌外缘，切开皮肤、皮下组织及筋膜。②切开背阔肌，高位者尚切开部分斜方肌及菱形肌；再切开前锯肌、腹外斜肌及骶棘肌外缘，低位者尚需切开后下锯肌。切除肋骨备用。③切开胸膜进入胸腔，喷洒 1% 利多卡因 20ml，以减少胸膜反应。保护肺，触试或穿刺以确定脓肿，于其前外侧切开壁层胸膜及脓肿壁，清除脓液、死骨、肉芽及干酪样坏死组织，并结扎肋间血管。脓液溃入肺脏者，可作搔刮、楔形切除，肺段切除或肺叶切除。④冲洗后作前路植骨，伤口及胸腔内放抗结核药物，缝合脓肿壁及胸膜。⑤于第 9 ~ 10 肋腋后线做闭式引流后关胸。

（6）胸腰椎结核病灶清除术

1）适应证：胸腰椎交界处结核伴寒性脓肿。

2）麻醉和体位：气管插管全麻。侧卧，术侧（椎板破坏多、脓肿大侧）在上。

3）手术方法：取胸腰段椎体侧前方入路，暴露病灶，清除脓液、死骨、肉芽及干酪样坏死组织，尽量清除对侧病变，冲洗伤口放入抗结核药物。逐层缝合。可同时行前路植骨，可利用切除正常肋骨或取髂骨移植。

（7）腰椎结核病灶清除术

1）适应证：腰 3 ~5 椎体结核并寒性脓肿。

2）麻醉和体位：仰卧、全麻。

3）手术方法：取腰骶段椎体经腹膜外前侧入路。显露脓肿，切开脓肿后清除脓液、死骨、肉芽及干酪样坏死组织，伤口冲洗后放入抗结核药物，必要时行髂骨前路植骨。

（8）腰骶椎结核病灶清除术

1）适应证：腰 3 ~5 椎体及骶椎结核。

2）麻醉和体位：仰卧位，全麻。

3）手术方法：取腰骶段椎体经腹膜前外侧入路，一般由右侧进入，必要时于左侧作小切口，腰大肌脓肿处理同前，骶前脓肿可触试或穿刺确定，切开脓肿壁后，彻底清除脓液、死骨、肉芽、干酪样坏死组织，伤口冲洗后放入抗结核药物，逐层缝合。

（9）脊柱结核并截瘫椎板切除减压术

1）适用证：椎弓结核并截瘫，椎体结核不能行前或侧方减压，已行前外侧减压效果不佳者。

2）麻醉和体位：气管插管全麻或局麻，侧卧，术侧（瘫痪较重、椎板破坏多、脓肿大侧）在上。

3）手术方法：①以病椎为中心，取脊柱后侧入路，上下多超过二个正常椎体。②先显露正常椎板，再显露病灶，切除病椎棘突及其上下各一个正常棘突，由下而上咬除椎板。③分离粘连后观察硬膜颜色、厚度及搏动情况，清除病灶后用硬膜剥离器探查上下椎管是否通畅、脊髓前方受压情况，必要时减压，并切开硬膜探查脊髓。④缝合硬脊膜，冲洗后放入抗结核药物，逐层缝合。

（10）脊柱结核并截瘫前外侧减压术

1）适应证：胸椎或胸腰椎结核截瘫较严重或需凿除椎管前方骨质者。

2）麻醉和体位：气管插管全麻或局麻（但作清醒插管准备），侧卧，术侧在上。

3）手术方法：①取胸腰段椎体侧前方入路，以病椎为中心，上下各超过病椎两个椎体。②显露椎体侧前方，逐步咬除病椎及其上下各一个正常椎体的术侧椎板、关节突和椎弓根，显露脊髓侧面。③切开脓肿后彻底清除脓液、死骨、肉芽及干酪样坏死组织，观察硬膜搏动情况，通入导尿管以检查阻塞，并检查脊髓前侧有无骨嵴压迫，或同时作前路植骨。④伤口冲洗后放入抗结核药物，逐层缝合。

（李俊杰）

第十六章 骨与关节肿瘤

骨关节肿瘤是指在骨关节里生长的肿瘤或新生物，包括原发性和继发性肿瘤以及一些瘤样病变。原发性骨关节肿瘤起源于骨的基本组织（包括骨、软骨、骨膜）和骨的附属组织（包括血管、神经、脂肪及骨髓单核－吞噬细胞系统等）。虽然根据肿瘤的生物特性，可分为良性和恶性两大类，但两者之间有时并没有截然的界限，甚至同一肿瘤中可同时存在组织学上良性和恶性的特征，必须结合影像学形态、临床表现和病理所见全面考虑判断。继发性骨关节肿瘤又称转移性骨关节肿瘤，指人体其他器官组织的恶性肿瘤（包括癌、肉瘤）通过血行、淋巴等途径转移到骨骼并继续生长的肿瘤，转移性骨关节肿瘤皆属恶性。在人体各系统的转移率中，骨骼转移仅次于肝、肺而居第三位。由骨骼邻近的肿瘤直接侵犯骨骼而发生继发性骨损害者又称为接触性骨肿瘤，良、恶性皆有。疼痛、肿块、组织压迫是骨关节肿瘤的主要临床表现，恶性者多伴有发热、乏力、消瘦等周身症状。采用手术治疗有压迫症状的良性骨关节肿瘤多能获得满意效果。对恶性骨关节肿瘤，虽然近年来采用化疗、放疗结合手术等综合治疗取得了很大的进步，但由于其病情复杂多变，实际临床仍有不少遗憾和问题。瘤样病变虽然不属于真性肿瘤，但其病变性质、临床表现以及治疗方法都与肿瘤相似，如纤维异样增殖症、嗜酸性肉芽肿、骨囊肿、动脉瘤样骨囊肿等。

骨关节肿瘤发病率占所有肿瘤的2%～3%，其中60%自骨组织，40%自骨的附属组织。良性骨肿瘤约占全身良性肿瘤的1.5%；恶性骨肿瘤约占全身恶性肿瘤的1%。良性骨关节肿瘤与恶性骨关节肿瘤之比为（1.02～1.99）：1。恶性骨肿瘤的死亡率约占全身恶性肿瘤死亡率的1.6%。良性骨肿瘤以骨软骨瘤最多见，其次为骨巨细胞瘤、软骨瘤、骨囊肿、纤维异样增殖症等。原发性恶性骨肿瘤以骨肉瘤最多见，其次为软骨肉瘤、纤维肉瘤、Ewing肉瘤和恶性纤维组织细胞瘤等。转移性骨肿瘤的发生率可以是骨原发性恶性肿瘤的30～40倍。其中癌转移占80%～90%，以乳腺癌、肺癌、前列腺癌、鼻咽癌、甲状腺癌、肾癌最多，其次为肝、胃、结肠、食管、子宫卵巢、睾丸的肿瘤。肉瘤有10%～15%发生骨转移，以尤因肉瘤、骨肉瘤、骨网状细胞瘤多见。临床上有许多恶性肿瘤主要表现为转移病灶的症状，而原发肿瘤可能没有任何表现。转移性骨肿瘤的死亡率可达80%～90%，约占全身恶性肿瘤死亡率的1.6%。儿童以成神经细胞瘤的转移多见。

对骨关节肿瘤来说，由于年龄不同，所生长的肿瘤也常有区别。总体上无论良、恶性骨肿瘤均以11～30岁好发，如骨软骨瘤、骨囊肿、骨肉瘤、Ewing肉瘤等。其中骨肉瘤以15～25岁更常见，Ewing肉瘤更多发生于8～12岁少年。成年到中年以骨巨细胞瘤、软骨瘤、软骨肉瘤、纤维肉瘤等较多见。骨髓瘤、脊索瘤等多见于中年后期。转移性骨关节肿瘤多发生在老年人，但神经细胞瘤的骨转移多见于10岁以下的儿童。骨关节肿瘤的年龄曲线可有两个高峰，即10～20岁以及壮年以后。性别对肿瘤的影响不十分明显，一般男性略多于女性。但也有少数肿瘤女性患者相对较多，如骨旁骨瘤、骨化性纤维瘤和血管球瘤等。

解剖部位对骨关节肿瘤的发生有显著的意义。理论上骨关节肿瘤可以发生于任何骨骼，其大致规律是：下肢多于上肢，肢体多于脊椎，长管状骨多于扁平骨，长管状骨的骨端多于骨干，发病最多在膝关节附近（股骨下端和胫骨上端），分别占良、恶性肿瘤的37.14%和59.81%以上。不同类型的肿瘤有其好发部位，如骨巨细胞瘤和成软骨细胞瘤多发于干骺端；骨软骨瘤、骨肉瘤、软骨肉瘤以及骨囊肿多见于干骺区，但骨骺则很少受影响；软骨瘤、骨样骨瘤多见于骨干；小圆细胞肉瘤（包括 Ewing 肉瘤、网织细胞瘤和骨髓瘤）多发生于髓腔内；成骨细胞瘤、动脉瘤样骨囊肿、神经鞘瘤好发于脊椎；血管瘤、血管球瘤、软骨瘤好发于掌指部；脊索瘤主要见于骶椎和颅底。转移性骨关节肿瘤常为多发性，以脊柱、骨盆、股骨近端多见；肘、膝以下的转移很少见；手、足的骨转移肿瘤半数左右来自肺癌。

一、诊断和分期

1. 骨关节肿瘤的诊断　骨关节肿瘤的诊断与患者的全面评估必须坚持临床－影像－病理（以及其他相关学科）相结合的原则，综合判断各方面的信息，才能获得准确或较准确的结论。

（1）临床诊断结合骨关节肿瘤的流行病学特点，通过详细的病史（包括现病史和既往史、家族史）询问，认真全面的体格检查，仍然是肿瘤诊断的基础和重要手段。渐进性局部疼痛、肿块、功能障碍、出血和溃疡等是骨关节肿瘤常见的症状和体征，恶性肿瘤可伴有发热、食欲减退、消瘦等全身症状。其特点包括：①发生于表浅的良性肿瘤最早出现的症状多是局部肿块，而恶性骨肿瘤则是固定的、持续性疼痛为“早期”或首发表现。②轻微的外伤即可引起骨折，甚至这种病理性骨折是最早的征象而导致肿瘤的发现和诊断。③良性、恶性肿瘤均有压迫或刺激神经、血管的可能，但恶性肿瘤向软组织侵袭的机会更多。④局部血管怒张表明肿瘤的血管丰富，多数恶性，若出现搏动，说明肿瘤已穿破骨皮质，与口径较大的动脉相通。⑤肿瘤的迅速增大，除恶性生长因素外，也可因良性或恶性肿瘤的局部出血或坏死引起。⑥无论良性、恶性脊椎肿瘤，都有引起截瘫的可能。除临床症状和体征，还应从年龄、家族史、既往史中寻找可能与肿瘤相关的信息。如大部分骨关节肿瘤发生在青春期发育高峰，幼儿的恶性骨肿瘤多是神经母细胞瘤、Wilm 肾瘤的转移瘤或白血病，10 岁左右多为 Ewing 肉瘤，其后为骨肉瘤，50 岁以上多为转移瘤。

（2）影像学

1）普通 X 线片：是诊断骨关节肿瘤必不可少的常规检查，是其他影像诊断的基础。通过常规 X 线片，可以初步区分骨肿瘤或肿瘤养病变以及良性、恶性。在阅读 X 线片时应注意了解分析：①病变的部位，包括骺端、干骺端、骨干骨膜下、皮质内、骨髓内。每种肿瘤有一定的好发部位，如骨肉瘤好发于长骨骺端，骨巨细胞瘤好发于长骨干骺端，软骨瘤常见于手、足等短骨处，Ewing 肉瘤、骨样骨瘤以长骨骨干多见，转移瘤以脊椎骨最多见。②破坏的程度和形状。一般而言，良性肿瘤没有骨质破坏，即使破坏也多是清晰有规则或膨胀性的，而恶性肿瘤的破坏则常是侵蚀性的，其边缘不清，界限模糊；其破坏形状可表现为地图形（即一处或多处相连边缘清晰的骨破坏）、虫蛀样、渗透浸润（即皮质有无数极小透明区，中心较多外围少）等。③正常组织的反应带，包括骨膜、软组织。骨肿瘤侵入骨膜下引起的骨膜反应可表现为单纯、层（葱皮）状、针状和袖套状（Codman 三角）等。细长针状骨膜反应多见于恶性病变，而短钝针状骨膜反应多见于良性者。Codman 三角多见于恶性及侵袭性病变。软组织中出现肿瘤样阴影，说明肿瘤已突破骨皮质侵入软组织，提示肿瘤恶性度较高或有恶性变倾向。④组织学及组织发生学的参考资料。以骨质矿化状况为例，如钙化提示软骨肉瘤，骨化提示骨肉瘤，磨砂玻璃样提示纤维异常增殖等（Ennecking，1983）。

必须指出，普通X线平片对骨关节肿瘤的早期诊断是有限的，因为只有当每单位体积骨质有30%～40%的破坏时才能在普通X线片上显示出来。另外躯干（中轴）骨显像不如肢体骨。很多X线平片不能发现的病变．核素扫描、CT、MRI能发现。

另外对中、高度恶性骨肿瘤患者，必须进行胸部X线平片或CT检查，因为这些骨肿瘤均能有肺部转移灶。胸部X线平片能发现直径1cm的病变和肺解剖及功能状态。CT能显示小至2mm的病变，是评估侵袭性骨肿瘤不可缺少的检查方法（Leston等，1996）。

2）计算机体层摄影（CT）：CT对诊断骨骼病变，尤其是躯干骨极为有用。因为其较X线平片有更高的分辨率和能展示横断面解剖，能清晰地显示骨皮质及骨小梁、骨肿瘤对髓内、软组织的侵犯范围以及软组织肿瘤，虽然后者不如MRI准确。CT显示瘤内钙化比MRI好，特别是躯干骨的结构及钙化。CT还能明确骨肿瘤对化疗的反应（Azouz等，1982），也能测定组织的密度。在肩、脊柱、骨盆、髋等解剖较复杂的部位，CT能解决X线平片中影像重叠、看不清或不能发现病变的问题。另外通过对比剂增强能判定骨肿瘤的血运和它与软组织肿块及周围主要血管的关系。用螺旋式CT能做二维或三维重建，这对检查骨外生的及关节周围的骨病变特别有用。既可去除部分结构，使某一特殊部分清楚显像，也可在任何平面上进行体层摄影，对手术方案常有决定性意义。但CT不能有效的扫描大的解剖区域，不能摄肢体纵轴像（除非采用螺旋式CT），对软组织或骨髓病变的显示不如MRI。

3）磁共振成像（MRI）：MRI是评估脊柱、骨髓及软组织肿瘤的首选方法，其不足之处是缺乏特异性和对钙化的相对不敏感。MRI有多种技术和脉冲序列（pulse sequence）可供选择，但各有其优缺点（Greenfield及Arrin gton，1995）。临床应用的成像射频脉冲序列有自旋回波序列（sE）、反转回复序列（IR）、梯度回波序列（GE）和脂肪抑制T加权序列。其中最常用的是sE的T1加权和T2加权像序列。其余作为sE的一种补充或特别加强检查应用。MRI信号强度决定于质子密度（质子数量）、固有的组织弛豫时间（T1及T2或T2）和血流。其成像可分为质子密度加权（PDW）、T1加权（TIW）或T2加权（T2W）。

多平面成像是MRI的突出优点，只有螺旋式CT在一定程度上能与之相比。其冠状面及矢状面的长轴成像能测定病变部位、范围和跳跃病灶。横断面成像能明确肿瘤、骨、软组织、神经血管束的解剖关系，骨皮质破坏类型和骨膜新骨形成，但缺点是不能准确地显示钙化的量及类型（Gillespy等，1988）。恶性肿瘤组织的T1和T2弛豫时间较正常组织明显延长，T1及T2加权像信号强度常不均匀。T1加权像主要显示病变在骨髓内的范围，表现为不规则低信号，T2加权像主要显示邻近软组织受累情况（包括血管、神经），表现为不规则高信号。髓内范围最好用冠状或矢状面T1W显示，而软组织侵犯用横T2W显示。MRI不但可用于骨肿瘤的诊断，而且还可用于肿瘤疗效的判定。

4）放射闪烁成像（核素扫描）：根据正常骨和病变骨对亲骨性核素吸收的不同，核素扫描可以用于骨肿瘤，是诊断骨转移瘤及多发骨肿瘤的首选方法，特别是早期X线平片不能发现的病灶（Hoope，等，1990）。大量的临床、实验资料证明，核素扫描的特点是敏感性强、特异性差，不但可显示肿瘤，也能显示骨折、炎症、退变性病变。因此，诊断能力有限，临床必须结合其他检查所见方可诊断骨肿瘤。核素扫描主要有两个目的：①发现肺部有无骨性或骨化转移瘤；②化疗的随诊。然而，核素吸收的类型不代表肿瘤范围，因其有

"假的"延伸反应，后者可为骨髓充血、髓内或骨膜反应。核素也可存在于滑膜液内。溶骨性骨肉瘤可出现冷点（Rossleigh 等，1987）。有时活跃吸收区中出现冷点，这是由于该点的血供中断。肢体骨肿瘤以远的关节可有吸收增高，这是继发的失用性骨质疏松引起的。

5）超声检查：超声检查是可多次重复的非介入性方法，它能有效地确定软组织肿瘤（实体性或囊性）、原发骨肿瘤的骨外软组织肿块、骨膜反应骨及肿瘤与血管的关系。彩色多普勒（Doppler）血流显像技术还可测定肿瘤的血流及化疗后血流减少的程度。

（3）实验室诊断：外周血液及免疫学化验对骨关节肿瘤的诊断价值有限。血沉在良性骨肿瘤中绝大多数是正常的，但在一些恶性肿瘤，如 Ewing 肉瘤、白血病、淋巴瘤、组织细胞增生症中以及感染时多升高。血清碱性磷酸酶（ALP）在半数的骨肉瘤患者中升高（Simon 及 Finn，1993），但正常儿童生长发育期或骨折后也可升高。郭卫及 Healey（1997）分析 48 例骨肉瘤碱性磷酸酶（ALP）、骨钙素（Osteocalcin，Oc）、骨结合素（Osteonectin，On）的瘤组织 mRNA 表达和血清含量，发现瘤组织 ALP 高表达与血清值平行。ALP 高表达的肿瘤更多的有转移。低 ALP 高 Oc 的多为成熟的成骨型骨肉瘤，预后较好。Ewing 肉瘤不表达 ALP 及 Oc，因而它们是与小圆细胞型骨肉瘤相鉴别的良好标记物。Ewing 肉瘤可出现白细胞增高，多发性骨髓瘤 60% ~70% 尿 Bence - Jones 蛋白阳性，酸性磷酸酶（cPK）增高仅见于前列腺癌骨转移。另外国内有报道，测定血清 CA - 50 含量有一定意义，但不能定位诊断。其含量 >201Xml 为异常。

（4）病理诊断：病理检查的标本包括活体组织标本和手术标本。活体组织标本同样必须由经治医生采集，为减少穿刺的盲目性，条件允许时应在 X 线或 CT、B 超等引导下操作。方法包括针吸法、套针采取法和环钻法（现已为针吸法代替）。其中针吸法优点最明显、临床应用最多，Akerman 等（1985）及 White 等（1988）报告针吸法的确诊率可达 80% ~90%。

2. 骨关节肿瘤的外科分期　外科分期是指在临床评估、活体病理检查的基础上，根据肿瘤的分化程度以及局部范围、有无远隔转移等情况评估骨关节肿瘤治疗和预后的一个分类系统。目前使用最广泛的分期系统是美国癌症联合会（AJCC）根据 Hajdu 设计的 MemorialSloan - Kettering 分期发展起来的分期系统和肌肉骨骼肿瘤协会（MTS）采用的由 Enneking 等设计的分期系统。其中 Enneking 分期系统可用于良性和恶性骨肿瘤，AJCC 的分期系统用于恶性骨肿瘤。骨肿瘤的外科分期系统由外科分级（G）、外科区域（T）和转移（M）三部分组成。外科分级（G）包括良性（G0）、低度恶性（G1）和高度恶性（G2）；外科区域（T）指肿瘤的范围，其界限为肿瘤囊和解剖间室，分为囊内（T0）、囊外（T1）和间室外（T2）；转移则分为无转移（M0）和有转移（M1）。外科分期系统的目的在于：①按肿瘤局部复发、远处转移的危险性分出层次级别；②将肿瘤分期与手术指征及辅助治疗联系起来；③提供一种按分期比较不同的手术治疗或非手术治疗效果的方法。这一系统反映出肿瘤生物学行为及侵袭性程度。采用外科分期系统评估骨关节肿瘤的治疗和预后已被公认为是一个合理而有效的措施。肿瘤治疗方案的制定目前已常规地采用外科分期系统。这是骨肿瘤诊治重要进展之一。

二、截肢术的康复

康复治疗从手术之前开始，一直持续到术后很长的时间，需要外科各个专业和内科的密切合作。对患者仔细检查分析，配制合适的假肢。有些假肢能改善患肢的功能，有些假肢纯粹是为了改善外观，无论如何，假肢对提高患者的生活质量有很大的帮助。此外给患者提供必要的装备，让患者能够独立生活。已经截肢的患者成功地解决了截肢以后的问题，能够正常地生活，这对于将要截肢的患者有极大的帮助。为了给患者制定周密的康复计划，最大限度地改善患者的生活质量，要考虑下面的因素：患者的全身状况、手术的大小和术后的治疗、患者的生活环境和生活目标、社区有没有康复设施等。

1. 术前康复　术前康复包括康复治疗人员与术者讨论截肢的水平、残端的情况。截肢时在残端不要留下多余的软组织，否则，不好戴假肢，难以发挥假肢的功能。另一方面，残端的软组织也不能太少，如果残端没有适当的肌肉包裹，用假肢时就会硌破，影响功能。手术应该避免这些问题。

残端痛有时是由神经瘤引起的。如果神经断端受假肢的压迫，就容易形成痛性神经瘤。瘢痕和游离植皮不耐受摩擦，手术时尽量避免。儿童患者容易在骨膜下形成骨赘，切除残端的骨膜可以预防这种情况的发生。

在患者和家人与主治医生讨论同意截肢以后，康复大夫给患者介绍截肢情况，儿童患者要有家长的陪伴。安排患者到康复科观察其他截肢患者的训练和治疗情况，讨论术后多长时间起床活动、坐立、行走以及重返工作岗位或学校。简要介绍如何包裹残端，以便截肢。介绍残端和幻肢痛的知识，参观各种假肢。

通常，术前介绍完后，患者会提出许多有关身体外观和功能方面的问题。如我能不能不用拐杖行走？能不能生小孩？能不能游泳？医生对每个问题应给予诚实的回答。已经截肢的患者参加各种活动的照片这时有很大用处。

让已经康复的截肢者介绍截肢的经历能够有效地帮助即将手术者驱除焦虑。实践证明这样做非常有益。

术前让患者在平路和台阶上练习用健侧下肢单足跳，有助于术后患者保持平衡，保护疼痛的残端，减轻疼痛。对患者进行全面分析：力量、耐力、卫生习惯、疼痛史、职业和非职业状况、在家庭中的作用。对肩带截肢的患者，用热塑料材料制作肩部模具。对上肢截肢的患者介绍有关生活自理和使用单手的问题。

在病床的上方安装吊架，鼓励患者在床上活动，锻炼上肢的力量，把电话、呼叫按钮放在非手术一侧，便于患者使用。

2. 术后康复　康复科人员要学会打管形石膏。术中伤口缝合以后，康复人员进入手术室观察。先用潮湿的疏松敷料盖住伤口，最好用油纱或抗生素软膏覆盖伤口，能够减少伤口受到的摩擦。敷料不要太湿，太湿会引起皮肤上出现小水疱和不适。打管形石膏时患者应仍处于麻醉中。

截肢术后马上在残端打管形石膏，保护残端，减轻水肿和疼痛，对残端塑形及伤口愈合有好处。管形石膏的硬鞘使患者不用担心残端受到碰撞，有利于早独立活动。

上肢和下肢截肢要注意以下几点：术后根据残端的变化，对石膏或支具及时给予调整，如水肿消退后，更换新石膏。在骨突的部位垫上小垫子，如在膝下截肢的残端垫上垫子，能够减轻疼痛。负压引流管不固定在皮肤上，术后3天左右，不用拆除石膏敷料，直接从外面拔引流管。在下列情况下，需要立即打开敷料，检查伤口，最好有主治医生在场：①伤口有异常疼痛时，与“正常”的伤口又一样；②患者有高热，没有其他原因；③敷料上有血性渗出；④伤口局部发出异常的气味。髋离断、半盆截肢、肩带截肢不用管形石膏。

（1）临时性假肢：上肢术后几周，管形石膏变松，更换新石膏。新石膏上安装上临时性假肢，进行功能锻炼。伤口没有完全愈合时更换石膏，先不要拆线，皮肤上的血迹用3%的双氧水清除。

临时假肢的末端装置通常是一个钩，能够自动打开。外展对侧肩部，拉紧从悬吊装置到加压敷料上的绳子，打开末端装置。训练患者用不同的力量拿不同大小和重量的物体。当敷料变松时，在残端戴上一个棉袜套，然后戴上管形石膏。在伤口愈合和残端塑形过程中，常常要用多个临时性假体。

晚上，用弹性绷带包裹残端，或用弹性袜套，尽量让患者舒服，为下一步用长久性假肢做准备。残端塑形成熟上肢比下肢快得多，上肢假肢术后6~8周使用长久性假肢。用假肢越早，结果越好。

下肢术后10~14天在康复科制作膝上假肢或膝下假肢。这时主治医师可以拆除缝线，检查伤口，膝上假肢用吊带固定，膝下假肢固定汇率在股骨髁上。24小时石膏干后，就可以负重。不用假肢的时候，把假肢从连接的部位拆下来。

每天晚上用弹性绷带包裹残端，需要用多个临时性假肢，直到残端水肿消退，塑形稳定以后。

下肢截肢者的康复要恢复关节的活动度和下肢的力量。理疗师应该了解截肢常见的一些问题，积极预防。帮助患者恢复肌肉的协调性，控制患肢的水肿，减轻疼痛。幻肢痛和肢体幻觉常常是间断性的，患者越活跃，这种症状越轻，对患者的影响就越小。

（2）永久性假肢：假肢应该既轻便又能承受较大的负荷。如果假肢用起来很舒服，功能和外观比较好，那么比较理想。如果使用时假肢发出异常的声响，就会大大影响假肢的使用。训练使用假肢时，能量消耗很大，容易疲劳。

下肢假肢比上肢假肢的功能好。行走只是两个平面上的运动，而上肢运动发生在三个平面上。使用什么样的假肢要考虑患者和医生的要求。医生、理疗师、假肢制作师要相互联系，满足患者的要求。假肢要能适应体重的变化，肥胖对活动的影响很大。化疗使患者活动减少，活动一少，体重就容易增加。患者和家人一开始要防止体重增加过多。出院时，接受营养方面的指导，可能预防肥胖。

（3）上肢假肢：截肢水平越靠远端，假肢就越简单。残留肢体的长度、年龄和活动状况决定使用哪一种假肢合适。肘下截肢者，假肢末端装置（钩或手）的靠肢体残端的肌肉收缩，通过肌电控制假手的活动。另一种方法通过一根连在对侧肩部的绳索活动：对侧肩部活动，拉紧绳索，带动假手活动。末端装置代替人手可以完成各种工作。假手和钩可以相互调换，假手的外观比较好，能够发挥稳定的作用。在假手上戴上乳胶手套，外观更逼真。假肢的腕部能够旋转。前臂残留的长度按残留部分占整个前臂的比例分为长（>55%），短（35%~55%），极短（<35%）三种类型。前臂旋转范围随残留长度的减少而减少。残留长度小于40%，前臂就失去旋转功能。假肢与肢体残端的连接紧密，对肘下截肢者，前臂残留很短时，把假肢固定在上臂上，戴在对侧肩和上肢上。对前臂长度残留一半左右的患者，可以把假体直接套在肱骨髁上，不用额外的附件悬吊。肘上截肢的假肢，需要一个带锁的肘关节，以便活动假肢远端，肘关节锁靠一根绳索控制。

上肢的肌电假肢是一种新型的假肢，需要训练患者控制肌肉的收缩，通过肢体表面的电极操纵假肢末端，容易被患者接受，但价格比较昂贵。残留的长度十分重要，肘下截肢要求前臂残留至少保留 15cm，肘部要有安放电极的地方。肩离断的患者可以用肌电假肢。不过，有些需要双手的活动仍然不能胜任。患者需要几个阶段训练，才能学会使用假肢。

（4）肩带截肢：肩带截肢者术后 24 小时就可以下床活动，指导患者活动颈部和保持头部端正，伤口拆完线以后，给患者戴上肩托。肩托有两种作用：①弥补肩部的缺损，有助于端正头颈部的姿态；②起支撑作用，帮助穿衣、戴乳罩。

肩带截肢的假肢活动很小，主要作用是改善外观，在术后几个月化疗和放疗完成以后应戴假肢，要根据患者的要求选择假肢。有肌电假肢和非肌电假肢，非肌电假肢用绳索或手动锁控制假肢肘关节的位置。用假肢以后，要注意观察截肢残端的皮肤，学习保养假肢。如果皮肤被磨破，暂时停用假肢，对假肢做一些调整。修改患者的衣服，改善美观。鼓励患者参加体育活动。把需要工作的患者介绍到特殊的职业介绍所，使患者尽早恢复正常的生活。

（5）下肢假肢：为了保留功能，膝下截肢胫骨的长度最短保留 4. 0cm。中下 1/3 交界水平截肢戴假肢比较好，膝下假肢固定在大腿上。

下肢假肢的足部设计最近有很大的进步，足部支撑负荷，推动身体向前进，要求既灵活又稳定。常规假肢足部能够跖屈，价格便宜，重量比新型号的重。新的假肢足部有多种活动，能够适应不平的路面，减小作用在假体上的应力。多轴或单轴假肢足活动度较大，但是容易损坏。

膝上假肢用套吸在肢体残端，假肢的套穴为四边形，与肢体残端紧密结合。用特殊的气阀打气、放气，安装拆卸假肢，要求残端的肌肉结实。此外，用一些带子把假肢与骨盆固定。

单轴膝关节只能活动，不能控制行走的节奏。安装水压或气压部件的假肢能自动控制步态的摆动期和负重期，控制步速。

（李俊杰）

第十七章 运动医学与康复

第一节 肩关节损伤

肩关节运动损伤占8.6%，多见于体操、投掷、排球及举重运动员。肩袖损伤最多，约占60%，肱三头肌长头肌腱鞘炎次之。此外，脱位、骨折也可发生。

肩关节是一个能做前屈、后伸、内收、外展、旋内、旋外、环转等运动的关节。肩关节由肩胛骨的关节盂与肱骨头构成，是典型的球窝关节，可做各方向的运动。肱骨头的半球形关节面大于关节盂的关节面，虽然在盂的周围有盂唇附着而略微增加了关节盂的深度，但仍只有1/4～1/3的肱骨头关节面与之相接触，故肩关节的活动范围较大。

肱骨头为球形的关节面，向后上内方倾斜。肱骨大结节朝向外侧，构成结节间沟的外壁，小结节朝向前侧，构成结节间内壁。肱二头肌的长头腱跨过结节间沟，随肱骨内收、外展、旋转的活动而上下滑行。各种原因致使结节间沟变窄，就造成了肱二头肌腱鞘炎的发生。肱骨结节间沟的内侧壁与沟底所成的角度常有很大的变异，浅而角度较小的沟易引起肱二头肌长头腱脱位，特别是当运动员的上臂突然旋外或已旋外的上臂猛然用力前屈时更易发生。大结节周围病变者都会引起肩关节活动受限。

关节盂呈梨形，上窄下宽，关节面为凹面，向前、外、下方。盂表面覆有一层透明软骨。关节盂的边缘镶有一层纤维软骨称为盂唇，可增加盂的深度。关节盂的上、下各有一个突起，称为盂上结节、盂下结节，分别为肱二头肌长头和肱三头肌长头的附着处。肱二头肌长头腱被包入关节囊内，并经结节间沟穿出关节囊。

关节囊为纤维组织构成的松弛囊壁，囊后壁起始于关节盂唇和关节盂缘，前壁起始依滑膜隐窝的有无而异。囊的远端的最高平面止于肱骨干的骨膜。肩关节内收时囊成皱襞状，外展时皱襞逐渐减少或消失。囊上部有腱袖加强。肩峰下囊紧密和喙肩韧带下面相接。肩峰下囊介于外层的三角肌、大圆肌与内层的肌腱袖之间，以保证肱骨大结节顺利地通过肩峰下进行外展活动。当腱袖破裂时肩峰下囊与肩关节腔相通。滑膜囊可减少关节与肌腱的摩擦作用。

肩关节由于囊松弛，关节盂较浅，主要依靠关节附近的肌肉与韧带维持稳定性。肩关节周围有喙肩韧带、盂肱韧带、喙肱韧带加强肩关节的稳定性。为肩关节提供动力的肌肉有胸大肌、斜方肌，稳定肩关节并提供动力的肌肉有三角肌、冈上肌、冈下肌、小圆肌、肩胛下肌等。

一、肩关节扭挫伤

运动员的肩部软组织受到外力打击或扭捩致伤称为肩关节扭挫伤。

1. 病因、病机　因碰撞、跌仆、牵拉过度或投掷物体时用力过度而致伤，或发生肌腱附着点钙质沉着，导致慢性损伤。

2. 临床表现　有明显外伤史或慢伤损伤史。肩部疼痛、肿胀，皮下青紫，局部有片状钝性压痛，肩关节活动受限。

3. 诊断与鉴别诊断　根据外伤史、临床表现与影像学检查可做出诊断。应与肱二头肌长头肌腱炎和腱鞘炎、肱二头肌腱断裂相鉴别。前者外伤史不明显，疼痛以肩前部为甚，可向上臂和颈部放射，局限性深压痛，肱二头肌抗阻力试验阳性。当肱二头肌腱断裂时，可闻及断裂的响声，疼痛剧烈，肩臂部可出现隆凸及凹陷畸形，断裂处瘀斑、肿胀，不能主动屈肘，肌力减退。

4. 治疗　将患肢于屈肘 90° 中立位用三角巾悬吊胸前，外擦酮洛芬（法斯通）凝胶、双氯芬酸（扶他林）凝胶等。1% 普鲁卡因 2～4ml 加泼尼松龙 4～6ml 行痛点封闭，1 周左右多可痊愈。

二、肩袖损伤（冈上肌断裂）

肩袖由冈上肌、冈下肌、肩胛下肌及小圆肌等 4 个肌腱组成，也称肌腱袖、肌腱帽等。肩袖环绕着肱骨头的上端，将肱骨头纳入关节盂内，使关节稳定，协助肩关节外展，且有旋转功能，所以又叫肩胛旋转袖（图 17－1）。

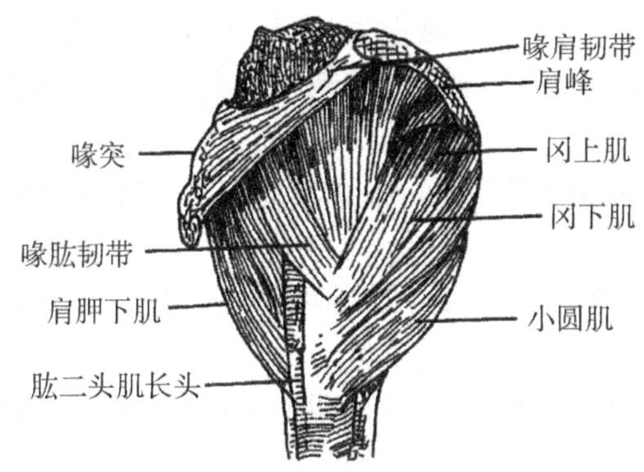

图 17－1　肩袖的组成

1. 损伤机制　长期从事臂力运动的运动员，如举重、棒球与垒球投手等，因跌倒时手外展着地，或手持重物时肩关节突然外展、上举，或因组织萎缩、退行性变时发生损伤。肩袖中冈上肌肌力薄弱，且承受的牵拉力最大，故易破裂。按断裂的程度分为部分与完全断裂两类。部分断裂又分为肌腱表面浅层断裂、深层断裂和肌腱内肌纤维断裂 3 型。如果全层断裂，则肩峰下滑囊与关节腔相通，肱二头肌腱由于失去覆盖与肩峰直接摩擦逐渐变粗。冈上肌断裂后，由于 4 个不同方向力的牵拉，即肩胛下肌向前牵拉，冈下肌和小圆肌向后牵拉，冈上肌本身向内回缩，而肢体重力向外牵拉，从而形成三角形裂口。

2. 临床表现　常自觉有撕裂响声。伤后局部疼痛、肿胀、皮下青紫。局部有疼痛，多局限于肩顶，有时向三角肌止点部放射痛。夜间疼痛加剧，肩关节活动受限。将手掌按压患部，患肩在上举和旋转上臂时可感觉到有响声，被动活动时弹响较粗。完全断裂时可摸到断裂的裂隙。患臂不能外展，而由耸肩替代。疼痛弧试验阳性，即肩关节外展 60°～120°范围内出现疼痛，小于 60°或大于 120°时疼痛不明显。患肩坠落试验阳性，即被动抬高患臂至上举 90°～120°范围内，撤除支持，患臂不能自主支撑而发生坠落。

3. 诊断与鉴别诊断　完全断裂时根据外伤史、临床表现与查体作出诊断不难，部分断裂时诊断较困难。此时可行肩关节造影检查或肩关节镜检查。应与肱二头肌长头肌腱断裂、冈上肌腱炎相鉴别。冈上肌腱炎与肩袖损伤极为相似，用 1% 普鲁卡因行痛点封闭后疼痛消失，冈上肌腱功能恢复，此为冈上肌腱炎，否则为冈上肌腱断裂。

4. 治疗　肩袖新鲜和比较小的破裂损伤，宜行保守治疗。完全断裂时行手术修补。青少年或撕裂较大者，应行早期手术修补，骨折应固定。年龄较大且撕裂较小者，宜先对症治疗，伤后 4 周，如果检查外展肌力仍差者，行手术修补，必要时可行关节镜下手术。

三、肩撞击综合征

肩撞击综合征又叫肩袖创伤性肌腱炎。该损伤常见于体操、投掷、排球、乒乓球、游泳及举重运动员。

1. 损伤机制　运动员进行肩部运动时，因肱骨大结节反复的超常范围的急剧转动、劳损或牵拉并与肩峰和肩喙韧带不断摩擦所致。运动员的各种转肩动作都是引起此种损伤的典型机制。损伤后未及时处理易成慢性损伤，部分病例外伤史不明显。

本病病理特点是滑车型末端病，肩峰下滑囊在损伤的当时出现急性滑囊炎、积血、积液。随着肌腱内炎症的发展，引起慢性滑囊炎改变，囊壁呈玻璃样变性，在滑膜的表面有点状缺损及纤维素、绒毛增生及粘连等变化，活动时常有响声。肩袖肌腱纤维本身久之出现玻璃样变性、断裂，有时可出现钙化或骨化现象。

2. 临床表现　临床表现为肩部疼痛、肩活动受限、肌肉痉挛和肌肉萎缩。症状常因病程的长短、发展急缓而表现不一。

（1）急性病例：常因一次扭伤或运动过度而突然发生。主要表现为急性肩峰下滑囊炎症状。肩部广泛疼痛并逐渐加剧，夜间常痛醒，运动加重，活动受限，尤以上臂外展、旋外时为著，可向肩胛、颈部、手部放射。肩外侧相当于肱骨大结节处有剧烈压痛，亦可在三角肌范围内压痛。抗阻力时，肩的各个方向活动受限。

（2）慢性病例：肩通常不痛，只在做某一特殊动作时才有疼痛，如标枪运动员臂上举做反投枪姿势时才出现疼痛。疼痛多位于三角肌止点，此类运动员在患臂外展、内外旋，克服阻力时疼痛加重。有时自动或被动使上臂外展至 60°～120°时疼痛，超过 120°或用力牵拉上臂再使上臂外展时疼痛消失。这是由于肩袖或肩峰下滑囊和喙肩韧带相互摩擦所致。

3. 诊断与鉴别诊断　根据外伤史或病史、临床表现与查体做出诊断，应与冈上肌腱炎相鉴别。冈上肌腱炎与肩袖损伤极为相似，用 1% 普鲁卡因行痛点封闭后疼痛消失，冈上肌腱功能恢复，此为冈上肌腱炎，否则为肩撞击综合征。

4. 治疗

根据病情可选用固定、药物、封闭、理疗、手术等治疗。

（1）固定：急性发作者应上臂外展 30°固定，卧床休息。

（2）药物：内服止痛药，外用双氯芬酸、酮洛芬凝胶等。

（3）理疗：如按摩、离子导入、光谱等。

（4）局部封闭：在压痛点及滑囊内注入 1% 普鲁卡因 4～10ml，加泼尼松龙 2～4ml 行封闭治疗。

(5) 手术疗法：长期顽固性疼痛而保守治疗无效时，可行肩峰切除术或单纯切除肥厚的滑膜囊，可取得良好效果。

5. 功能锻炼 下身不全臂用力，两手从胸前由内下至前上，再至外后，最后向下内翻转，先前臂旋后，手心向内，然后是前臂旋前，手心相反，左起左落。

四、肱二头肌长头肌腱炎

肱二头肌长头肌腱起自肩胛骨的盂上结节，在肱骨结节间沟与横韧带形成的纤维管道中通过。当肩关节运动时，肌腱与肱骨结节间沟反复摩擦，特别是当运动员的上肢处于外展位时屈伸肘关节，肱二头肌长头肌腱在腱沟对肱骨产生压力，加大了摩擦力，增加了它的磨损，故其发病率较高。

1. 病因、病机 从事投掷、棒球、吊环、举重等运动员，由于长期反复使肩关节在活动范围极限的情况下用力旋转肩活动，肱骨二头长头肌腱在腱沟中反复、过度地摩擦时使腱鞘充血、水肿、增厚，导致粘连和肌腱退行性变，当肩关节过度牵拉和扭拨等轻微外伤时出现疼痛等症状。

2. 临床表现 急性期患肩前部疼痛，肘关节屈伸时疼痛加剧，肩关节活动受限。慢性劳损所引起者，诉三角肌疼痛，上臂外展、上举、后伸时出现疼痛。沿肱二头肌长头肌腱通过肩关节和结节间沟处压痛，主动或被动牵拉肌腱可引起疼痛，多数患者出现抗阻力屈肘旋后位时，肩部前内侧疼痛。

3. 诊断与鉴别诊断 根据临床表现与体检可做出诊断。应与肱二长头肌腱滑脱相鉴别。当横韧带纤维过度牵拉或撕裂时，或结节间沟过浅均可引起肌腱滑脱。一手固定患肢屈肘90°位，并作内、外旋转，另一手在肱二头肌腱最上端处触摸，可以明显感觉到肌腱在腱沟内滑动，发出弹响和引起局部疼痛。

4. 治疗 可选用固定、药物、封闭、理疗、手术等进行治疗。急性期应停止训练，用三角巾悬吊。必要时可做肱二头肌长头肌腱起点移位术。

五、肱二头肌腱断裂

运动时由于外力作用使肱二头肌腱部分或完全断裂，引起肩部疼痛、肿胀、功能障碍者，称为肱二头肌腱断裂。肱二头肌腱断裂多见于肱二头肌长头肌腱。

1. 病因、病机 运动员在缺少准备时肌肉猛烈地收缩时导致断裂。中年人由于肱二头肌长头肌腱在狭窄的结节间沟内被摩擦、挤压等，而发生退行性变导致其韧性小，脆性增大，在突然受外力作用或微屈肘提物时发生肌腱的部分或完全断裂。以完全断裂多见，部分断裂少见。断裂部位多位于肱二头肌长头肌腱刚穿出关节囊处的下方。盂上结节的肱二头肌长头肌腱起点、止点肌腱与肌腹交界处发生断裂较少见。

2. 临床表现 患病前有肩痛和轻度强硬等现象，或有旧伤。当上臂偶然用力时，突然感到肩部尖锐疼痛，有肿胀，有时有瘀斑。肿胀消退后有典型的凹陷，当肘关节用力弯曲时，肱二头肌腹外上方凹陷，同时肱二头肌肌腹的位置较健侧稍向下且向远端凸起。慢性陈旧性断裂者，通常只有酸痛，屈肘抗阻力旋后时疼痛，向肩前内方放射。

3. 诊断与鉴别诊断 根据外伤史、临床表现与体检可做出诊断。应与肱二头肌长头肌腱炎相鉴别。

4. 治疗　急性损伤应行手术修补。慢性或陈旧性损伤者若术中发现肌腱已萎缩、退化而不能缝补，可在肱骨颈附近骨组织内钻一孔道，将肱二头肌腱穿过骨孔后与断裂处缝合。术后使肘关节屈曲90°，石膏托固定4～6周后开始功能锻炼。运动员应加强各组肌力的力量训练，以保证肩关节的稳定，应避免过多的单一的训练方式。

六、肱二头肌长头肌腱脱位

1. 病因、病机　运动员在投掷时肩关节在外展、外旋位发力，肱骨骤然内旋时发生，结节间沟上的横韧带断裂，使长头肌腱向前脱出。若患者的小结节发育不良，结节间沟较浅，易造成反复性脱位。

2. 临床表现　有明显外伤史，肩前部疼痛，肩关节在肱骨内外旋转时有弹响，严重者有腱脱位交锁感。

3. 诊断与鉴别诊断　根据外伤史、临床表现与体检可做出诊断。应与肱二头肌长头肌腱炎相鉴别。

4. 治疗　可采用复位、固定、药物、理疗、手术等治疗方法。急性期复位后应，以三角巾悬吊，停止训练，外敷好及施，肩于0°位屈肘90°固定3～4周。陈旧性脱位可行手术治疗。

七、肩外展综合征

1. 病因、病机　臂丛及血管束经过锁骨下面，行至喙突的喙突肋膜及胸小肌的下面，由于肩部外展位过度训练使神经、血管束受压所引起的肩及手指的神经血管症状（图17－2）。

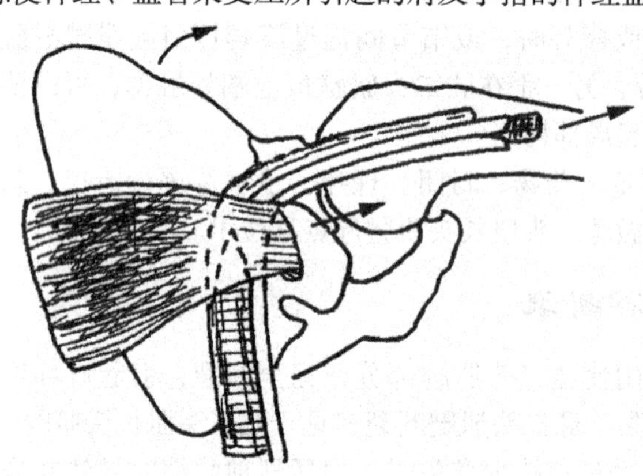

图17－2　肩外展时喙突、胸小肌与臂丛、血管束的关系

2. 临床表现　患肢酸胀、麻木、乏力，甚至出现上肢手指的神经麻痹症状（正中神经或尺神经麻痹症状）。嘱患者将上肢伸直并外展，其桡动脉搏动减弱或消失，受累神经支配区域部位麻木感加重。叩击喙突或颈部时有触电感，向指尖放射，即Tinel征阳性。

3. 诊断与鉴别诊断　根据有典型的上臂外展位发力过多训练史、临床表现、影像学检查可做出诊断。应与神经根型颈椎病、颈肋相鉴别。

4. 治疗　原则是改变单一错误的训练方法。可采用药物、理疗等治疗方法。外敷好及施，内服维生素 B_1，按摩，或用维生素 B_{12} 局部注射。

（何　伟）

第二节　膝关节的运动康复

膝关节周围有众多坚强的韧带附着，有较强的侧方稳定性，在矢状位有较大的活动度，是人体站立行走的重要力量枢纽，功能运动康复时，以恢复关节稳定性为主，提高关节活动度为辅。

一、改善膝关节活动度常用方法

（一）膝关节屈伸运动训练

（1）目的与作用：牵拉膝关节周围韧带肌肉，改善膝关节屈伸活动度。

（2）动作要领：患者取仰卧位，双臂自然置于体侧，护士或康复治疗师站在患者患肢侧，下方一手握住患肢踝部，上方一手握住患肢膝盖处，用力上举使患肢处于屈髋屈膝位，将患肢经体前在关节活动的可能范围内贴近腹部即为屈曲，恢复原位即为伸（图17－3）。

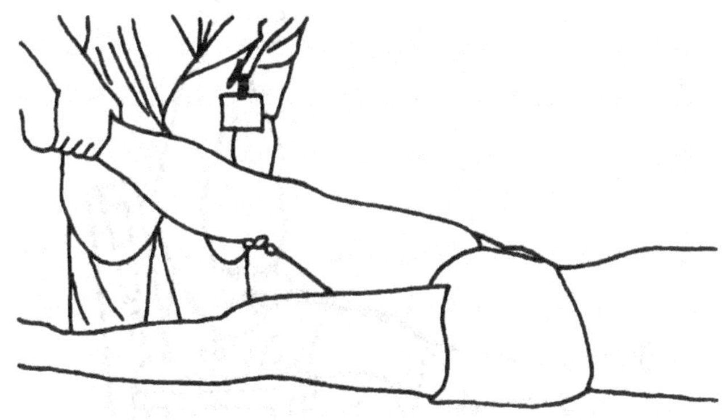

图17－3　膝关节被动屈伸运动

（3）注意事项：被动活动的范围视患者疼痛感觉而定，疼痛明显应立即终止，此动作适合于胫骨平台骨折、股骨髁间骨折固定术后恢复早期康复。

（二）助力运动或主动运动

1. 方法1——卧位式

（1）目的与作用：维持和改善膝关节活动范围，增强膝关节屈伸肌群肌力，更大程度地改善膝关节屈伸活动度。

（2）动作要领：患者俯卧，两腿自然伸直，左下肢主动做膝关节屈伸运动，右下肢交替进行（图17－4）。

（3）注意事项：患者需要在一定程度的主动屈伸基础上再开始练习，而且需要膝关节周围稳定性较好，同样需要循序渐进，以膝关节局部不产生明显疼痛为适宜。此运动可用于膝关节周围骨折内固定术或膝关节周围韧带损伤中后期的康复训练。

2. 方法2——坐位式

（1）目的与作用：主动进行活动膝关节，更大程度地改善膝关节屈伸活动度。

（2）动作要领：患者端坐于椅子或训练椅上，髋关节屈曲成90°，膝关节在矢状面做屈伸运动，重复数次（图 17－5）。

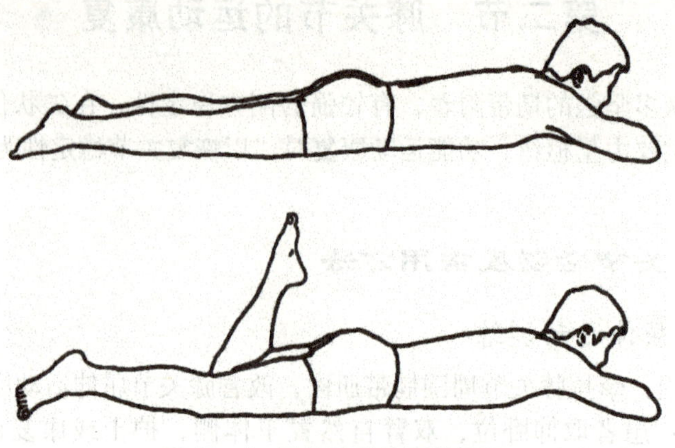

图 17－4　卧位膝关节屈伸练习

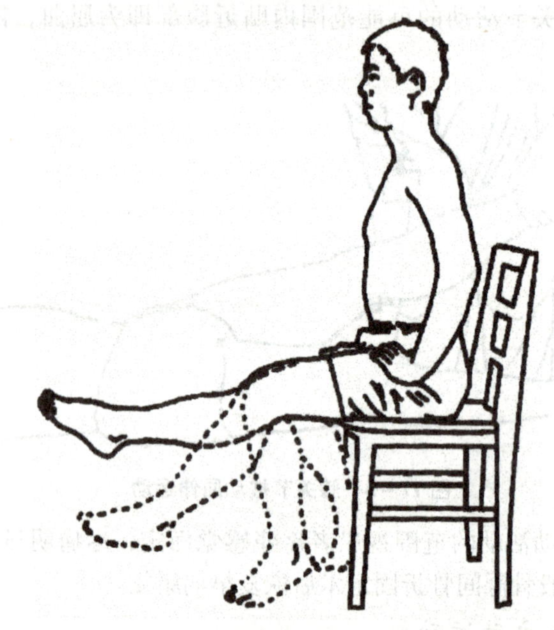

图 17－5　坐位式膝关节屈伸训练

（3）注意事项：患者需要在一定程度主动屈伸的基础上开始练习，而且需要膝关节周围的稳定性较好，同样需要循序渐进，以膝关节局部不产生明显疼痛为适宜。此训练适用于全膝关节置换或胫骨平台骨折术后康复训练。

二、提高膝关节稳定性常用方法

（一）膝关节屈伸抗阻运动训练

1. 方法 1——膝关节屈伸抗阻训练

（1）目的与作用：增强半腱肌、半膜肌、腓肠肌、股四头肌的肌力，加强膝关节关节前后方稳定性。

（2）动作要领：患者取俯卧位，双手屈曲枕于下颌部，右下肢往背部弯曲，在右下肢后踝处绑一橡皮筋。右膝关节在矢状面做屈伸运动。下肢交替数次（图 17 -6）。

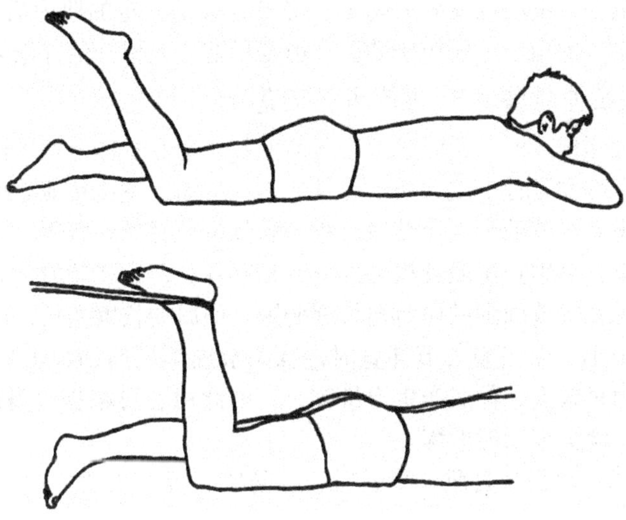

图 17 -6　膝关节屈曲抗阻运动

（3）注意事项：患者在骨折恢复早期可直接克服重力做屈伸运动，等具备一定的肌力后便可以开始力量练习，力量练习可逐渐增量。

2. 方法 2——膝关节器械抗阻训练

（1）目的与作用：增强半腱肌、半膜肌、腓肠肌、股四头肌的肌力，加强膝关节关节前后方稳定性。

（2）动作要领：患者坐于多功能训练椅上，患者借助前踝负重做屈伸运动。下肢交替数次（图 17 -7）。

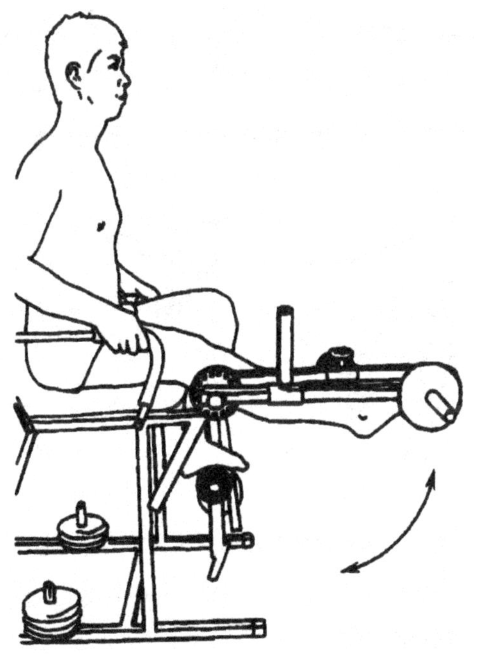

图 17 -7　膝关节器械抗阻训练

（3）注意事项：患者在骨折恢复早期可直接克服重力做屈伸运动，根据膝关节周围肌力的大小决定活动范围，由小幅度到大幅度。待患者具备一定的肌力后可以开始力量练习，力量练习可逐渐增量。此运动主要用于膝关节退变早期病人保守治疗康复。

（二）髋关节屈伸对膝关节屈伸力量的影响

膝关节主要完成屈伸功能，缝匠肌起于髂前上棘止于胫骨体上端内侧面和小腿筋膜，股薄肌起于耻骨支联合部和耻骨下支，止于胫骨上端内侧面，主要功能是伸小腿。阔筋膜张肌起于髂前上棘及其至髂结节的一部分髂嵴，止于髂胫束至胫骨外侧髁，半膜肌、半腱肌、股二头肌起于坐骨结节，分别止于股骨粗隆内下方和腓骨头，主要功能为屈小腿。活动膝关节时，当髋关节屈曲时膝关节周围的屈肌初长度变短，伸肌初长度变长，屈肌收缩产生力量较大，伸肌产生力量较小，而当髋关节伸直时，膝关节周围屈肌初长度变长，伸肌初长度变短，屈肌收缩产生力量较大，伸肌产生力量较小。因此患者可根据自身肢体产生力量大小，选择屈伸膝关节进行髋关节功能锻炼。

（1）目的与作用：增强半腱肌、半膜肌、腓肠肌、股四头肌的肌力，加强膝关节关节前后方稳定性。

（2）动作要领：患者取俯卧位，髋关节取伸直（图17－8）或屈曲（图17－9）位，在小腿下侧绑一橡皮筋作为阻抗，做膝关节的屈伸运动，下肢交替数次。

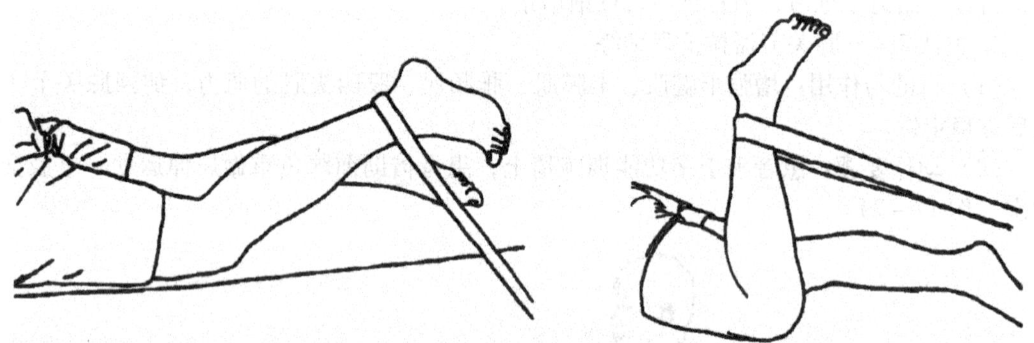

图17－8　髋关节伸直对膝关节力量的影响

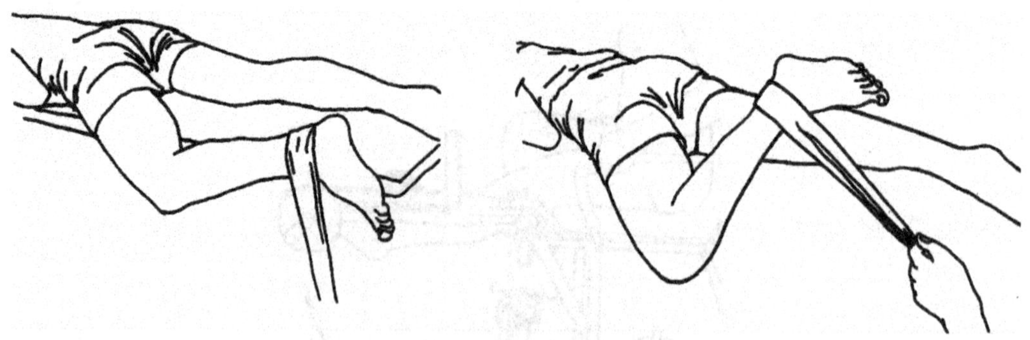

图17－9　髋关节屈曲对膝关节力量的影响

（3）注意事项：骨折恢复早期可直接克服重力做屈伸运动，等患者具备一定的肌力后开始力量练习，力量练习可逐渐增量。

（李俊杰）

第三节 踝关节的运动康复

踝关节的踝穴为前后走行，决定了踝关节在冠状轴上有较大的活动度，内外踝限制了踝关节只有轻度内外翻运动。踝关节是重要的下肢稳定关节，康复训练时以恢复其稳定性为主。

一、改善踝关节活动度常用方法

（一）踝关节屈伸运动训练

1. 被动运动

（1）目的与作用：牵拉踝关节周围韧带肌肉，改善踝关节屈伸活动度。

（2）动作要领：患者仰卧，双下肢自然伸直，护士或康复治疗师站在患肢侧，下方手握住患肢足纵弓部，上方手握住踝部上方，将患踝关节在矢状位做背伸、跖屈运动（图17－10）。

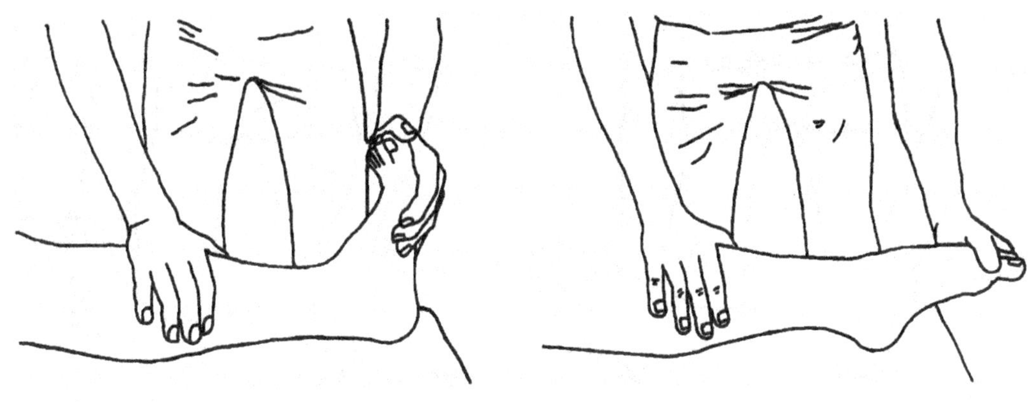

图17－10 被动屈伸踝关节

（3）注意事项：被动活动的范围视患者疼痛感觉而决定，疼痛明显时应立即终止，此动作适合于踝关节周围骨折内固定术后早期康复。

2. 助力运动或主动运动

（1）目的与作用：维持或改善踝关节活动范围，增强踝关节屈伸肌群肌力，更大程度地改善踝关节屈伸活动度。

（2）动作要领：患者仰卧，双下肢自然伸直，患者踝关节在矢状位做主动背伸、跖屈运动。左右交替数次（图17－11）。

（3）注意事项：患者需在一定的主动活动基础上开始练习，而且需要踝关节周围结构稳定性较好，同样需循序渐进，以踝关节局部不产生明显疼痛为适。不适于后踝骨折早期康复。

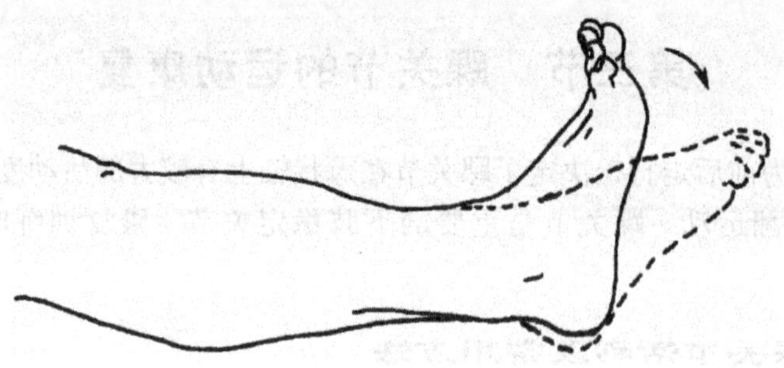

图 17－11　踝关节主动屈伸训练

（二）踝关节内外翻运动训练

1. 被动运动

（1）目的与作用：牵拉踝关节内外侧韧带肌肉，改善踝关节内外翻活动度。

（2）动作要领：患者仰卧，双下肢自然伸直，护士或康复治疗师站在患肢侧，下方一手握住患肢足尖部，上方一手握住踝部上方，将患踝关节在冠状位做内翻、外翻运动（图 17－12）。

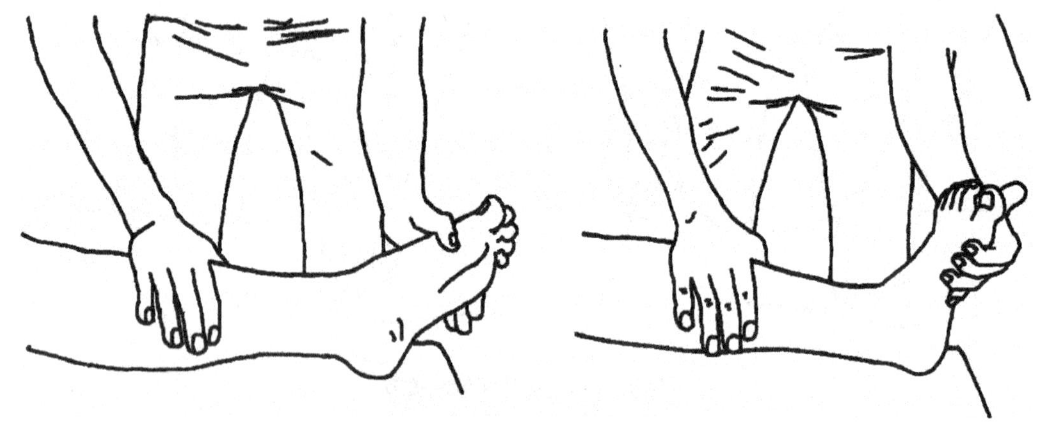

图 17－12　被动内外翻踝关节

（3）注意事项：被动活动的范围视患者疼痛感觉而定，疼痛明显时应立即终止，不适于稳定性较差的内外踝骨折或内外踝韧带损伤早期康复。

2. 助力运动或主动运动

（1）目的与作用：主动活动踝关节，更大程度地改善踝关节屈伸活动度。

（2）动作要领：患者仰卧，双下肢自然伸直，患者踝关节在冠状位做主动内、外翻运动。左右交替数次（图 17－13）。

（3）注意事项：患者需要在一定的主动活动基础上开始练习，而且需要踝关节稳定性较好，循序渐进，以踝关节局部不产生明显疼痛为适。适合于内外踝骨折或韧带损伤固定良好后的中、后期训练康复。

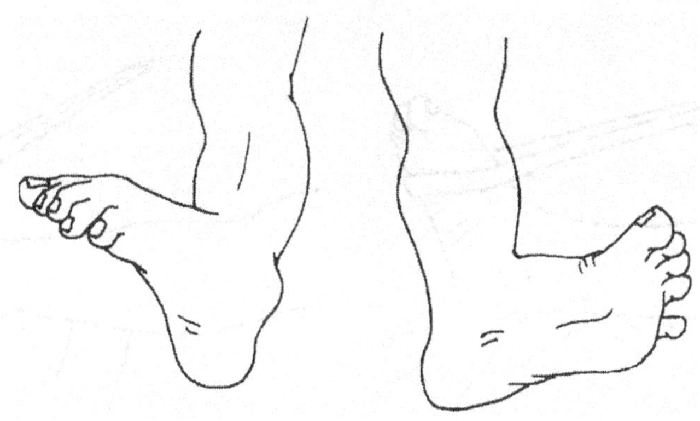

图 17－13　踝关节内外翻运动

二、提高踝关节稳定性常用方法

（一）踝关节屈伸抗阻运动训练

（1）目的与作用：增强腓骨长短肌、腓肠肌、比目鱼肌的肌力，加强踝关节前后方稳定性。

（2）动作要领：患者取坐位，左下肢稍抬起，将一橡皮筋绕过左足底部，双手抓住橡皮筋另一端，让患肢在矢状位做屈伸运动。双下肢交替数次（图 17－14）。

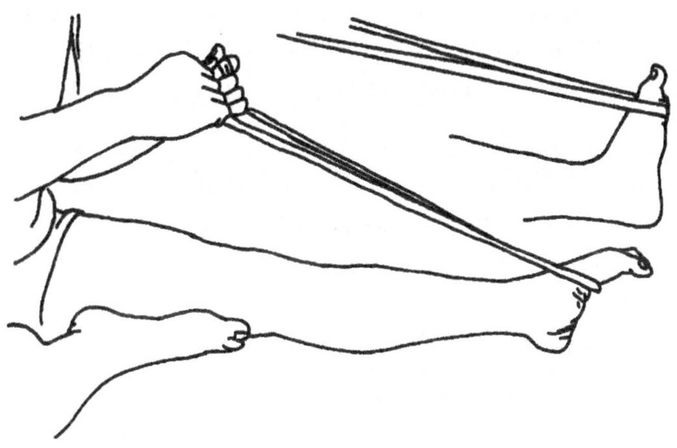

图 17－14　踝关节屈伸抗阻训练

（3）注意事项：训练前评估踝关节周围稳定性，等具备一定的肌力后可以开始力量练习，力量练习可逐渐增量。不适于下胫腓联合韧带损伤患者早期训练，待韧带结构稳定后予以考虑。

（二）踝关节内外翻抗阻运动训练

（1）目的与作用：增强胫骨前肌、腓骨长短肌的肌力，加强踝关节侧方稳定性。

（2）动作要领：患者取坐位，左下肢稍抬起，将一橡皮筋绕过左足底部，双手抓住橡皮筋另一端，让患踝在冠状位做内外翻运动（图 17－15）。

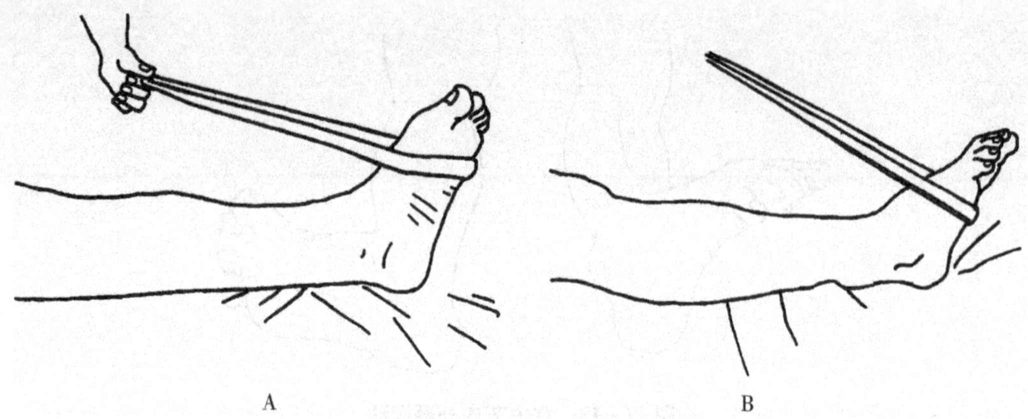

图 17－15　踝关节内外翻抗阻训练

（3）注意事项：训练前评估踝关节周围稳定性，待具备一定的肌力后可以开始力量练习，力量练习可逐渐增量。不适于内外踝骨折固定术后早期康复，可用于胫骨近端骨折固定术后康复。

（三）膝关节屈伸对踝关节屈伸力量的影响

腓肠肌内侧头起于股骨内侧髁，外侧头起于股骨外侧髁，止于跟骨结节，跨越了膝关节及踝关节，两者关节屈伸都影响着该肌的初长度，当膝关节屈曲时，该肌初长度变短，肌肉收缩时力量较小，伸直时该肌初长度变长，肌肉收缩时力量较大，为了运动康复的合理有节奏地进行，患者可以根据自身肌力情况，决定屈膝还是伸膝的运动康复训练。

（1）目的与作用：增强腓骨长短肌、腓肠肌、比目鱼肌的肌力，加强踝关节前后方稳定性。

（2）动作要领：患者取俯卧位，膝关节取屈曲或伸直位，于踝关节远端绑一橡皮筋，踝关节在膝关节伸直位（图 17－16）或屈曲位（图 17－17）时，做踝关节的屈伸运动。

（3）注意事项：训练前评估踝关节周围稳定性，待具备一定的肌力后可以开始力量练习，力量练习可逐渐增量。

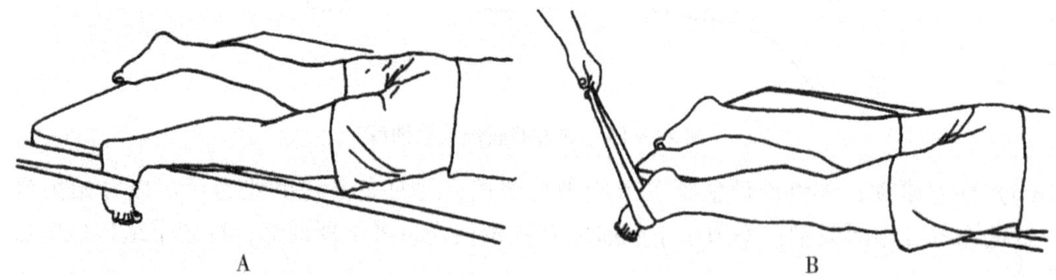

图 17－16　膝关节伸直对踝关节屈伸力量的影响

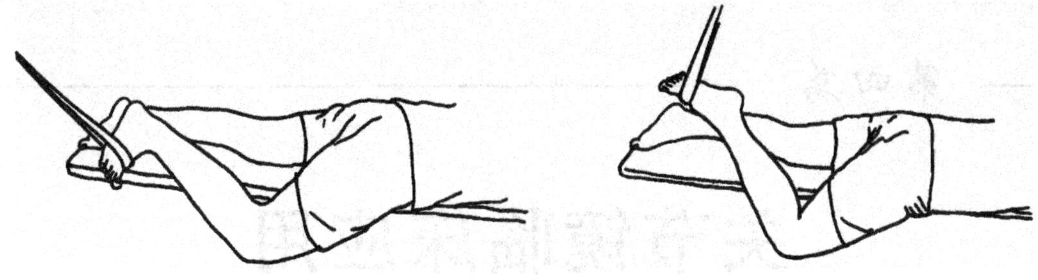

图 17－17　膝关节屈曲对踝关节屈曲力量的影响

（李俊杰）

第四篇

关节镜临床应用

第十八章　关节镜基础

第一节　关节镜外科概述

关节镜外科是一门既古老又年轻的科学。其历史可以追溯到19世纪初叶，但真正成为现代关节镜外科则是最近40年来的发展结果。目前，关节镜已成为骨科及运动医学领域中微创外科技术的典型代表，已应用于全身多个关节，成为骨骼肌肉系统最常用的手术方式；作为骨科学的一个重要分支，它充满朝气，并将持续快速发展。

关节镜作为一种内镜并非新的发明。1805年，德国人Philip Bozzini以蜡烛为光源，用“光梯”作为内镜，通过烛光的反射观察阴道和直肠。直到1918年日本的Tagaki首先应用7.3mm膀胱镜对尸体膝关节进行检查，因而Tagaki也被公认为是关节镜历史的开山第1人。1931年，Tagaki教授用3.5mm内镜以液体扩张的方法对膝关节进行了检查，才使得关节镜真正用于临床诊断。同年，Burman等报道了采用关节镜在膝关节内进行观察和活检的经验，并且描述了关节镜检查在其他关节上的操作经验和步骤。关节镜发展史中最重要的人物之一是日本的Watanabe，他继承和发展了Tagaki的关节镜理论和技术，并且改进了关节镜及操作系统，积累了一定的关节镜检查的经验，从而使在关节镜下施行手术成为可能。1957年，Watanabe出版了第1部《关节镜图谱》。1968年，加拿大医师Robert Jackson和美国医师Richard O'Corner将Watanabe的关节镜技术从日本传入北美，并将关节镜技术运用于膝关节手术，自此，关节镜手术在北美得到了发展。关节镜手术这一新技术以其独有的优势迅速为广大的患者和骨科医师所接受。因而，可以说现代关节镜外科的发展开始于20世纪70年代。1971年，Casscells在美国首先发表了150例膝关节镜检查与手术的分析论文。与此同时，O'Corner、Jackson、Johnson、McGinty等一大批关节镜外科的先驱者通过大量的创造性的临床实践，奠定了从关节镜检查到关节镜手术并最终形成关节镜外科体系的坚实基础。

20世纪70年代末，关节镜外科技术被介绍到国内。但受到关节镜设备性能和配套器械的限制，当时的关节镜应用较多地局限于膝关节检查。1983年，第1次全国关节镜学习班在沈阳举办。此后，全国各地许多医院都相继开展了关节镜手术。20世纪80年代末，全国已有百余所医院开展了关节镜外科，1982—1990年，共有约80篇关节镜外科论文在各类杂志发表。20世纪90年代以来，通过老一辈和一批在国内外进修学习关节镜外科的专业医师的不懈努力，关节镜外科在我国获得了进一步的发展。1991年，中华医学会骨科学会关节镜外科学组正式成立，它是我国关节镜外科工作的一个里程碑。

今天，关节镜已不再仅仅是一种辅助的关节检查手段，而是关节外科和运动医学领域中一个不可或缺的重要组成部分。关节镜术或关节镜辅助下的关节手术不仅可以用于大多数的膝关节内紊乱的诊治，而且已越来越多地应用于肩、肘、腕、踝、椎间盘等关节疾患的诊治。随着关节镜外科临床与实验研究的深入以及关节镜技术的发展，可以预言关节镜外科作为微创骨科的代表必然会继续得到重视和发展。

（许江峰）

第二节 关节镜技术应用现状

随着有着进取精神的年轻关节镜医生数量的增加和手术器械的不断改进，由膝关节外科技术发展而来的基本操作技术，以使关节镜技术广泛应用于肩关节、踝关节、髋关节和身体的其他关节，种类繁多的关节病变手术都可以经关节镜实施，关节稳定术和修复手术备受青睐。并且研制、发明了新型的手术器械，如激光手术和电热手术器械。这次始于1912年的关节外科的革命，已经达到了这样一个阶段，必须承认关节镜手术是与关节成形术并列的20世纪骨科领域中的重大发明之一。

在没有关节镜技术之前，半月板损伤多采用开放手术切除。过去认为，半月板是可有可无的组织，随着对半月板解剖学和生物力学研究逐步深化，发现半月板切除后10年，有56%～88%膝关节X线显示有退变现象。半月板属于缺少血供的纤维软骨组织，解剖学研究发现，半月板的血供主要来自关节囊的边缘和半月板的前后角附着区，越靠周边血供越好，越靠近中心则无血供。根据半月板的血供情况，分成“红区”和“白区”，最外区称红红区，缝合后愈合率高；中间区称红－白区，缝合后愈合率较低；内区称白－白区，缝合后不能愈合。因此，并非所有的半月板撕裂都可以缝合。

为了防止半月板损伤切除后受累的膝关节发生骨性关节炎，研究发现异体半月板移植是预防退行性骨关节炎的有效手段。半月板移植后边缘与受体愈合，可缓解疼痛，改善功能。新鲜异体半月板移植的成功率较高，但是由于选择新鲜异体半月板供体比较困难，而且有可能传播疾病，所以新鲜异体半月板移植已被库存的异体半月板所替代。异体半月板的保存方法有深冻、冻干和低温保存。异体半月板移植的患者必须发育成熟，是机械性的半月板损伤而不是退行性改变或由滑膜病变造成的半月板病变。且膝关节疼痛，经保守治疗无效且不适合膝关节置换的年轻患者。半月板移植成功后，是否防止了骨性关节炎的进展，还需要经过临床随访的长期考验。

前交叉韧带（ACL）损伤是当今膝关节外科研究的热点之一。ACL损伤后引起膝关节不稳，早期重建有助于避免继发膝关节骨性关节炎和半月板损伤。关节镜下交叉韧带修复重建的方法较多，采用何种方法和材料进行重建是目前探讨的重要课题。以自体骨髌腱骨（B－PT－B）界面螺钉固定为代表的方法，曾被称为交叉韧带重建的“金标准”。然而，B－PT－B移植的手术并发症引起了广大学者的关注。越来越多的学者推崇采用半腱肌、股薄肌腱和股四头肌腱移植重建ACL。生物力学实验研究表明：中1/3髌腱骨（B－PT－B）最大载荷强度为ACL

的114%，双股半腱肌腱强度为ACL的130%，四股半腱肌腱最大载荷强度为ACL的229%。有人认为，四股腘绳肌腱可能是重建前交叉韧带最好的移植物。股骨端采用Endobutton固定，由于移植物固定点远离ACL正常解剖点，移植物在骨性隧道内发生钟摆效应，使骨性隧道扩大，影响肌腱与骨隧道的愈合。鉴于以上情况，设计和开发新的固定方法已摆在了医师们的面前。

近几年采用腘绳肌腱结、骨栓腘绳肌腱结和带髌骨块的股四头肌腱进行嵌压固定法重建前后交叉韧带损伤，克服了上述方法的不足。带髌骨块的股四头肌腱，移植物呈“T”形结构，嵌入瓶颈样股骨隧道内，达到坚强的初始化固定。带髌骨块的股四头肌腱的止点为直接止点，置入后抗拉强度大。骨栓与骨性隧道嵌压严密，有效地防止骨道渗出和关节液浸入骨性隧道。移植物嵌压固定后，生物相容性好，摩擦阻力大，隧道血供丰富，有利于移植物与隧道愈合。由于无金属材料和异物置入，免除界面螺钉对肌腱骨块切割，免用高值耗材和再次手术取出内固定物的痛苦，大大节约了经费。重建的ACL上止点接近解剖止点，避免“钟摆现象”，防止隧道扩大。不做髁间窝成形术，保留其坚硬的骨皮质，有利于增加隧道内口的强度。其创伤小，固定可靠，操作简便。通过动物实验、生物力学实验和临床应用，证明方法可行，具有良好的生物学性能，取得了理想效果。

近几年，对双束双隧道重建交叉韧带进行了基础和临床的相关研究，认为尽管单束单隧道重建前交叉韧带，术后膝关节前后稳定性得以恢复，但旋转不稳的问题和膝关节正常的动力学没有很好的解决。解剖学表明，前交叉韧带（ACL）分为前内侧束（AMB）和后外侧束（PLB），后交叉韧带（PCL）分为前外侧束（ALB）和后内侧束（PMB）。早在1987年Mott提出了用腘绳肌双束重建前交叉韧带的概念，Rosenburg介绍了关节镜下双股骨隧道、单胫骨隧道重建ACL的方法。1994年Muneta尝试了双股骨、双胫骨隧道的方法重建ACL的方法，重现了ACL双束的功能和形态结构。发现解剖重建ACL的前向胫骨负荷明显少于单束重建。AMB的负荷随着屈曲角度的增加而轻度增加，PLB负荷在屈曲15°时较高，随着N－NN屈曲角度的增加而减少。在克服联合旋转负荷方面，ACL解剖重建后，前向胫骨移位在屈曲15°时明显小于单束重建，负荷值接近正常ACL。生物力学研究显示ACL解剖重建比传统的单束重建更具有明显的优势。不但能够很好地对抗胫骨的前向不稳，而且可以克服旋转负荷。

近几年双束双隧道重建ACL的实验研究和临床应用，显示出良好的优越性，因此采用双束双隧道解剖重建ACL的相关报道越来越多。Adachi对单束和双束腘绳肌重建ACL的病例进行了临床随机比较，本体觉和KT 2000检测，发现尽管双束重建在理论上占有优势，但临床上前向松弛度两者并没有明显区别，没有显示出比传统方法有更明显的改善。有人认为，目前临床研究还缺少循证医学方面的证据，建议手术例数还不多的医师，不要追求时髦，放弃单束重建ACL的技术。对远期疗效还需要进行长期的临床随访和更加深入的研究。

单纯的ACL前、后束的某一束损伤后，在临床查体和影像学改变方面均不如ACL完全损伤后那样明显，有时诊断比较困难，多数在关节镜检查时才发现ACL的单束损伤。临床上后外侧束损伤比前内侧束损伤更常见。对ACL单束损伤是否需要进行重建和治疗，有的不做任何处理，有人主张，进行ACL重建。因为，ACL前内侧束和后外侧束各自有其特定的功能，并非可有可无，损伤后应当进行解剖重建。保留未损伤的ACL单束有利于保留ACL的血供和部分神经功能。笔者采用自体腘绳肌腱结嵌压固定法，解剖重建后外侧束或前内侧束，使膝关节前后向不稳和胫骨的旋转不稳得以纠正，进一步完善了ACL的功能。

肩关节的疾患也比较常见，过去对肩关节疾病认识不足，有时肩关节疾患被笼统地诊断为“肩周炎”。20世纪80年代中期，随着MRI诊断技术的发展，大大提高了诊断准确率。MRI具有非侵入性，良好的对比度和组织分辨率，可进行多维扫描，其敏感性为100%，特异性为95%，诊断准确率高达100%。MRI能显示肩袖损伤的程度、大小和残余肩袖组织的情况。清楚地观察冈上肌腱滑囊面和关节腔面以及肩袖浅层磨损和全层损伤情况，直观肩袖断裂的范围、大小和形态，清楚地显示肩关节内滑膜炎、冈上肌腱退变、SLAP损伤、盂肱关节软骨面损伤和肱二头肌腱部分断裂及半脱位等病理改变。肩袖和肩关节盂唇损伤可以通过MRI检查作出明确的诊断。关节镜的应用不仅大大地提高了肩关节疾患的诊断准确率，同时还可以进行镜下手术。原则上肩袖损伤范围为10~30mm时可在关节镜下手术；巨大的肩袖撕裂，由于冈上肌腱回缩、粘连、滑囊瘢痕化，需要开放手术修复。金属和可吸收材料锚钉（Anchor）用于关节镜下手术，创伤小，暴露少，操作快，减少肱骨大结节骨折的危险性，修复肩袖和Ban-kart损伤具有良好效果。下肩袖损伤和肩峰撞击症在关节镜下进行肩峰成形和减压术可有效地保留三角肌在肩峰上附着点，有利于术后早期功能练习和康复。

肩关节Bankart损伤是复发性肩关节前脱位的常见原因，病损可发生于关节囊在肩盂的附着处、关节囊组织本身、关节囊在肱骨颈附着处等不同部位；其中肩盂损伤占74%，关节囊本身病损占17%，肱骨头病损占9%。随着关节镜技术的进展，关节镜下锚钉（Anchor）固定修复Bankart病损和SLAP病变（V型）等肩关节不稳；使手术更加简便、快捷、有效、安全，避免了开放手术对肩关节周围解剖结构的破坏，有利于术后肩关节功能康复，取得了良好的效果。

髋关节镜：由于髋关节位置深在，周围有丰厚的肌群和软组织包绕，有时髋关节内病变难以诊断和治疗。近几年随着髋关节镜器械和技术的发展，一些疾病可以通过关节镜技术完成诊断和治疗。髋关节感染保守治疗无效者，可行关节镜清理，进一步明确细菌学诊断并行关节内灌注负压吸引术。髋臼盂唇损伤、髋臼发育不良合并骨性关节炎和髋关节滑膜软骨瘤病，通过关节镜进行清理和游离体取出，可有效地解除绞锁症状。股骨头坏死Ficat分期Ⅰ~Ⅱ期的病例适合于在关节镜下滑膜切削清理和钻孔减压，对Ⅲ~Ⅳ期股骨头塌陷伴骨性关节炎者原则上不适合。早期强直性脊柱炎，关节镜下清除增生肥厚的滑膜组织可有效地延缓病情。髋臼内肿瘤性质不明确者，可在关节镜下进行活检，进一步明确诊断，为后续治疗提供可靠的依据。

随着关节镜技术的进步，腕、肘、掌指关节和跖趾等小关节的关节镜技术已经有了长足的发展。腕关节三角软骨损伤，可以在关节镜下进行缝合修复。腕舟状骨骨折内固定术、关节内粘连松解术、小关节骨性关节炎、滑膜炎的清理术，均可以在关节镜下或关节镜辅助下完成。踝关节、距舟关节病变在关节镜下进行关节融合，大大减少了手术创伤，融合效果确切。

关节镜监视下撬拨复位固定治疗关节内骨折也取得了可喜的进展，如胫骨髁间嵴撕脱性骨折、膝关节胫骨平台骨折、胫骨远端关节内骨折（Pilon骨折）、桡骨头骨折、肱骨大结节骨折、股骨远端骨折等，使本来需要开放手术才能解决的问题，现在在关节镜监视下进行复位和内固定治疗，免除了开放手术的痛苦。关节镜下手术不破坏骨折周围的解剖结构，不干扰骨折端的血供，有利于骨折愈合和关节功能的恢复。

以往认为，关节外没有腔隙无法进行关节镜下手术，随着微创外科理念的深入和临床研究的发展，关节镜技术突破了只应用于关节内的概念，已经将关节镜技术引申到关节外领域。在关节外制作一个人工的腔隙，解决了关节镜向关节外发展的问题。近几年我们设计并完成了关节镜下射频气化松解治疗臀肌挛缩、胸锁乳突肌松解或切断治疗先天性斜颈、长管状骨骨折钢板螺钉内固定物取出、关节镜下植骨治疗骨折不愈合、腘窝囊肿摘除、关节镜监视下射频气化治疗肌腱末端病（网球肘、跟腱炎、跟周炎等），关节镜监视下良性骨肿瘤刮除植骨术等，大大减少了手术创伤，取得了良好效果。关节镜技术在关节外的临床应用为微创外科开拓了更加广阔的市场和应用前景。随着关节镜技术的进一步发展，必将更多地造福于患者。

（许江峰）

第三节　关节镜保养

由于关节镜及其专用手术器械构造精细，镜头、光缆及切削器械等材料特殊，消毒不慎或保养不良均可造成昂贵器材的损毁和损坏。因此关节镜的检查诊断和治疗工作均需有关人员，特别是手术室护士或技师的有效配合和协助。

有关医、技人员应首先认真学习和了解关节镜的基本原理、主要结构、性能和正确使用方法，并对关节镜进行灭菌、供应、清洗和妥善保管。制订严格的制度和操作规程，并认真执行。工作人员应互相配合及协作，最好安排专职的专业人员，并进行适当的培训。

争取设立专用的无菌层流手术间。室内应有良好的照明设施及安全的电源、插座，以及可供摄影、录像前设备。

由专人负责，并设专柜保管，定期检查，一般 1 ~ 3 个月检查 1 次。在潮湿或高温季节更应及时检查，发现问题。对精密部件，特别是光学系统、电视录像，以及摄影器械等更应进行特殊处理。

鉴于关节镜属于贵重而精密的光学仪器，附属设备及特殊器械均结构精细而易损坏，为了爱惜和延长应用时间，在使用时要求熟悉其性能和特点，并严格遵守操作规程。

为了防止因电压不稳或突然停电而损毁关节镜，在使用时要配用稳压器。关节镜的使用时间一次不宜过长，一般不超过 1h，最好在 45min 左右稍停。一般情况下不用过强的亮光，以延长光学系统的使用时限。手术过程中，握持、传递或使用仪器、器械时均应特别谨慎。

重视对关节镜的保管。关节镜及特殊器械应与普通手术器械分开置放。对锐利的钩尖、刀剪的锋刃最好加用软帽或套管保护。关节镜的接物镜和接目镜面只能用干棉花或拭镜纸轻轻擦拭。光学系统的部件最好置于干燥箱内保存备用。

关节镜及专用手术器械的保养是否完善，直接关系到其使用寿命。对光缆、摄像缆应避免小半径弯折，以防光导纤维及电缆折断。对关节镜及摄像头的光学镜片要小心保护，防止碰撞与摩擦。在手术中准备消毒的柔软拭镜纸以擦拭镜头，切忌以粗糙纤维织物直接揩擦镜头导致镜片磨损而直接影响观察的清晰度。手术后将所有器械以清水冲洗后拭干，并以液状石蜡擦拭以防止锈蚀，由于关节镜手术中灌洗液多为林格液或生理盐水，未经清洗的刨削刀手柄、刨削头、灌洗管等可因盐晶析出而导致锈蚀，刨削器手柄亦常因未冲洗干净，导致组织碎屑堵塞吸引通道。因而，确定专人对关节镜系统及专用手术器械的保养，对维持关节镜的最佳工作状态、延长其使用寿命是非常重要的环节。

根据检查治疗对象的条件和特点，选取适用的关节镜和器械，然后进行灭菌处理。常用的方法为高压蒸汽消毒、浸泡及气体灭菌等。大多数关节镜专用手术器械，如各种工作套管和管芯、关节镜手术刀、手术剪、篮钳等金属器械以及耐热硅胶管等，均可使用高压蒸汽消毒，多数牌号的关节镜镜头与刨削器手柄也可耐受高温高压。尽管高压消毒快捷、彻底，但消毒过程中器械之间的碰撞和反复的高温高压条件对镜头及锐利刀具等都有一定的不良影响，也直接关系到器械的使用寿命。因而，关节镜及专用手术器械，在消毒过程中应妥善包装。最好使用专用的器械盒，以避免碰撞。对镜头、光缆、刨削器及刨削头，重复使用时，最好的消毒方法是通过化学气体进行消毒。气体灭菌又可分为环氧乙烷处理及甲醛气体熏蒸两种。前者须待48h后气体完全挥发后方可使用；后者熏蒸1h左右即可。此外，对于连续手术需要重复使用上一手术的手术器械时，化学液体浸泡消毒也同样是安全方便的消毒方法。一般用0.5%氯己定，40%甲醛或戊二醛等溶液浸泡1h左右，浸泡后必须用蒸馏水清洗2~3次。许多关节镜消毒人员为了避免其他消毒方法可能对关节镜及专用手术器械的损坏，以液体浸泡法作为关节镜的常规消毒措施。但值得注意的是，应根据器械可能的污染情况确定足够的浸泡时间。尽管关节镜摄像头及连接缆具有密封与防水设计，可以通过气体熏蒸或液体浸泡消毒，但实际使用中，可采用一次性消毒薄膜护套，以避免消毒对摄像的不良影响。

（许江峰）

第四节　关节镜技术临床应用

一、上肢关节镜技术

随着关节镜技术和器械的不断提高和改进，其应用范围已扩展到上肢各关节。各关节各有不同，要进行成功的手术操作，了解各关节的解剖和相关的关节镜技术显得尤其重要。此节重点介绍上肢肩关节、肘关节、腕关节的关节镜技术。

（一）肩关节镜技术

1. 肩关节的应用解剖　对于肩关节镜检查而言，技术要求最关键的步骤就是如何进入盂肱关节。为避免伤及附近的神经、血管结构，必须要有一个正确的解剖定位。

在建立后入路时，套管穿过皮肤、皮下脂肪及三角肌后1/3，再穿过冈下肌、小圆肌间隙，在冈下肌与小圆肌之间后方的“软点”进入肩关节囊。最易发生血管和神经损伤的部位是四边孔，其上为小圆肌，其下为大圆肌，其外为肱骨，其内侧为三头肌长头肌腱。四边孔位于肩峰后外角下方7~8cm处，有旋肱后动脉及腋神经通过，采用后方入口时应避开该区。

建立前方入口时，套管横穿三角肌的锁骨部分，然后进入前关节囊的肩关节旋转袖间隙。此区域可能损伤的组织有头静脉、肌皮神经、臂丛、腋动脉和腋静脉。行前方入口时从喙突隆起的外侧、肩胛下肌腱前缘上方进入可避免损伤臂丛和上述神经、血管结构。

建立冈上窝入口时，肩胛上神经和血管位于该入口内侧约3cm处，应注意避免损伤。

2. 肩关节镜下结构

（1）肱二头肌腱：关节镜从后方进入时，一旦实镜头已进入关节腔内，则肱二头肌腱是首先应被确认的结构。它附着于肩盂后上方的盂上结节。将患肢外旋时，肱二头肌腱更易于被看清，并可看到肩袖的入口。正常的肱二头肌腱看起来很光滑，微微发亮。确认肱二头肌腱附着于肩盂的后上方有助于把握关节内各组织结构的正确方向。

（2）肱骨头和肩盂：术者可以看到约 1/3 的肱骨头关节面。旋转关节镜的视角，并内、外旋转肱骨，可以比较方便地观察整个肱骨头关节面。肩盂是一个梨形的窝，面积约为肱骨头的 1/4。

（3）盂唇：盂唇是一个楔形的结构，围在肩盂凹的四周，以增加盂肱关节的稳定性，限制肱骨头的前后移动。盂唇与盂凹的表面覆盖着一层连续的透明软骨，盂唇外观应是光滑的，没有磨损。对盂唇的检查应从肱二头肌腱附着的盂唇上方和盂上结节处开始，向前方和下方进行。用牵引器械增加对患肢的牵拉后，能够看到盂唇的下缘。把关节镜稍稍后退并旋转，可以看到盂唇的后缘。

（4）盂肱韧带：上、中和下盂肱韧带对肩关节的前方和下方起稳定作用。这些韧带通常位于盂唇附近，一般起于关节囊。盂肱上韧带在近端有 2 个起点：其一位于盂唇上缘，与二头肌腱相连接；另一起点位于喙突基底部，韧带发出后向外侧，止于肱骨解剖颈的前方。一般可以在盂唇上方、肱二头肌腱止点旁看到盂肱上韧带，但该韧带也可能隐于肱二头肌腱后面而看不到。盂肱中韧带其附着点宽广，紧挨着盂肱上韧带下方，沿盂唇前缘伸展至盂缘中下 1/3 交界处，与肩关节囊前下部相混合，在肱骨解剖颈前方止于小结节附近。盂肱下韧带呈三角形，起于盂唇的前下缘，止于肱骨外科颈的下方，肩关节外展位该韧带绷紧时可以在关节镜下看到它。牵引患肢，同时将关节镜向前方推进，可以看到盂肱韧带全貌。

（5）肩胛下肌腱：患肢外展时，可以很方便地在肩关节的前方看到肩胛下肌腱，它位于盂肱上和中韧带之间。肩胛下肌腱是一个相当宽而扁平的结构，位于肩关节前部之上，止于肱骨小结节。

（6）肩袖：在关节镜下检查肩袖，应该先确定肱二头肌腱，借此把握正确的方向。肩袖的冈上肌部分正好位于肱二头肌腱的上方。将关节镜往上转动并轻轻推向肱骨头，就能比较容易地看到肩袖。将关节镜往后抽回，可以看到旋转袖肌肉的腱性部分止于肱骨头。把镜头推向后方和上方，可以看到肩袖的冈下肌部分和小圆肌部分。

（7）上隐窝：上隐窝位于盂唇上方、肱二头肌止点的上方偏前。

3. 肩关节镜适应证和禁忌证

（1）适应证：①肩关节疾病的诊断。②肩关节不稳。③肩关节游离体。④肩袖损伤。⑤肩峰撞击。⑥感染性肩关节炎。

（2）禁忌证：局部肱骨病变、能散播至关节的感染。另外，在某些患者内科疾病的危险性过大时也不宜行关节镜检查。

4. 麻醉和体位　可选用全身或局部麻醉。手术体位常采用侧卧位和躺椅位 2 种体位。侧卧位为最常用的体位。

（1）侧卧位：稍微向后倾斜 20°～30°，患肩在上，使肩盂面与地面平行。身体下方放置塑形体位垫及肾形托。如需附加的支持，可用宽胶布横贴于躯干。保护好患者的眼睛，患者的头放置在泡沫塑料软枕头上，注意不要压伤下面的耳朵。腋窝处放纱布卷以改善通气。

患者下肢所有骨性突起的部位用衬垫保护。在下肢的下面放一衬垫以保护腓总神经及外踝。在双侧膝、距小腿关节之间也需放置枕垫。皮服牵引重量 3～4kg，可应用波浪形条带或牢固牵拉泡沫塑料带行皮肤牵引，使肱盂关节间隙增大，但应避免牵引过重，应特别注意牵引的重量和手术的时间长短。

（2）躺椅位：患者坐位，至少呈 60°，膝关节屈曲以便减少臀部后方的压力，也可防止足部滑出手术台。头部放置在手术床头部支架上并用胶布固定。需要时以胶布加强固定躯干于手术台。上臂可自由悬垂于手术床边缘，也可在肘关节水平将其固定在手术台的小上肢托支架上。将患者体位固定好后，进行消毒、铺单、贴膜，用记号笔将肩部的骨性解剖标记和入口位置标出，如肩峰的前、外、后侧缘，肩胛冈，锁骨的远端，肩锁关节和喙突等均予以标出。

5. 手术入路和技术　选用 4mm 直径、30°斜面的关节镜，术中活动上臂可使关节镜观察到整个肩关节。术中出血可能妨碍观察，除用离子刀外，还可以使用关节镜注水加压泵灌注系统，使关节内压力保持 70mmHg 左右，关节腔膨胀，也可每袋 3 000ml 冲洗液内加入 1ml 的 1 ∶ 1 000 的肾上腺素溶液。另外，低压麻醉，维持收缩血压约为 90mmHg，收缩压与泵压差约为 30mmHg。

（1）后入口：后入口是肩关节镜手术的主要入口。该入口位于肩峰的后外侧端下方 2～3cm、内侧 1cm 处，穿过冈下肌与小圆肌之间后方的“软点”。选定这一入口的位点时，可用手放在肩的上方，示指或中指按压喙突，拇指按压冈下肌和小圆肌之间的软点，另一手旋转肱骨，拇指即可触知后肱盂关节线的位置。用 18 号腰穿针头进入关节内，并注入 50～60ml 的生理盐水。在正常情况下，注入、回抽液体均很顺利。关节腔注入液体后关节腔增大，使盂肱关节间隙扩大，则关节镜套管进入关节腔较为容易。

一旦选定后入口皮肤定位点，就在此区进行皮下注入带有肾上腺素的局麻药以便减少出血。用手术刀切开皮肤及浅层组织，避免切入较深导致大量出血。然后沿着注射针的途径插入关节镜套管和钝性管芯，向前内侧直达盂肱关节间隙。用套管芯钝头触探骨性肩胛颈和肩胛盂，确定上、下方的中点，将套针向外侧滑动，确定呈小嵴状的肩胛盂边缘，紧邻此线的外侧即是关节囊的入口处。这一穿刺位点可使进镜点尽量靠近内侧，通过肩关节旋转肩袖的肌肉部分，而不损害肌腱部分。

（2）前入口：通过前入口可以观察后关节囊、肩关节旋转袖、盂肱韧带以及肩胛下肌腱的前方。该入口位于肩峰的前外侧顶端与喙突之间连线的中点稍外侧。建立前入口的基本方法有 2 种，即顺行法和逆行法。①顺行法：在关节膨胀之前，将可触及的解剖结构和关节镜前入口的位置用记号笔在皮肤上标出。将从后入口已进入的关节镜插入肱盂关节面，并经肱二头肌腱和肩胛下肌腱形成的前方三角形软点区，推进关节镜抵到前侧关节囊，根据透射出的光做入口的切口。在此点将一枚腰椎注射针头插入关节腔内，将此针在关节内活动，以便于器械操作。拔出针头，切开此点皮肤做入口。②逆行法：将从后入口进入的关节镜直接推进到“软点”，然后将关节镜从套管中退出，小心地将套管顶在前关节囊处，管中插入一枚斯氏针，将其向前推进经前关节囊直抵将前面的皮肤。在斯氏针的顶端皮肤做一小切口，将斯氏针穿出皮肤，然后将一导管套在斯氏针上逆行进入关节内，然后取出斯氏针，以建立前入口。这一方法对于较大的肩关节比较容易做，但是，定位的灵活性较差。

关节镜插入肱盂关节后，首先找到肱二头肌腱的位置，并将其作为定向标志。患者侧卧位，保持摄像头在正常直立位，肱盂关节即处于此水平面位置。肩关节镜的检查必须按一定顺序，而且要到位。

6. 并发症　常见的并发症是臂丛的损伤，源于对盂肱关节的过度牵引。将患肢置于合理的位置可以预防并发症的发生，即患肢外展不超过70°，前屈不超过15°，牵引力量不超过5kg，以免臂丛张力过高。

7. 常见肩关节疾病的关节镜手术

（1）盂唇撕裂伤的修复：盂唇由致密的纤维组织和一些弹力纤维组成，在内侧盂唇与肩盂的透明软骨连接，在外侧与关节囊的纤维组织连接。肩关节囊和韧带包括肱二头肌腱在内均附着在肩盂并形成盂唇的一部分。盂唇环绕肩盂面，增加了肩盂的深度和稳定性。盂唇共分为6个区：①上盂唇。②中盂切迹以上的前盂唇。③中盂切迹以下的前盂唇。④下盂唇。⑤后下盂唇。⑥后上盂唇。

SLAPI型损伤为肱二头肌腱固定附着的上盂唇处的磨损，可用单纯清创术治疗。SLAPⅡ型损伤为盂唇和肱二头肌腱从盂唇的上部病理性分离，应行修复术以防止进一步发生肩关节不稳。SLAPⅢ型盂唇损伤常发生于半月板形盂唇，在盂唇内呈垂直撕裂形成桶柄状碎片。如肱二头肌腱于盂上粗隆处固定牢固，可将碎片切除。SLAPⅣ型损伤呈桶柄状损伤，撕裂可累及到肱二头肌腱。如果累及肱二头肌腱约1/3应考虑缝合修复术。

术后处理：术后第1周内患肢用吊带悬吊并鼓励进行柔和的肩、肘和手功能练习，4～5周内保护肱二头肌，3～4个月内禁止肱二头肌做强力活动。

（2）肩关节前侧不稳的修复术：患者采用侧卧位。患肢行牵引，可为手术器械置入提供最佳显露，并使盂肱关节分离并保持在内旋位。麻醉后，对肩关节行系统物理检查，以确定肩关节不稳定的方向和程度。检查时肩关节外展90°，向关节盂表面轴向挤压肱骨头，同时将肩胛骨固定。根据体检和关节镜检查的结果选择最佳手术方法。

关节盂唇Bankart、Slap损伤修复：肩关节后侧入路置镜。关节镜通道建立后，以Inside/Out或Outside/In方式建立前方通道。肩关节前下方入口（针对Bankart损伤修复）在肩胛下韧带上缘进入，前上方入口（针对Slap损伤修复）在肱二头肌腱长头前缘进入。处理好骨床创面后，Fastak尖头定位器经由工作套管插入，其“V”形尖端抵止在前侧的肩盂边缘，直接旋入带线的FastakⅡ锚钉，锚钉应埋入骨床表面下2mm。拉线钩或取线钳从辅助通道进入，将一根锚钉缝线拉出，另一根缝线仍留在工作通道内。弯头缝合器尖端穿透前侧的关节囊，根据关节囊松弛程度来决定缝合关节囊的多少。套索从缝合器尖端穿出，由拉线钩或取线钳通过套索将一缝线穿过关节囊拉出，再通过拉线钩将两根线拉至同一个通道外。连续打可滑动的结，并通过推结器将结推入锚钉处。缝线传递的另一种选择是用拉线钩或取线钳将锚钉2根缝线分别由工作通道、辅助通道拉出。鹤嘴取线钳进入工作通道，其尖端穿透前侧关节囊，张嘴接取辅助通道的缝线，从工作通道拉出，打结、推结固定。根据稳定需要，按上述的方法在前侧关节盂唇可植入3～4枚锚钉来修复Slap损伤和Bankart损伤。

术后处理：24h后可去除加压敷料，换以黏附绷带。10d后拆除缝线。患者应连续佩戴制动器3周，3周后白天可不用制动，但夜间应佩戴制动器至6周。在能耐受的情况下第3周开始作被动和主动关节活动范围练习。6周后患者开始进行积极的功能练习阶段，进行主动的和全方位的功能练习。大多数患者在12周就可全面活动。

（3）肩峰撞击综合征关节镜下肩峰成形术：采用仰卧位或躺椅位。一般外侧入口作为器械入口，后入口置镜观察肩峰下间隙。麻醉后检查患者肩部，可发现肩峰下的撞击声。用记号笔标记肩峰、锁骨远端、肩锁关节和喙突。关节镜套管从后入口插入肩峰下间隙，通过套管钝头芯，触及肩胛冈的后外面，再向里推进达肩峰后外侧的正下方。用套管在肩峰下间隙从内向外扫动，以解除肩峰下粘连。触及肩峰的深面，以确定正确的位置。置关节镜、注水，调整关节镜视野的方向。如撞击症的发生已有相当长的时间，则此时滑囊常增厚，并有许多赘生物。所以首先要清除这些赘生物，使间隙变得清晰。由于患者手术体位采用侧卧，所以镜下解剖位置应旋转 90°，此时可见肩峰在上侧，而肩袖在下侧。首先要检查肩袖的滑囊面，由于撞击时肩袖常在肩峰前部的喙突肩峰韧带附着处摩擦，而导致表面组织磨损，部分断裂，甚至贯穿全层。此时可先把上臂外展、内旋，重复其撞击机制，在关节镜下加以观察，可明显看到肩袖是如何顶到肩峰前部，并被撞击和摩擦的过程。当检查清楚后，可用强侵袭性刨刀切除喙突肩峰韧带，但应注意辨别喙突肩峰韧带与在其深面的三角肌。切割时不要伤及三角肌，它的纤维外貌与韧带不同，要仔细辨别。切除韧带后，则开始处理肩峰。在处理骨性肩峰以前，先要切除肩峰下方表面的组织，包括附着的喙突肩峰韧带、滑囊、自身骨膜及其他退变的软组织。可先用离子刀切除，然后用刨刀清理。切除范围可自前缘开始，再向后 2. 5cm，这也是切除骨质的范围。完成肩峰成形术后，用一全半径刨削刀或小的关节镜锉锉平肩峰深面。

术后处理：将上肢用吊带悬吊，自第 1 天开始练习钟摆动作。第 1 周内开始主动地进行肩关节活动度练习与三角肌及肩关节旋转肩袖肌群等长收缩练习。大多数患者于术后 2 周后可开始较大范围的活动，在监督下加强对抗练习持续 3 个月，一旦症状减轻应尽早恢复日常活动，6 周后恢复体育活动。

（4）肩袖撕裂的关节镜下修复：将上肢置于外展 45°位，用 3 ~ 5kg 的重量进行牵引。肩关节外展 15° ~ 20°。用多个入路进行手术：前入路应作为光滑套管的进口；外侧入路应作为螺纹套管的进口；后入路置关节镜，前入路置器械。在肱骨外科颈置放锚钉，钻孔器、攻丝锥呈 45°角预先制成骨孔，攻丝锥头标记线与骨面齐平后深度即可。用推进导管旋入 Corkscrew 生物可吸收锚钉，锚钉线扣应埋入骨面下 2mm。通过牵拉缝线端检查其稳定性，用钩线器将缝线的一端牵到附加的套管外。通过工作通道套管送入弯头缝合器，缝合撕裂的肩袖，通过套索、钩线器将锚钉缝线从同一套管拉出，打结、推结固定。根据撕裂的大小，按上述相同步骤操作，缝合撕裂的肩袖。缝合时，将上肢外展，以减少肩关节旋转肩袖的张力。

术后处理：术后用吊带悬吊上臂，保持肩关节轻度外展。3 周后行被动活动。6 ~ 8 周后开始肩关节的主动活动。6 ~ 9 个月可考虑恢复举过头或接触性体育运动。鼓励做主动的手、腕、肘关节功能练习。

（二）肘关节镜技术

1. 肘关节的应用解剖及镜下结构

（1）前外入口应用解剖：该入口是肘关节镜手术标准的诊断性入口。此入口位于肱骨外上髁的前方 1cm 及远端 2cm 处。经此入口可观察肱骨远端、滑车嵴和尺骨喙突等结构。该切口穿过桡侧腕短伸肌并在桡神经下方通过。肘关节屈曲时套管与桡神经间距离拉大，所以置管时应屈曲肘关节 90°。置管后伸直肘关节，可以看到尺骨和桡骨头之间部位。

（2）前内入口应用解剖：前内入口位于肱骨内上髁的前方 2cm 及远端 2cm 的交点。经此入口可观察桡骨头、肱骨小头与冠状突以及环状韧带。建立该通道时易损伤前臂内侧皮神经和贵要静脉，可通过对软组织的钝性分离来避免。肘关节屈曲90°且关节腔最大扩张时，套管与正中神经之间距离增大。因此，保持关节处于最大程度扩张是非常重要的。

（3）后外入口应用解剖：后外入口为肘关节屈曲90°，沿肱三头肌外侧缘，在鹰嘴尖近端3cm处。在液体扩张关节后，肘关节的后外侧可触及膨出，由此确定该入口的位置。经过该入口，容易观察鹰嘴窝与鹰嘴尖，或经此取出游离体和去除骨赘。在操作时，有损伤前臂后侧及臂外侧皮神经的危险。尺神经位于肘关节中央内侧2.5cm，如套管过于向内侧穿刺则有被损伤的危险。

（4）软点入口应用解剖：软点入口位于肱骨外上髁、桡骨头和尺骨鹰嘴的中心。此入口可观察和评估肱骨小头剥脱性骨软骨炎、桡骨头病变、肘关节后外侧旋转性不稳、滑膜皱襞及后侧的半月板样病变。穿刺时要小心避开前臂外侧皮神经及前臂后皮神经。

2. 肘关节镜适应证和禁忌证

（1）适应证：①疼痛性肘关节探查（当其他诊断性检查不能确诊时）。②游离体的取出。③肱骨小头剥脱性骨软骨炎的检查和治疗。④创伤性或退行性肘关节粘连的清理和松解术。⑤桡骨头软骨及骨软骨损伤的检查和治疗。⑥滑膜部分切除。⑦桡骨小头骨折的处理。

（2）禁忌证：肘关节镜并无绝对的禁忌证，相对禁忌证包括骨性强直或严重的纤维性僵硬难以置入关节镜；曾做过某些手术如尺神经前移位等，改变了肘关节的正常解剖结构，导致了某些手术入口的废用，使肘关节镜无法应用；皮肤感染、缺损、瘢痕也是相对手术禁忌证。

3. 麻醉和体位　通常采用全麻，因为全麻下患者肌肉完全松弛并可消除患者在术中的不适。也可用区域麻醉。

患者行肘关节镜检查时可采用仰卧位、俯卧位或侧卧位于手术台上。用止血带以控制出血，且尽可能置于上臂较高的位置，以免影响术野。

（1）仰卧位：患者取仰卧位，手及前臂用无菌防水弹性绷带包扎，将上肢用2~3kg重量进行平衡悬带牵引。可使上肢悬吊于手术台旁，肩部处于中立位外展90°，屈肘90°。该体位可使双侧的肘关节同时手术，放松肘前窝的神经血管结构，处于正常的解剖位置，易于对术中病变的观察和处理。前臂可自由地旋前旋后，同时关节屈度均可以调节，便于操作。另外，仰卧位时可采用多种麻醉方法，同时，处理患者呼吸道更加安全。

（2）俯卧位：患者俯卧，胸部垫圆柱形垫，上臂近端应用气囊止血带。与手术台平行于上臂水平放置臂板，臂板上置沙袋，将肩部和上臂近侧垫高，不用牵引。肩部中立位、外展90°，肘部屈曲90°，手指垂向地板。手术医生站手术台一侧，手术台平术者胸部水平，以防污染患肢手部。监测器和其他设备置于医生对面。其优点在于手术者更容易接近肘关节的后伸部分，而此部分在仰卧位时难以检查。此外，俯卧位时不需要用牵引设备来抬高肢体。

4. 手术入路和技术

（1）前侧入口：首先扩张肘关节。在前外侧入口直接将18号腰穿针刺入肘关节中心，经过尺骨鹰嘴、桡骨小头和肱骨远端之间。注意不要进入肘前窝软组织内，易引起关节外肿胀，从而导致关节前方间隙丧失。用连接管注入液体使肘关节膨胀，注入25~35ml液体最大限度地扩张肘关节腔，使肘前窝中的神经血管结构前移并增加肘关节前方的空间。留置穿刺针于该位置，保持肘关节持续膨胀。自前外侧入口插入第 2 枚 18 号腰穿针，并插向关节中心，使液体自由回流以确定是否位于关节内。将针拔出，绷紧皮肤，以此为中心，用小半圆刀片切开皮肤。用蚊式止血钳钝性分离皮下及筋膜，以减少损伤皮下神经或桡神经的危险。将带有钝头套管芯的关节镜套管沿分离的途径进入，用套管芯顶住外侧关节囊，然后将插入的角度增至与水平面呈约 70°，穿向肘关节中心。将关节镜沿套管插入并连接进水管。这一入路可以检查尺骨冠状突、滑车嵴以及内侧的关节囊。屈伸肘关节可以观察到滑车；将关节镜回拉少许可观察到一小部分桡骨头；前臂旋前旋后时可观察到尺桡关节。然后移动关节镜观察关节囊及其在肱骨远端的附着处，观察冠突窝是否正常。在肘部充分屈曲时，观察隐藏的游离体、骨赘和粘连。

用一个 18 号腰穿针经关节镜确定位置满意后，从前内侧入口的前方关节囊插入关节腔。并以此为导向，切开皮肤，止血钳钝性分离皮下及筋膜，沿穿刺针的途径插入关节镜套管直达关节中心。将关节镜移入前内侧入口以观察尺桡关节、桡肱关节和环状韧带。扩张肘关节囊以便更多地显露肱骨小头；前臂旋前、旋后则可更多显露桡骨小头；内翻肘关节，可以较好地观察到肱骨小头及关节面；外翻肘关节有助于观察到剥脱性骨软骨炎的碎片。应用钝性套管芯将桡骨头处的关节囊向前侧和远侧分离，可以检查环状韧带。对滑膜炎检查时应观察前外侧关节囊及其外侧沟，可以观察到外侧沟的滑膜皱襞。由于反复损伤，这一滑膜皱襞可以增厚和纤维化，需行切除。慢慢回抽关节镜将镜头转向尺侧显示冠状突。一旦建立了前入口，即可一直保留，以防止组织内渗液。

（2）外侧入口：将关节镜留置于前内侧入口中，以保持肘关节膨胀。同时，通过新建的外侧入口，用 2.7mm 的关节镜检查关节内的结构。这一入口建立在肱桡关节近端后方，位于先前建立的前外侧入口的正后方。应用钝套管芯小心刺进关节，避免损伤关节软骨。找到肱骨小头和桡尺关节的后方作为解剖定位标志。检查肱骨小头凸面和桡骨头关节凹面，调转关节镜往前方观察，轻轻屈伸肘关节以观察肱骨头表面。检查有无影响稳定性和匹配性的软骨软化和软骨缺损。通过用探针探查剥脱性骨软骨炎损害以评估关节软骨的稳定性。将关节镜回移至两关节后方区域，检查鹰嘴和滑车间的关节，小的游离体可能藏在这些区域。关节镜移向更近端并转动镜头以观察准备建立后外侧入口的部位。

（3）后外侧入口：可经外侧入口进入关节，关节镜镜头朝向后方，在其引导下建立后外侧入口。首先向上插入一枚 18 号针头，切开皮肤，用一小止血钳分离至关节囊，将钝套管芯插进关节内。置关节镜观察鹰嘴窝、鹰嘴端及滑车的后面和尺侧副韧带后束的一部分。游离体常因重力作用而存在于后腔隙，而骨赘多形成于鹰嘴后面内侧端。

5. 并发症　肘关节周围有许多神经血管结构，且紧密相邻。因此，肘关节被认为是施行关节镜手术最为危险的关节之一。

（1）感染：关节镜手术是一种清洁的手术，感染发生率较低，目前感染病例报道罕见。引流期延长和浅表感染，可能导致手术后感染，应术后应用抗生素预防感染发生。

（2）神经损伤：神经损伤是肘关节镜手术最严重的并发症。桡神经是最容易受损伤的神经，常见于采用外侧入口，应尽量避免使用该入口。尺神经损伤常见于既往接受过尺神经前移术的患者。

（3）肌间隔室综合征：手术过程中，关节灌注液可通过关节囊上的裂隙溢出关节囊，至关节周围组织中，导致组织间隙压力增大，引起肌间隔室综合征。所以术中应尽量将套管留在原位，减少液体渗出。

（三）腕关节镜技术

1. 腕关节镜的解剖结构　腕关节镜的入路较常应用的有6个。第1入路主要检察桡骨远端的情况。第2入路（在2、3背侧伸肌腱室之间），有利于检查桡侧韧带。第3入路（在3、4背侧伸肌腱室之间）和第4入路（在4、5背侧伸肌腱室之间）主要用于检查腕尺关节和腕桡关节。第5入路对于观察三角纤维软骨复合物和腕尺韧带较好。第6入路位于尺侧腕伸肌的背外侧（即在小指伸肌和尺侧腕伸肌腱之间）常用于冲洗。国内也有用Ⅰ－Ⅳ等命名方法，但为了与国外接轨而今仍沿用这种方法。

2. 腕关节镜的适应证

（1）评估腕部韧带和关节面软骨的损伤。

（2）清除游离体。

（3）滑膜活检。

（4）关节清理。

（5）腕管综合征。

3. 麻醉和体位　腕关节镜可以在臂丛或者全麻下进行。在治疗关节内骨折的时候通常使用气囊止血带。仰卧位，掌心向上。使用前臂固定架把患侧上肢固定在上臂外展30°，曲肘90°，然后通过中指皮牵引1～1.5kg；若不用前臂固定架，则直接用中指皮牵0.5～0.75kg，加上前臂靠近肘关节0.5～0.75kg反向牵引予对抗，以达到牵引固定的目的。腕关节的持续牵引（1～1.5kg）有利于关节腔的充盈。其余的手术室器械摆位同常规内镜操作。

4. 手术入路和相关技术

（1）腕桡关节的检查：如果是应用于关节镜辅助桡骨远端骨折固定技术，至少应在伤后3d以后，此时关节内出血比较好控制。同时要耐心地反复清理充满纤维素和碎屑的关节。在建立清晰的关节内视野以前就去观察关节内骨折，常常会导致对关节骨折旋转移位评估不足和复位困难。而任何软组织修补都应该在确立没有骨折，或者确定骨折已经良好复位和固定之后。在腕长伸肌腱和Listefs结节之间的第3入路建立腕关节镜检系统。用一枚18号针头插入入口处，注入5～10ml生理盐水扩张入路。去除针头，用小圆刀开口，小止血钳皮下分离直到腕掌侧。插入关节镜套筒建立灌注系统。可以通过第6入路建立独立的灌注系统。从第3入路插入置镜。继续用小止血钳钝性分离皮下组织，把腕长伸肌腱牵引到桡侧。用小止血钳或者小尖刀片切开背侧关节囊，注意避免损伤肌腱。顺着远端桡骨的掌侧倾斜角插入关节镜。注意分辨腕部的掌侧腱鞘和远端桡动脉鞘。通过第4、5、6入路插入探针，沿着标志性组织结构使关节镜进入腕关节。分辨远端桡骨边缘和舟骨近端。注意舟月关节，它不仅仅是舟骨和月状骨之间的一个小缺口，它还是关节软骨韧带的起点。过屈腕关节有利于检查舟骨和月状骨的背侧，过伸则有利于检查掌侧面，注意辨别掌侧的各个韧带。桡舟月、桡三角和桡头状骨韧带在镜下容易辨别，用一枚探针撬拨评估韧带的张力和完整性。关节镜转向关节的尺侧和近端以检查三角纤维软骨复合物（TFCC）。注意用探针触诊评估TFCC的完整性，特别在它跨过远端尺桡关节的地方。继续向尺侧移动以观察尺腕韧带和近端三焦骨关节面。从第4或5入路插入探针以评估掌侧腕韧带，以及舟－月韧带和月－三角韧带。

（2）腕正中检查：开口在第3、4入路远端1cm，又称RMC（桡侧腕中部）。入路的开口就在三角骨桡侧和舟状骨、头状骨旁边的软组织内。插入18号针头，注入5～7ml生理盐水，在其表面切开皮肤，用钝的套芯或止血钳做有控制的钝性分离至关节囊。用末端锐性套芯作转动活动来引导关节镜套管。示指放在套管末端上并紧靠套芯尖端，起阻挡作用，以避免失手突然进入关节而损伤关节面。管芯在舟状骨和头骨之间进入腕中关节。正常情况下桡腕和腕中间隙之间没有交通，取出管芯，建立灌注系统。另外一个置镜入路在第4掌骨中轴与头－钩关节近端交界处。经皮插入18号针头至头－钩关节，在关节镜指示下分辨针头的位置。通过此入路可以了解头－舟关节、头－钩关节和舟－三角关节和韧带。在这个入路还可以检查头状骨，向近端还可以检查舟状骨。把关节镜顺着舟－头关节移到桡侧可以观察到舟－三角关节。移动到尺侧可以看到舟－月、月－三角和头－钩关节。在检查过程中通过牵引和摆动腕关节可以获得更好的视野。通常在STT关节（舟大小多角关节）出现相当多的退变性改变的时候，气泡经常在这里聚集，妨碍视野。这时用一枚20或22号针头插入STT关节轻轻扰动引出气泡就可以解决问题。但是所有STT关节入路都要注意避免损伤桡动脉。所有检查和操作完毕好要反复检查去除关节内的游离碎屑，然后撤离关节镜系统，关闭切口。

（3）腕尺关节检查：远端桡尺关节一般比较固定。比较容易暴露远端桡尺关节的方法是在尺骨小头的背外侧注射少量的生理盐水，然后把前臂掌侧向上，通过触诊可确定。近端入路更安全，特别是对于尺骨头的软骨和三角纤维软骨复合物来说更安全。

近端入路的建立：入针点在尺骨小头茎突背侧的近端，位于尺桡骨近端关节中间。用小弯钳钝性分离，注意保护尺侧腕伸肌腱和尺神经背侧感觉支。小弯钳开口后，用关节镜的钝性套管芯从桡尺关节的近端进入，退出钝性套管芯，进镜后可确定是否进入桡尺关节。用一枚18号针头在近端入口以远5～10mm的地方建立工作通道，并在关节镜直视下证实是否在关节里面。通过这个工作通道可以进入钳子或刨刀。在纤维韧带三角复合物与尺骨头之间，通过第4入路，在三角复合物近端开口建立桡尺关节的远端关节镜入路。关节镜的观察顺序不一定强求固定．但是必须注意的是术中所观察到的病变应该能很好地解释术前检查结果，必要时可以术中重复术前有阳性意义的检查动作，以评估术前、术后的变化。如前所述，近端入路对于观察小乙状窝、尺骨头、三角纤维软骨复合物更安全。术后关闭入口，伤口加压包扎，用支具外固定。

5. 并发症　并发症有：①牵引和上肢体位相关的并发症（包括皮肤损伤、周围神经损伤）。②入口和器械穿刺相关并发症（包括皮神经，血管结构，伸、屈肌腱，韧带和关节软骨损伤）。③操作相关并发症（包括骨折治疗中充盈液体外溢引起的前臂筋膜间室综合征，关节镜下修复三角纤维软骨复合物引起的尺神经背侧感觉支损伤，克氏针穿刺引起的感觉神经损伤）。④常规的关节镜并发症（包括器械坠落伤和感染）。

二、下肢关节镜技术

（一）膝关节镜技术

1. 麻醉　住院患者多用持续硬膜外麻醉或腰麻，也可选择全身麻醉。小儿则可选择氯胺酮加硬膜外麻醉。门诊检查患者可用局部浸润加关节腔表面麻醉，但不能用止血带。

2. 体位　取仰卧位，双下肢自然伸直，检查时可按需要将膝关节屈曲、伸直，或将患肢自然垂于床边，也可选用大腿外固定支架。

3. 入路　膝关节前外侧及前内侧入路是标准入路，在临床上最常用。前外侧入路位于外侧膝眼，切开时将膝关节屈曲 70°~80°，在外侧关节线上约 1.5cm、髌腱外缘交界处，用尖刀切开约 5mm 切口，尖刀尖可直达关节囊，但不要进入关节内，以免损伤关节内结构。用圆锥头穿刺锥和套筒向髁间窝方向穿刺，再缓慢伸直膝关节，将穿刺锥沿髌骨下方和股骨滑车沟之间进入髌上囊。此入路是膝关节镜检查最重要的入路，入路偏低接近胫骨平台，使关节镜在关节腔内活动范围减小，影响对关节内结构的观察，严重者会损伤半月板前角。进路位置偏离关节线过高，则不能有效观察到半月板后角。近年来有关节镜医生建议采用比常规入路偏高的入路，认为有更好的操作灵活性。

前内侧入路位于内侧膝眼，内侧关节线上约 1cm 与髌腱内侧 1cm 左右的交界处。经此进路置入探钩，探查内、外关节腔的结构。此进路可在外侧进路建立后，在关节镜监视下，按操作需要可偏高或偏低进入。例如要用半月板蓝钳咬除半月板前角，则需要内侧偏高入路。

髌外上入路位于髌骨外上角上方的股四头肌外缘，是放置关节镜进水管的最佳进路。通过此进路置入关节镜，可更好观察髌骨关节面、股骨滑车和不同屈曲度两者的对合关系。

中央入路位于髌韧带中线，髌骨下极 1cm。经此入路置入关节镜，可同时在前外侧和前内侧入路放置器械操作，可进入后内侧和后外侧关节间隙观察后关节囊和后叉韧带。但有可能因损伤髌韧带引起术后疼痛。

后内侧入路位于内侧关节线上 1cm 的股骨髁的后内缘。经此入路可满意观察到后内侧室的所有结构，特别是观察后交叉韧带，或在后交叉韧带重建时监察胫骨通道的建立。但要注意勿损伤腘窝重要结构。

其他入路还有后外侧入路、髌骨旁入路等，但较少用。在实际操作中，有经验的临床医师可根据需要建立任何入路。

4. 膝关节镜检查步骤　麻醉后平卧位，用画线笔画出髌骨和髌韧带轮廓、内外侧关节线和入口位置。消毒铺巾，逐一安装器械，驱血后上止血带。灌洗瓶要高于患者 1~2m，以维持一定的灌洗压力，保证良好的关节充盈，也可使用灌注泵。

常规前外侧和前内侧膝眼入路行关节穿刺，使关节充盈，插入关节镜和探针。先检查髌上囊，正常髌上囊顶部呈圆幕状，滑膜较薄，表面光滑，可见其上的血管网，有时在髌上囊外侧可见皱襞存在。当反复受伤，皱襞肥厚水肿，嵌顿于髌股关节面之间，可引起疼痛症状，需要镜下切除。

将关节镜退至股骨滑车部位，关节镜斜面朝向髌骨关节面，可观察髌骨关节面各部分，转动关节镜使斜面朝向股骨，可观察股骨滑车软骨情况。检查髌股关节面后，将关节镜沿股骨内髁关节面的上缘，移到股骨髁内侧沟，逐步屈曲膝关节，可观察膝关节内侧沟，将关节镜退至髁间窝，可观察股骨内髁关节面与胫骨平台关节间隙。将膝关节自然下垂于床边，将小腿外翻，使膝内侧关节间隙加大，可观察内侧半月板前角和体部，后角常因内侧胫骨平台的凹陷而观察困难，往往只看到其后 1/3 的内缘。如果滑膜增生肥厚，影响观察，可用刨刀清理后再观察。

屈膝 70°左右，可见髌滑膜韧带，由髁间窝顶部延伸到髌前脂肪垫，若此韧带较宽，影响观察时，可刨削此束带，但一定要与前交叉韧带鉴别清楚。前交叉韧带起于股骨外髁内侧壁后方，止于胫骨髁间嵴。整条韧带被滑膜包裹，用探钩可检查其张力是否正常，有否断裂或松弛。有时前交叉韧带股骨起点撕脱后与后叉韧带粘连，韧带形态仍存在，但起点位置改变，韧带失去正常张力，需用钩针仔细探查。由于有前交叉韧带的阻挡，后交叉韧带不易观察。可将关节镜从前内侧进路，经股骨内侧髁间窝进入后方关节间隙，可观察后交叉韧带。

将关节镜沿股骨外侧进入即可看到膝关节外侧沟和外侧隐窝，游离体可藏在此处。将关节镜退至髁间窝，将患肢摆放成"4"字，屈膝40°~60°，向下压膝关节内侧，加大外侧间隙，可观察到整个外侧半月板。用探钩可探查半月板的上下两个面，了解有否撕裂。在中后1/3的关节囊缘，腘肌腱穿过外侧半月板裂孔。

关节镜手术操作完成后，要充分冲洗关节腔，将组织碎片冲洗干净，缝合伤口并加压包扎。若估计出血较多，术后可放置引流管。

5. 膝关节镜手术适应证与禁忌证　膝关节是关节镜技术应用最早和最完善的关节。几乎涉及膝关节腔的所有疾病均可用关节镜检查和治疗。适应证如下：

（1）膝关节损伤：包括半月板损伤，前、后交叉韧带损伤，关节软骨损伤等。创伤后关节持续不明的疼痛也可用关节镜检查以明确诊断。

（2）类风湿关节炎：可刨削增生滑膜，以减少对软骨和骨的侵蚀，减轻症状。对诊断不明确的单关节病变患者，可取滑膜活检以明确诊断。

（3）化脓性关节炎：可行关节腔灌洗，纤维渗出物清理，滑膜刨削，置管持续冲洗。

（4）退行性骨关节炎：禁忌证很少。有严重全身性疾病，不能耐受手术，不宜行关节镜手术。糖尿病患者要用胰岛素将血糖调至正常范围再手术。膝关节周围有皮肤感染性伤口，膝关节内没有炎症的，为避免细菌带入关节，暂不宜手术。膝关节间隙消失，关节僵直的患者也不宜行关节镜手术。

（二）距小腿关节镜技术

1. 麻醉　与膝关节相似，多用持续硬膜外麻醉或腰麻，也可选择全身麻醉。小儿则可选择氯胺酮加硬膜外麻醉。

2. 体位　平卧位，膝关节以下手术台降低，使膝关节屈曲约90°，距小腿关节自然下垂，进行操作时徒手牵引，或用距小腿关节牵引带牵引。

3. 入路　距小腿关节虽然位置浅在，但前方有重要血管神经通过，要求医师要熟悉距小腿关节解剖，进入时要小心避开神经、血管。距小腿关节前外侧及前内侧入路是标准入路，最常用。前外侧入路位于胫距关节面水平，紧邻腓骨肌腱外侧。前内侧入路位于胫距关节面水平，紧邻胫前肌腱内侧。前中央入路位于胫距关节面水平，踇长伸肌腱和趾长伸肌腱之间，但易损伤足背动脉和腓深神经，不常规使用。后内侧入路位于后方关节线水平，紧贴跟腱内侧，此入路容易损伤神经、血管，建议尽量不要使用。后外侧入路位于后方关节线水平，紧贴跟腱外侧，注意切口不要偏外，以免损伤小隐静脉和腓肠神经。经内外踝进路，在踝尖上方2~3cm，用前交叉韧带定位器确定进针点后经内外踝钻入克氏针，在软骨损伤处钻孔。

4. 距小腿关节检查步骤　麻醉后摆好体位，上止血带。在内外踝、胫骨远端和距骨画标记线和关节线。经前内侧进路注入30~40cm生理盐水使关节囊充盈，在前外侧进路插入18号腰穿针，有液体流出，在穿刺处皮肤切一5mm小口，用小弯钳钝性分离，再用穿刺锥穿进关节前侧间室内。在关节镜透光下观察肌腱、神经和血管走向，在前内侧入路、胫前肌腱内侧插入腰穿针，确定能否达到病损位置，开小切口进入。交替使用这两个入路，可检查距小腿关节各个部位。在前侧胫距关节腔室，可观察内侧胫距关节、距小腿关节和对应的关节面、内侧关节囊壁及三角韧带。在牵引状态下，用直径 2.7mm 的关节镜可进入后方关节腔室，观察距小腿关节、胫距关节后方关节面和后方关节囊。

5. 距小腿关节镜手术治疗的适应证

（1）距小腿关节软骨损伤：镜下取出软骨碎片，在软骨缺损处钻孔。

（2）剥脱性骨软骨炎：进行关节清理，游离体取出，钻孔。

（3）创伤性关节炎。

（4）滑膜病变：包括类风湿关节炎、色素沉着绒毛结节性滑膜炎、滑膜软骨瘤病等。可在镜下刨削病变滑膜。

（5）距小腿关节撞击症：即距小腿关节胫骨前唇与距骨颈增生骨赘相互撞击，可在镜下磨削增生骨赘，解除撞击症状。

（6）关节内游离体取出。

（三）髋关节镜技术

1. 麻醉　与膝关节相似，多用持续硬膜外麻醉或腰麻，也可选择全身麻醉。小儿则可选择氯胺酮加硬膜外麻醉。

2. 体位　麻醉后仰卧位，用骨科牵引床牵引，牵引力量为 20～30kg，牵引时间不要超过 2h，以免造成横跨坐骨的阴部神经的压迫和坐骨神经的牵拉伤。在髋关节外展 45°，前屈 10°牵引，以松弛关节囊。

3. 进路　主要进路有侧方、前外侧和后外侧进路。侧方进路位于大转子正上方约 2cm 处，另两个进路在此进路前后各 2cm 处。前方进路在髂前上棘以远约 6cm 处、股神经外侧，因患者身高不同，有时需在 X 线透视下穿刺，此进路容易损伤股外侧皮神经。

4. 髋关节镜检查步骤　在前方进路插入 18 号腰穿针，穿刺进入关节囊时有落空感，必要时在透视下穿刺，注入 20～30ml 生理盐水充盈关节囊。在外侧进路穿刺，拔出针芯，有液体流出后，将导丝插入穿刺针，拔出穿刺针后，沿导丝插入镜鞘，插入关节镜后可观察股骨头、关节盂唇、股骨颈、髋臼和韧带。需要建立另外的通道可在关节镜监视下进行。可进入刨刀刨削增生滑膜，进入活检钳取滑膜活检，或进入抓物钳取出游离体。

5. 髋关节镜手术治疗适应证

（1）不明原因的髋关节疼痛，明确诊断。

（2）髋关节滑膜炎：滑膜刨削，进行活检。

（3）游离体摘除。

（4）化脓性关节炎的灌洗和清创。

（5）外伤性盂唇损伤，取出损伤盂唇。

6. 禁忌证

（1）髋关节强直粘连。

（2）髋关节间隙无法牵开。

（3）关节囊破裂。

（许江峰）

第十九章　膝关节镜技术应用

第一节　膝关节镜下手术原则

膝关节镜手术是在关节腔被液体灌注扩充、同时在肢体上止血带条件下进行，因此，熟练的手术技术是在有限的时间内完成各项检查与手术操作的关键。同时手术中针对各种不同的伤病要正确合理、有效使用不同的设备、器械，防止负损伤，并要注意可能出现的器械损坏断裂等，并要严格保护好镜头及设备，防止人为因素对关节镜的损害。

（1）要掌握病情，了解患者的各种情况。例如对骨关节病患者，要充分考虑骨质增生、滑膜炎症及关节隙狭窄对手术的不利影响，进镜时要防止镜头受损。术前要严格要求局部皮肤条件，术日早晨患膝局部要消毒，无菌巾包扎，以防感染。对于术前伤病及全身的各项必要检查要全面，以免手术的盲目性和其他可能发生的情况。

（2）安全选用麻醉方法一般以椎管内麻醉为首选，小儿可用全麻。

（3）手术消毒要严格按照无菌技术进行，消毒范围要包括止血带以下的整个下肢部分，切忌不消毒足部而用无菌布包足的方法。要进行有效的防水措施，避免污染，可以用消毒塑料或贴膜进行手术台及术者腰部以下部位的防护，有条件的单位可用防水手术单和手术衣。

（4）关节镜设备（台上部分）及各种器械要严格消毒，并保证能够正常使用。

（5）充分有效的关节腔的灌注扩充，确保镜下视野清晰、便于操作，可使用大袋输液（3 000ml）进行重力灌洗，有条件者可用灌注泵进行。

（6）合理有效地使用止血带：一般性检查可不打止血带，但手术操作时应上止血带，确保在无血条件下进行。止血带一次使用时间以不超过90min为原则。最好将有限的止血带时间应用在关节镜的手术操作过程中。

（7）正确摆放患者体位：多采取仰卧位，可用大腿固定架。笔者主张仰卧位，不向下翻转手术台脚底板，而将患侧下肢自然斜垂下，放在床边，置于术者两膝之间，同时根据手术需要在助手的配合下，随意改变膝关节的位置，伸膝利于观察髌上囊及髌股关节面，屈膝利于观察髁间窝内结构，外翻应力下便于牵开膝内侧间室，利于内侧间室结构的观察和手术（例如内侧半月板），反之利于膝外侧间室结构的观察和手术（例如外侧半月板）。特殊情况下可采取俯卧位体位进行检查，例如后交叉韧带下止点的撕脱骨折手术中需要同时检查处理关节内结构损伤时，查明和处理完毕后，将体位改为俯卧位后进行后交叉韧带下止点撕脱骨折的复位与内固定。

（8）镜下操作：①先定位，再置入水管，扩张关节腔后按进镜操作规范置镜。②置镜要轻柔，严防暴力插入，避免损坏关节镜头及损伤关节内结构，不要反复更换进镜入口。③术中器械置入要轻柔、准确、尽可能一步到位，防止负损伤，尤其是使用锐性器械更应注意。④特殊设备与器械要注意使用方法，助手配合要密切。例如高频电刀、钬激光、射频汽化仪的使用。⑤要在充分灌注、视野清晰、直视条件下手术，严防盲目操作。尤其在关节腔后室操作，更要慎重，严防腘血管神经损伤。在处理半月板后角时，最好不使用推刀，而且处理时不要超出半月板所附着的关节囊；缝合外侧半月板时要注意防止腓神经损伤。⑥关节腔内结构和伤病的检查要全面、认真。⑦遇有较明显的出血应止血（利用射频汽化仪或高频电刀）。⑧重建交叉韧带钻制骨道及半月板碎切时，应将残渣及碎屑彻底冲洗吸引干净，防止残留。⑨术中要防止由于灌注液外渗小腿间隔内引起的小腿肿胀和间隔压力增高。遇此情况，应尽快完成手术或中止关节镜手术。

（9）术后处理：①根据情况放负压引流管（滑膜全切、粘连松解）。②棉花腿加压包扎。③使用膝关节支具（交叉韧带重建、髁间棘撕脱骨折内固定）。④可使用下肢静脉泵预防下肢深静脉血栓。⑤早期功能康复。

（陈明伟）

第二节　关节镜手术室环境与操作原则

（一）手术室环境

尽管关节镜手术能以门诊手术开展，国外也有相当数量的门诊关节镜术（office arthroscopy）的经验，但我们建议开展关节镜外科的初期最好将患者收住入院，且无论是住院患者或是门诊患者，其手术均应在正规手术室施行。

一个高净化度适于无菌手术的手术室是开展关节镜手术的基本条件。此外，还应根据关节镜手术的特点设计和配置手术室环境。由于关节镜及其附属设备需要占据较大空间，笔者建议手术室面积至少应该 $>20m^2$。门窗有遮光板以避免强光直射电视监视器而影响图像观察。手术室应配置有多用电源插孔，最好能够配备两套独立的电源系统，以保证在一条线路中断的情况下不至中断手术。此外，壁式或电动吸引系统、给氧系统、高频电切电凝系统及气囊止血带等也是手术室必备的条件。手术台一般置于手术室中央，其旁应有地漏以免关节灌注液流出淤积。由于关节镜手术需要大量的液体作灌注和关节扩张，液体从关节穿刺口溢出极易浸湿无菌敷料，因而我们建议关节镜手术应采用防水铺巾。

关节镜手术以术者一人操作为主，台上配备一名助手协助操作和管理器械，台下巡回护士则负责各种管线与设备的连接和管理。室内尽量减少参观人数并避免走动，以防碰落连结管线。

（二）操作技术与原则

首先应该明确的是关节镜外科绝不等同于关节镜技术。一个优秀的关节镜外科医师应该把关节外科知识与关节外科技术包括关节镜技术放在同等重要的位置。这是我们提高关节镜外科水平的关键所在。尽管不能要求所有的骨科医师都通晓关节镜技术，但关节镜医师必须非常熟悉骨科专业知识尤其是关节外科知识，包括运动医学知识。否则，关节镜技术将成为无本之木。

尽管关节镜技术是与开放手术技术完全不同的操作模式，但其理论基础则是一致的。对膝关节外科解剖学、膝关节生物力学、膝关节诊断学知识的掌握是进一步学习膝关节镜外科学的基础。在具备关节外科的基础知识之后，就应该进一步掌握关节镜外科本身的原理和特点。只有在真正了解所从事的专业和使用的关节镜系统的原理和特点之后，才可能做到得心应手。所以建议初学者在购置关节镜设备之前先进行一些简单的关节镜原理学习和基本操作技术训练，阅读一些关节镜外科的入门教材，参加短期培训或进修，参观关节镜手术操作，向专家请教各种关节镜设备的性能特点等能有助于用有限的投资，购置最需要的设备和器械。跟从本科室的熟悉关节镜操作技术的老师学习自然是最简捷的途径，但关节镜技术的提高只能是来自于自己的反复的操作训练与经验积累。

关节镜技术的训练应该是循序渐进的过程。几乎所有的关节镜外科专家都认为，关节镜外科的实践应该从膝关节镜检查开始，只有熟练掌握了关节镜的检查并对关节内生理与病理改变有了充分的认识，才有可能正确地处理关节内病变。因此，学习关节镜需要耐心和具有持久的精神，这是一种不同于其他矫形外科手术的技巧。

对于已经开展关节镜手术并具备一定经验的医师而言，总结自己的手术经验，定期复习所处理的病例并分析术前、术后的诊断与手术疗效，对提高自己的关节镜外科水平将是大有益处的。同时，无论是初学者还是关节镜外科专家，继续训练和接受再教育也是至关重要的。同行之间的交流、观摩关节镜外科专家的手术、专门进修和参加培训班与关节镜学术会议，以及参考最新的关节镜外科文献等都是继续学习的必要途径。

（陈明伟）

第三节　关节镜下膝关节正常与病理表现

关节镜技术已成为诊断和治疗膝关节内疾病的黄金标准。已有研究经证实，在膝关节运动损伤的诊断中，关节镜检查比 MRI 更敏感和有效。如果具备良好的关节镜操作技术，无论是使用前外侧入路或正中入路，都能对膝关节进行系统地检查。本节通过介绍膝关节镜下的正常和病理性异常表现，以促进对关节镜这项新技术的了解。

一、髌上囊

（一）正常表现

常规的膝关节镜检查即从髌上囊开始。髌上囊可以看作是膝关节向近侧的囊性扩张，镜下可发现 4 种滑膜皱襞：髌骨上、髌骨下、外侧和内侧滑膜皱襞。髌上囊顶部（前侧）为白色的股四头肌腱和深红色的股四头肌，与滑膜相连。如果镜下不能发现此两种结构，则提示存在一个完全封闭的髌上滑膜皱襞，将髌上囊与关节腔分开。一般情况下，髌上滑膜是不完整的，镜下仅能见到上内侧或上外侧部分，在水平方向上沿髌骨近侧缘走行。髌上囊底部为含有脂肪的白色滑膜组织，覆盖于股骨远段前半部分。在有陈旧性关节内刺激如半月板损伤时，髌上囊底部滑膜常有肥厚增生。

在髌上囊扩张良好的情况下，医师能直观地检查滑膜组织。滑膜组织异常最常出现于风湿性关节炎，其次是反应性滑膜炎。通过镜下仔细检查滑膜绒毛的特征、血管分布和炎症表现，能确诊这两种疾病。此外，任何关节内晶体沉积或粘连征象都能通过关节镜证实。

（二）病理表现

髌上囊的内容物以及髌上囊的扩张程度具有重要的临床意义。膝关节创伤是进行膝关节镜手术最常见的原因，镜下检查可发现关节内血肿在髌上囊内聚集并机化，有凝血块或纤维蛋白凝块；髌上滑膜皱襞出现纤维化增厚并破裂；陈旧性损伤时反应性关节炎症表现为充斥整个髌上囊，滑膜绒毛增生肥大。这些镜下表现应与炎症性疾病如风湿性关节炎的滑膜表现相鉴别。

如果关节腔终止于髌骨上缘，说明髌上皱襞完全闭合形成髌上间隔，或者先天性髌上囊缺失。髌上皱襞将膝关节腔和髌上囊分开，在 20% 的成年人中这层膜是完整闭合的，但大多数情况下仅保留不同程度的残迹。正确的治疗方案取决于髌上滑膜皱襞是否引起症状。镜下正常的皱襞内缘呈光滑的弧形、圆顶形或新月形，连续无中断。膝关节损伤后皱襞可出现增厚、炎症和纤维化表现。这些创伤后表现改变了皱襞的生理特性，镜下变得僵硬，缺乏弹性。值得注意的是，有些引起明显症状的游离体被完整的髌上皱襞遮挡，难以在镜下发现，此时应打开皱襞彻底检查髌上囊。

关节内血肿或关节内手术后过长时间制动可引起髌上囊部分或完全粘连封闭，此时常发现单个或多个粘连索带，提示髌股关节的生物力学结构完整性被破坏。

膝关节镜手术的另一项显著的优势就是可在镜下方便地切取组织进行活检。术中如果发现组织异常增生，应进行活检。色素沉着性绒毛结节性滑膜炎是一种以含铁血黄素沉积的绒毛异常增生为特征的疾病，可局限于单个结节或关节内弥漫性分布。局限性色素沉着性绒毛结节性滑膜炎引起的症状和体征与游离体相似。滑膜软骨瘤病是一种以软骨性或骨软骨性化生和关节内游离体形成为特征的滑膜疾病。滑膜软骨瘤病有三种表现：①软骨化生无游离体。②滑膜过度增生合并游离体。③正常滑膜合并游离体。

二、髌股关节

（一）正常表现

髌骨的最重要功能是作为股四头肌收缩时伸直小腿的支点，增加伸膝装置的功效。髌股关节面被一条中间嵴分为外侧和内侧两个关节面。正常的股骨滑车沟宽度存在一定的变异。股骨颈的前倾决定了滑车的方向，并影响髌股关节的轨迹。轴线位屈膝 45°观察显示股骨外侧髁比内侧髁高 1cm 左右。

当需要完全显露髌股关节面时，须作髌上入路，彻底的髌股关节检查还包括通过上外侧或上内侧入路评价髌骨滑行的轨迹。在膝关节完全伸屈活动中检查髌股关节运动轨迹，观察关节面之间的吻合关系。正常情况下，伸膝位时髌骨存在轻度外偏；逐渐屈曲膝关节，可见髌骨向远侧和内侧滑动，屈膝 45°时髌骨位于滑车沟正中。

伸膝装置和髌股关节的变异很大。二分髌骨就是一种由于髌骨骨化中心融合出现问题而形成的解剖变异。Saupe 根据二分髌骨的连接位置进行分型：Ⅰ型，位于下极；Ⅱ型，位于外侧缘；Ⅲ型，最为常见，位于外上极。对于膝前疼痛伴有髌骨外上部持续压痛的病例，切除二分髌骨外上部多余的部分能有效缓解疼痛并恢复膝关节功能。

（二）病理表现

对于急性高能量膝前创伤而影像学检查未发现骨折的病例，关节镜有助于评价软骨或骨软骨损伤。如果没有髌骨半脱位或不稳定的表现，则可单纯清除损伤软骨。但多数情况下髌股关节紊乱比髌股关节软骨损伤更常见。

髌下和髌前皱襞向前方延伸至前十字韧带，可与韧带连接、部分相连或完全分开。它们是最常见的膝关节皱襞，但并非膝关节疼痛的主要原因。镜下可发现起源于髌下脂肪垫的绒毛或内侧滑膜皱襞嵌夹于髌股关节中，是髌股关节疼痛的潜在病因，最终导致髌股关节软骨软化。为更明确检查，应当关闭冲洗管，在无灌注压的情况下进行伸屈膝活动，易于发现髌股关节内的嵌夹征象。

髌骨半脱位和髌骨不稳定主要通过体格检查和影像学检查诊断。关节镜检查可发现此类患者髁间凹狭窄，或者髌股关节吻合不良；髌骨处于向外侧半脱位的位置，以及髌骨和股骨外侧髁关节面存在损伤。如果存在髌股关节半脱位，屈膝45°时髌骨并不位于滑车凹正中，只有在更大屈膝位时才处于正中位置，有时可见明显的髌骨外侧偏移和倾斜。

Fulkerson 根据髌股关节软骨损伤的位置象限分型：Ⅰ型，髌骨中线远侧或内侧；Ⅱ型，外侧关节面；Ⅲ型，内侧关节面切线骨折；Ⅳ型，上内和上外部关节面。Outerbridge 根据关节软骨损伤的程度分类：Ⅰ度，单纯软骨软化；Ⅱ度，软骨病损直径 < 1.27cm（0.5in）；Ⅲ度，软骨病损直径 > 1.27cm（0.5in）；Ⅳ度，骨质裸露。具体损伤程度的检查须使用探钩进行。

股骨滑车部位的软骨退行性改变也是关节镜检查的最常发现，此处的软骨退变与髌骨软骨退变并不一定相对应，有时此处软骨退变是引起膝关节症状的唯一原因。软骨损伤部位透明软骨消失，机体通过纤维软骨的增生进行修复，纤维软骨的生物力学性能低于透明软骨，致早期出现磨损和退行性改变。

三、内侧沟

（一）正常表现

股骨内侧髁被一层滑膜覆盖直至关节软骨边缘，沟的内侧壁延伸至半月板滑膜边缘。检查从内侧沟的最后部分开始，然后慢慢撤回镜头，观察整个内侧沟，可见到内侧滑膜半月板结合部的前部。

镜头从髌上囊移至内侧沟的过程中有时可见内侧滑膜皱襞。一般情况下这一皱襞并非异常，但当此结构很大时，如果膝关节未处于完全伸直位，皱襞会阻止镜头轻松进入内侧沟。不引起症状的皱襞边缘较薄且光滑柔软，无炎症表现或增厚。直视下屈曲膝关节时可见皱襞绷紧，紧贴于股骨内侧髁上。

半月板滑膜边缘有时可发现显著的变异。如果不用探钩将滑膜半月板结合部充分拉开，滑膜内深深的褶皱很容易被误认为半月板外周撕裂，这一点值得注意。在膝关节急性和亚急性创伤后，滑膜增生和炎症可蔓延至内侧沟。

（二）病理表现

在治疗内侧副韧带完全撕裂的病例时，可用关节镜排除其他关节内损伤，评估撕裂的韧带。内侧半月板或半月板滑膜结合部损伤也可在关节镜下修补；严重的损伤可引起内侧副韧带以及内侧关节囊断裂。在个别情况下，在内侧沟里能看到移位的内侧副韧带。

内侧沟内常能发现游离体隐匿其中。无论对于术前已诊断游离体，还是术中偶然发现游离体的病例，对内侧沟进行详细的检查都是非常必要的。当镜头从髌上囊进入内侧沟的过程中可同时观察股骨内侧髁，可见退变性骨赘突起，提示关节面明显破坏。

内侧沟内还可发现病理性内侧滑膜皱襞。尽管皱襞可从许多方面引起症状，但内侧膝关节疼痛通常是由其他的损伤引起。此外，皱襞的弹性随着年龄的增长而逐渐下降，因此改变了皱襞和内侧髌之间的关系。

四、内侧间室

（一）内侧半月板

1. 正常表现　屈膝外旋胫骨，镜头从内侧沟进入内侧间室，同时对膝关节施加外翻应力，显露内侧半月板。正常半月板呈黄白色，光滑有弹性，游离缘较锐。根据血供不同可分为内、中、外3区。从前外侧入路观察，半月板分为3个部分：前角、体部、后角。从前内侧入路插入探钩，轻柔地抬起半月板显露其下表面以及组成半月板胫骨结合部的冠状韧带。使用探钩轻柔牵拉半月板，这样可以发现已复位和未达全层的半月板撕裂。在屈伸膝关节的过程中，结合直视和探钩可动态评价半月板的活动性。将镜头插入后内侧间室可观察半月板后角在胫骨上的附着部，以及内侧半月板后角周缘的附着情况。内侧和外侧半月板前角之间有膝横韧带连接。

当对膝关节施以外翻应力时，正常的半月板游离缘会出现小的皱褶，注意不要和半月板撕裂混淆。正常半月板的活动范围有限，异常的活动提示外周性半月板撕裂。正常半月板在前后向平均可移动5mm，而前角活动范围相对更大一些。半月板和股骨髁的生理特性随年龄变化，半月板游离缘磨损，但只要不出现游离的碎片即不应视为异常。

2. 病理表现　半月板撕裂分为创伤性和退变性两种。创伤性半月板撕裂可根据位置、方向和形状分型。根据位置的分型揭示了撕裂部位与其血供的关系，提示愈合潜力。在内侧间室可观察内1/3和中1/3的撕裂，外1/3撕裂需探钩协助或从后内侧间室进行观察。在半月板体部，内侧副韧带的斜行纤维撕裂容易和半月板外周撕裂相混淆。

对于半月板损伤除了应观察损伤形态和部位外，更应区分新鲜和陈旧性损伤。血性关节积液、半月板基底部及邻近关节囊部位的淤血、锐利而有弹性的半月板撕裂缘，以及伴发的新鲜韧带损伤均提示新鲜半月板损伤；浆液性关节积液、半月板撕裂部圆钝或毛边样改变，以及伴发的陈旧性损伤均提示陈旧性半月板损伤。半月板连接部位滑膜的隆起或翻起、滑膜的铁锈色改变、关节囊的增厚、受检查部位关节软骨损伤也是陈旧性半月板损伤的继发改变。半月板损伤根据位置和形态分为以下类型。①纵形撕裂：常出现于后角，往往需通过探钩才能检查其存在以及大小范围。局限于后角的4周内损伤通过制动常能自行愈合，如果损伤延伸至半月板中部，应行半月板修补；如果前十字韧带（ACL）断裂则应保留半月板；如果为陈旧性损伤应行半月板修整性切除。②放射状撕裂：常出现于体部，需行修整性切除。③桶柄样撕裂：复位状态的桶柄样撕裂很容易诊断，如果桶柄脱位至股骨髁间凹，在内侧关节间室可能仅发现很小的半月板残端，回抽镜头就能看到脱位部分。如果桶柄于半月板前角断裂，则可能脱位至后内侧室，应对半月板后角以及后内侧室进行详细检查。④水平撕裂：常为半月板退变的一种表现，往往不是膝关节症状产生的原因，对其切除应谨慎。⑤舌瓣形撕裂：又称鸟喙状撕裂，是桶柄样损伤的进展，当蒂在后角时，整个舌瓣可能隐匿于后内侧室，如果通过探钩或关节囊挤压不能脱出，应行后内侧室检查。

（二）内侧胫股关节

1. 正常表现　对股骨髁和胫骨平台关节面系统的检查是非常必要的，可发现软骨软化和骨软骨损伤。正常的关节软骨呈黄白色，光滑有弹性。磨损最常见的部位是屈膝 30°～45°。用探钩轻柔地检查关节面，正常情况下关节软骨应和软骨下骨贴合牢固。

2. 病理表现　关节面的非炎症性损伤存在以下病因：①骨关节炎。②骨软骨和软骨性骨折。③剥脱性骨软骨炎。骨软骨炎或退变性关节炎是老年患者关节损伤的最常见原因。而很多陈旧性膝关节不稳的年轻患者也可出现加速的骨关节炎，如陈旧性 ACL 损伤的年轻患者可出现后内侧胫骨髁磨损，深至骨质。胫股关节的横形损伤条纹提示 ACL 功能不全，是由于胫股关节滚动滑动机制异常引起。损伤条纹间隔 2～3 mm，位于胫股关节后 1/3 部分。ACL 断裂所致损伤条纹多位于股骨内髁外侧半，常伴有软骨的局限性剥脱。内侧胫股关节的退变应与膝关节力线联合起来分析，有明显膝内翻者应行力线矫正。

骨软骨和软骨性损伤由撞击、撕脱或剪切力引起，常见于髌骨和股骨髁。用探钩探查关节面与镜下观察同样重要，尤其对于症状延续时间较长的患者，因为关节面的纤维性愈合可能掩盖其下面的异常情况。

剥脱性软骨炎是一种局限性的软骨或骨软骨分离，可伴有或不伴有坏死的骨碎片，股骨内侧髁外表面是最多发的部位。

五、髁间凹

（一）内侧半月板后角、后十字韧带

1. 正常表现　镜头从内侧间室移至髁间凹，其间可通过摆动镜头将脂肪垫挡在镜头侧面的前方，以免妨碍视野。导光索接头 11 点钟处可观察内侧半月板后角和后内侧结合部，在 2～4 点钟处可观察后十字韧带（PCL）内侧部分纤维。PCL 的股骨附着点位于 ACL 后内侧，常被滑膜覆盖。

2. 病理表现　内侧半月板后角的撕裂常位于半月板滑膜结合部，呈放射状撕裂。

（二）髌下滑膜皱襞

1. 正常表现　髌下滑膜皱襞（又称黏膜韧带）一般分为三种类型：独立的条索型、与 ACL 相连的条索型、隔膜型。不同类型临床意义不大。

2. 病理表现　髌下滑膜皱襞瘀血、断裂，或嵌夹于胫股关节之间引起伸膝障碍。髌下脂肪垫的撞击和纤维化也可引起膝前疼痛。镜下可见一块白色纤维化滑膜在关节屈伸过程中与髁间凹发生撞击，从髌上入路最易观察。这种情况下切除纤维化脂肪垫效果显著。

（三）ACL

1. 正常表现　ACL 是一种关节囊内滑膜外结构，属于关节腔外结构，表面可见滑膜血管。前内侧束在整个伸屈过程中几乎保持等长状态，而后外侧束于伸膝时紧张。ACL 也会慢慢随年龄退化。ACL 常常被髌下皱襞覆盖，为了显露髁间凹可将其切除。ACL 前方可见半月板间横韧带。

镜下直视 ACL 时作前抽屉试验，拉紧 ACL，纤维，然后用探钩从 ACL 股骨附着点至胫骨止点探查 ACL 纤维，这样能够发现隐匿的韧带部分损伤。将镜头插入股骨外侧髁内侧面和 ACL 之间可观察 ACL 的股骨附着点，这里是 ACL 断裂最多发的部位。韧带纤维的渗血也提示撕裂。

ACL 的股骨附着点是外侧髁最后内侧部分的一个半圆形区域，其长轴向前方稍倾斜，

后方凸面与股骨髁后关节面平行。这一位置的精确定位对于ACL重建中移植物的等长植入是非常重要的。在髁间凹范围内，外侧髁解剖变异会导致移植物定位不良。髁后缘前方的髁间凹壁上有一个突起，称为“住院医师嵴”，只有在髁间凹成形术中切除这一突起，才能显露真正的后缘。

少数情况下，ACL内部的韧带囊肿也会引起膝关节疼痛。术前MRI有助于诊断和定位韧带囊肿。

2. 病理表现　急性ACL损伤时，滑膜组织和韧带纤维之间的出血有助于诊断。探查ACL可发现完全断裂的纤维、被拉长却连续的纤维和正常纤维。

陈旧性ACL断裂的表现和急性损伤者不同，更容易混淆。最典型的病例是更靠近侧部位的断裂，ACL从其股骨附着点处移位，其残端在髁间凹深部与PCL发生瘢痕连接。这就可能出现体检和关节镜检查上的矛盾。Lachman试验显示硬性终止点，前向移位增大，而轴移试验阳性。镜下检查，韧带前部表现正常，韧带纤维延伸至胫骨止点，前抽屉试验时紧张。只有沿着外侧髁内壁深入镜头观察，直至发现韧带未终止于正常股骨附着点，方能作出正确的诊断。

单纯PCL断裂从后内侧或后外侧入路更易发现，尤其对于PCL陈旧性损伤或部分损伤的病例，因为从前侧入路观察时完整的ACL会遮挡大部分PCL。

六、外侧间室

（一）正常表现

镜头从髁间凹进入外侧间室。当镜头到达外侧半月板最内侧缘，屈膝并施以外翻应力（“4”字位），即打开外侧间室，使镜头能够越过外侧半月板前角，进入外侧胫股关节之间。由于外侧半月板比内侧半月板更接近圆形且更小，通常能看到其整体。使用探钩检查半月板下表面，可观察腘肌腱裂隙。腘肌腱裂隙位于半月板的后外侧约1cm宽，可由于创伤原因延长，或成为半月板纵形撕裂的组成部分。外侧半月板前角和胫骨的附着部位于髁间隆突前方，ACL胫骨止点后方，两者的纤维部分融合。

由于外侧半月板不与外侧副韧带相连，故比内侧半月板活动度更大，膝关节屈伸过程中可在胫骨平台上移动10mm左右。探钩能轻易地进入腘肌腱裂隙，将外侧半月板向前方牵拉，注意不要将此现象误认为半月板撕裂。外侧半月板会随年龄退变，出现不同程度的钙化，内缘磨损。虽然这并非膝关节疼痛的常见原因，但使半月板易于出现退变性撕裂。

外侧盘状半月板是一种较常见的变异，可分为三型：①不完全型。②完全型。③Wrisberg韧带型。膝关节弹响综合征即与Wrisberg型盘状半月板密切相关。这种类型的盘状半月板失去外周附着，仅保留后板股韧带（wrisberg韧带）与股骨的连接。

（二）病理表现

内侧半月板的分型也适用于外侧半月板。一般来说，外侧半月板更小，更易于切除，所以应在切除撕裂前检查整个半月板的上下表面。外侧半月板囊肿比内侧半月板多发，通常位于外侧副韧带前方的关节线上，体检时伸膝位易于触及。囊肿常发生于半月板撕裂处，呈水平走向，深入关节囊。

外侧胫股关节软骨退变较内侧少，且罕见剥脱性软骨炎。股骨外侧髁软骨损伤的发生概率较胫骨外侧平台高，主要由髌骨脱位引起。外侧间室还可发现游离体。

七、外侧沟

（一）正常表现

镜头从外侧间室越过外侧半月板外侧缘进入外侧沟，同时对膝关节施以内翻应力。外侧髌股韧带附着于外侧髁，尺寸和紧张度各异。镜头在沟内从下向上可观察半月板滑膜结合部，有时可见沿结合部有一条较宽的裂隙，属正常变异。深入镜头可见腘肌腱以及腘肌腱裂隙。外侧沟的髌外侧滑膜皱襞比内侧沟少见，当镜下发现炎症和纤维化表现时视为异常。

（二）病理表现

外侧沟病理性皱襞的诊断方法和内侧间室相同。外侧沟外侧壁的出血提示外侧副韧带撕裂，Ⅲ度撕裂时可见外侧关节囊壁的裂口。必须对外侧沟及外侧间室进行详细的检查，以排除隐匿于滑膜褶皱内的游离体。

八、后内侧间室和后外侧间室

（一）正常表现

完整的关节镜检查包括后内侧间室和后外侧间室。后内侧室内可观察股骨内侧髁后部、内侧半月板后角、PCL 后部和半月板滑膜皱襞后部。

膝关节后外侧角的解剖结构较复杂。在关节囊组织和外侧半月板外缘下方，腘肌腱分为相同尺寸的两束：一束（腘肌腱）延续至腘肌肌腹附着；另一束（腘腓韧带）直接附着于腓骨头最靠近端和后侧的突起。屈膝过程中板股韧带向前方牵拉外侧半月板后角。板股韧带从外侧半月板后角延伸至股骨内侧髁外表面，被分为两束，走行于 PCL 前的 Humphrey 韧带和走行于 PCL 后的 Wrisberg 韧带。韧带的粗细变异较大，直径通常为 PCL 的 1/3。这两种板股韧带并不一定同时存在。后外侧室常隐匿游离体，可用手挤出，也可通过后外侧入路取出。

（二）病理表现

在诊断内侧半月板撕裂时，观察半月板后角附着部非常重要，因为撕裂经常发生于半月板滑膜结合部，尤其伴发 ACL 断裂时。一项研究显示，仅进行常规前路关节镜检查会漏诊 63% 的此类损伤。过伸损伤的患者中可发现后侧关节囊的撕裂。

（陈明伟）

第四节 膝关节镜手术麻醉与体位

一、麻醉

膝关节镜手术的麻醉分为术前、术中、术后 3 期。本节主要介绍术前和术中的麻醉原则。术前准备与一般常规手术相同。

（一）局部麻醉

局部麻醉需在入路部位和关节腔内先后注射麻醉剂。早期使用局部麻醉手术失败的原因主要是利多卡因和丁哌卡因等局部麻醉药的用量和浓度不足。目前使用0.5%丁哌卡因30～50ml或1%利多卡因20～30ml，效果较好。

局部麻醉适用于诊断性关节镜检查、游离体取出、半月板切除、滑膜皱襞切除、外侧支持带松解或软骨成形术。而对于需要长时间使用止血带或需要建立骨隧道重建关节内结构的手术不适用。仅使用局部麻醉的患者至多能耐受充气止血带阻断血流30min。局部麻醉在关节镜手术中的使用需要患者的配合。

利多卡因、丁哌卡因，或两者联用是膝关节镜局部麻醉最常用的麻醉剂。0.25%丁哌卡因和1.0%利多卡因加肾上腺素联用，总量30～50ml行关节内注射效果较满意。另取5～7ml行入路局部麻醉。建议丁哌卡因总剂量不应超过3 mg/kg，联用肾上腺素。关节内注射后20min达到最大麻醉效应。由于局部麻醉和区域麻醉剂的毒性效应有蓄积作用，医师应及时与麻醉师沟通，以控制麻醉剂总量。然而在关节镜手术开始的10min内至少50%的麻醉剂被灌注液冲出，所以更大的麻醉剂量也在安全范围内。有鉴于此，在联用肾上腺素的情况下，1%利多卡因最大剂量为7mg/kg，0.25%丁哌卡因最大剂量为3mg/kg。应额外使用静脉内镇静剂协助镇痛并缓解焦虑。如果在关节镜手术过程中发现局部麻醉效果不理想，应立即使用全身麻醉。未有报道显示膝关节镜手术中使用局部麻醉存在明显的并发症。关节镜手术中局部麻醉患者所需术后观察时间也明显少于区域麻醉或全身麻醉的患者。

（二）区域麻醉

区域麻醉适用于存在全身麻醉禁忌证的患者，包括蛛网膜下隙麻醉（简称腰麻）和硬膜外麻醉，通常联用静脉内镇静剂。区域麻醉的禁忌证包括变态反应、凝血紊乱、局部或全身性感染和神经系统异常。

当预计术后疼痛持续时间较长时，可在全身麻醉后立即通过导管加用连续硬膜外麻醉，有助于术后立即恢复膝关节活动。连续蛛网膜下隙麻醉由于可能引起马尾综合征已很少使用。全身麻醉并发症包括深静脉血栓形成、肺栓塞、心肌梗死、心律失常、充血性心衰、呼吸衰竭等。相比之下区域麻醉此类并发症的发生率较低。区域麻醉可能引起的并发症包括感染、神经系统后遗症、中枢神经系统或心血管系统毒性。

硬膜外麻醉需要将麻醉剂穿过黄韧带注入硬膜外腔，而腰麻将麻醉剂穿过硬脑膜注入蛛网膜下隙。麻醉时患者取坐位或侧卧位，L_2～L_3或L_3～L_4椎间隙为常用穿刺点。腰麻常用利多卡因、丁哌卡因和丁卡因，硬膜外麻醉常用利多卡因、丁哌卡因、氯普鲁卡因和依替卡因。两种麻醉方法中，腰麻的运动阻滞效果更好，较少引起止血带疼痛，但头痛的发生率较高，尤其多发于女性患者和年轻患者以及使用大号穿刺针的病例。局部麻醉和区域麻醉使患者在手术过程中保持清醒状态，相比全身麻醉全身性并发症发生率显著降低。

（三）全身麻醉

全身麻醉的指征是需长时间使用止血带，需建立骨隧道，对局部麻醉药过敏，以及关节内结构的重建手术。全身麻醉时肌肉松弛，便于关节镜下观察膝关节间室。全身麻醉技术的发展已经降低了术后不良反应以及门诊手术后的不适，使用丙泊酚（异丙酚）代替巴比妥酸、硫喷妥钠作为诱导剂就是一个很好的例子。硫喷妥钠的半衰期为5～12h，而丙泊酚的半衰期仅为55min。如此迅速的消除使麻醉不良反应甚为轻微。

周围神经如股神经、闭孔神经、股外侧皮神经、坐骨神经以及腰丛的神经阻滞也可用于膝关节镜手术，但相对硬膜外麻醉和腰麻而言可行性不大。

二、体位

膝关节镜手术的患者一般都取仰卧位，患肢可固定于伸膝位或屈膝 90°位，医师使用大腿固定器或外侧挡板固定患肢。对侧下肢的体位可自然下垂于手术台末端，平放于手术台上或外展抬高。自然下垂于手术台末端可能引起静脉血淤滞，增加下肢深静脉血栓形成的风险，也可影响患肢内侧或后内侧入路的操作。

通常于大腿近中 1/3 交界处放置止血带。如果需要在屈膝位进行手术，应使患膝在手术台远端缺口处下垂，使膝关节屈曲 >90°，大腿固定器放置于靠近缺口处，便于操作。腓总神经是麻醉过程中下肢最容易损伤的神经，所以可使用一条无菌巾将对侧下肢固定于微屈曲位，髋关节微屈曲可缓解股神经张力；膝关节微屈曲可缓解关节后侧神经血管结构张力，使其更靠后侧，进入安全区域。使用支架将对侧下肢外展抬高也能有效缓解上述结构的张力，同时也便于内侧和后内侧入路的操作。无论使用何种体位，消毒范围都应包括从足部至大腿近侧的所有皮肤，并用无菌巾包扎足部。聚伏酮碘（碘伏）或碘溶液是常用的皮肤消毒剂，碘过敏者可使用其他消毒剂。

医师可选择坐位进行手术，也可站立位进行手术。

（姜雪峰）

第五节　膝关节镜检查指征

一般而言，膝关节镜检查指征是：通过病史采集、体格检查及影像学检查不能或者不足以进行明确诊断者。具体包括以下方面。

1. 膝关节损伤　可能涉及多种关节内损伤，如交叉韧带断裂、髌骨脱位、半月板损伤、滑膜撕裂、骨软骨骨折、腘肌腱断裂等。但并非任何膝关节急性损伤都需要做关节镜检查。分述如下：

急性前交叉韧带实质部断裂，由于其没有修复和急诊重建的指征，因此不具备急诊关节镜检查的指征，但带有髁间棘骨块撕脱者可急诊行关节镜检查和修复。后交叉韧带断裂在急性期由于存在关节血肿，通过关节镜检难以判断后交叉韧带损伤与否，亦难以判断其损伤部位，因此怀疑急性后交叉韧带断裂也不是急诊膝关节镜检查的指征。后期的前后交叉韧带损伤有必要进行关节镜检查，并可在关节镜下进行交叉韧带重建。

如果怀疑有半月板损伤，无论是急性损伤还是陈旧性破裂，都应当行关节镜检查。关节镜检查能够断定半月板损伤的部位、程度，能够确定应当采用修补或是切除的方法进行进一步治疗。

急性腘肌腱断裂常意味着较为严重的后外侧角损伤，而陈旧性后外侧角损伤是必须治疗而又最难治疗的损伤之一，所以在急性期对腘肌腱断裂进行明确的诊断及治疗非常重要。因此对腘肌腱断裂的急诊关节镜检查是必要的。

2. 反复发作的关节积液　关节积液往往是膝关节最常出现的症状，常由关节软骨和半月板的退行性变引起，也可因滑膜的各类炎症所引起。关节镜检查对明确关节积液的病因很有帮助。

3. 不明原因的关节痛　对于严重的、持续的、不明原因的关节痛，具有关节镜检查的指征。但对于与年龄在20岁以下患者应慎重使用关节镜，此类患者一般在20岁以后疼痛可能自行消退。

4. 关节软骨损伤　关节镜检查不但能够确定是否有关节软骨损伤，还能详细确定关节软骨损伤的程度、范围和性质等，从而确定应当采取何种治疗手段。

5. 膝关节性关节炎　骨性关节炎最先累及关节软骨，以后关节滑膜、软骨下骨等都会发生相应病理改变。膝关节镜检查可以明确骨性关节炎的病理改变程度和部位，并能够通过冲洗和清理进行相应治疗。

6. 关节内手术前评估病变和确定手术方案　在一些手术前行关节镜检查，如前交叉韧带重建、胫骨高位截骨、骨窝囊肿切除等，可以明确病变的程度，进一步确定详细的治疗方案，树立手术人员的信心。

（姜雪峰）

第六节　膝关节镜检查术

（一）麻醉的选择

关节镜检查需在麻醉下进行。国外多数选用全麻或局麻，而国内在做膝关节镜检查时大多选用硬膜外麻醉，也有应用局麻、神经阻滞麻醉等，各有利弊。

（二）体位

膝关节镜检查一般两种体位：

1. 仰卧位　检查时可将患者膝关节屈曲内翻或屈曲外翻，使关节间隙加大。

2. 小腿下垂屈膝位　即患者仰卧于手术台上，检查时将手术台尾部放下，使小腿下垂，膝关节屈曲，这样术者坐位时眼睛与患者膝部相平，有利检查。

（三）充盈和扩张关节腔

麻醉后进行关节镜检查及镜视下手术前需将关节腔充盈扩张。用来充盈扩张关节腔的物质有液体和气体两种，各有优缺点。

1. 液体　应用较普遍，通常用来充盈和扩张的液体有生理盐水及林格液，采用前者较多。其优点是：①操作简单，将液体通过一事先插入关节内的穿刺针注入关节内，无须特殊设备。②可保持连续的关节冲洗，从而获得清晰的视野。缺点为液体对光有折射作用，另外生理盐水为一种电解质，不宜在关节内应用带电器械。

2. 气体　通常应用二氧化碳或氮气等，其优点是避免了液体对光的折射，对软骨面的细小变化易于观察，同时也避免了绒毛漂浮水中，阻挡视野，影响观察。缺点则是易漏气，气体易从穿刺孔泄漏，如果关节囊有损伤，则气体还可进入组织内产生气肿；若关节腔内气体压力过高，气体还可通过破裂的微血管进入心血管系统产生气栓，危及生命；其次需有特殊的自动调节器来维持，使关节腔保持在扩张状态。

（四）膝关节镜的入路及检查顺序

关节腔为密闭腔，关节镜检查时需在严格的无菌情况下，在关节周围进行穿刺，然后将关节镜插入关节腔内。膝关节周围的穿刺点很多，但常见的有髌上内外侧及髌下内、外侧膝眼入路，即所谓标准入路（图 19－1）。

关节镜检查应按一定顺序进行观察，以免遗漏诊断或损伤组织。以髌下外侧入路为例，其检查顺序为：髌上关节囊（观察有无游离体留宿，滑膜有无炎症、充血、肿块，有无髌上皱襞及纤维索带等）→髌股关节（观察软骨面有无病损，髌股关节排列是否正常）→膝内侧囊及内侧股胫关节间隙（观察半月板有无损伤，内侧滑膜皱襞、股胫关节软骨面是否正常）→髁间窝（观察交叉韧带是否正常，有无游离体留宿，有无髌下皱襞等）→膝外侧关节囊及外侧关节间隙（观察外侧半月板是否完整，有无盘状半月板、关节软骨面是否正常等）。

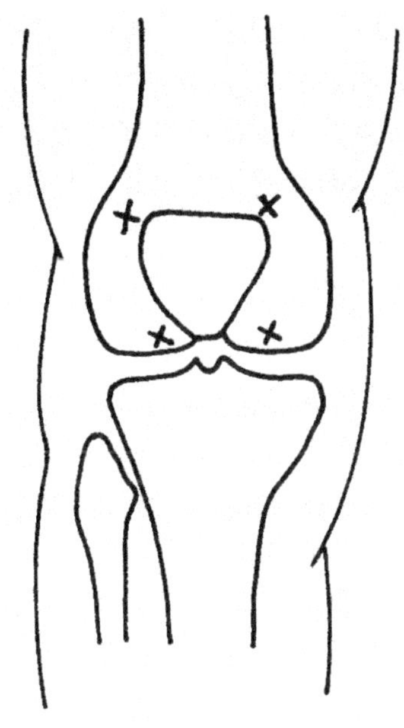

图 19－1　膝关节镜入路

×记号处示入路部位

许多经验表明，与病变同侧入路，观察病变往往较难，而采用对侧入路，观察病变较容易。

（姜雪峰）

第七节　膝关节镜手术适应证

（一）半月板修补的适应证

半月板撕裂是否适合修补取决于多个因素。撕裂部位的血供情况是首先需要考虑的因素。Arnoczky 及 Warren 证实了半月板的外 1/3 部分存在血管网。这个解剖发现，引出将半月板撕裂分为 3 个区的概念：①位于血管区的红－红撕裂，修补后愈合率很高。②位于血管区与非血管区连接处的红－白撕裂，修补后有一定的愈合率。③位于血管区中心的白－白撕裂，修补后一般不能愈合，部分切除是最好的手术方法。

撕裂的类型是考虑是否进行修补的另一个重要因素。桶柄样撕裂及垂直纵向的撕裂自身有趋向稳定的复位及固定的趋势。水平撕裂，放射状、片状、复杂及退行性撕裂难以愈合，部分切除是最常见的治疗方法。在放射状撕裂的病例中，周围的环状纤维断裂，所以即使愈合后半月板仍没有功能。

虽然年龄较大不是绝对的禁忌证，但对于修补手术来说，年龄因素是必须予以考虑的。通常多数老年患者的退行性撕裂不适合手术治疗。关节表面的情况、个人的活动能力及关节的其他合并损伤都必须予以考虑。一系列新材料和新技术的出现扩大了半月板修补术的适应证。

半月板缺失对膝关节退行性改变的影响相比十字韧带损伤更为显著。当半月板损伤合并ACL时，如果半月板有中等程度的愈合可能性，就应该进行半月板修补术。关节镜下半月板切除术仅适用于半月板愈合可能性很小的病例。

根据文献报道，具有以下特点的半月板撕裂修补愈合率较高：①同时伴有ACL损伤，尤其当半月板修补术和ACL重建术同时进行时。②撕裂部位于半月板周缘。③长度较短的撕裂。④年轻患者。⑤新鲜损伤。

（二）前十字韧带重建的适应证

治疗ACL功能不全的目的在于恢复膝关节稳定性，避免损伤复发及预防半月板和关节软骨等的继发性损伤。任何年龄希望恢复运动功能的和对生活质量要求较高的患者都适合做ACL重建手术。此外，决定是否须手术治疗ACL损伤不应仅仅建立在出现膝关节不稳定的基础上，还取决于患者的生活方式及运动水平。不应简单地把年龄作为衡量标准，因为总体水平才是更为重要的因素。通常认为更年轻的个体的运动水平也更高，更依靠膝关节。然而，很多老年的个体正参与高运动量的娱乐活动，并且持续较长时间。所以年龄不应成为ACL重建术的禁忌证。重建手术的成功取决于严格遵守手术原则，包括具有足够强度和刚度的移植物的选择、移植物的准确定位以避免张力过大和髁间凹撞击、移植物的坚强固定为早期康复提供足够的强度和刚度等。

很多组织曾被用来做ACL的替代品，包括自体移植物、同种异体移植物和人工合成材料。目前，最流行的移植物是自体骨、髌韧带、骨和四股腘绳肌腱。

无使用髌韧带作为移植物禁忌的患者都可以采用髌韧带进行韧带重建。采用髌韧带重建ACL有一些特殊的适应证：全身性韧带松弛的患者相对禁忌采用腘绳肌肌腱，而髌韧带刚度较大，是这类患者使用自体移植物重建的最佳选择；对于合并有膝关节后内侧韧带复合结构损伤的患者，也不宜采用腘绳肌肌腱进行ACL重建，因为此方法会进一步损伤膝关节后内侧的稳定性，所以也特别适合采用髌韧带进行重建。对于经常跪地工作（如地毯工、木匠等）要避免膝前痛和跪地痛，髌韧带短小、有损伤或有病变，患髌股关节疾病的患者禁忌采用髌韧带重建。

采用腘绳肌腱的优势在于不损伤伸膝装置，这对有髌股关节紊乱史和曾使用髌韧带重建后翻修的患者尤其重要，同时也更美观。排除腘绳肌腱已被切除的患者，采用腘绳肌腱重建ACL没有绝对的禁忌证。全身性韧带松弛的患者相对禁忌采用腘绳肌肌腱，这些患者可能更适合采用最终刚度较大的髌韧带。而对于合并有膝关节后内侧韧带复合结构损伤的患者，也不适合采用腘绳肌肌腱进行ACL，重建，因为此方法会进一步损伤膝关节后内侧的稳定性。如果术前通过MRI检查，或者术中取半腱肌肌腱时发现肌腱直径<3mm，则四股半腱肌肌腱也难以保证强度，应当改用其他材料。

（三）后十字韧带重建的适应证

通过患者的病史、体检和影像结果诊断后 PCL 的损伤，根据 PCL 损伤的程度选择适当的患者。一般习惯把后抽屉试验中胫骨结节的后移范围作为 PCL 损伤程度的分级标准。正常膝关节屈曲 90°时胫骨结节位于股骨髁前 1cm，与正常侧对比，如果胫骨结节后移 3～5mm，PCL 损伤为Ⅰ度；胫骨结节后移 6～10mm 为Ⅱ度；后移 11mm 以上为Ⅲ度。PCL 损伤后，膝关节的向后松弛是一个进行性过程，在伤后关节周围纤维化期，后抽屉试验可能阴性；进行到纤维化消退期时，此时胫骨结节后移达到Ⅱ度；如果辅助稳定结构松弛时，在关节向后位移达到Ⅲ度。目前根据韧带的损伤程度，把 PCL 损伤分为部分损伤和完全断裂。对于高龄或者活动较少陈旧性 PCL 完全断裂的患者以及 PCL 部分损伤的患者，可以采取非手术治疗的方法。尽管近期效果尚可，但远期有诱发髌股关节炎的可能。

急性损伤、单纯 PCL，损伤、撕脱骨折并且向后移位＞10mm，即Ⅲ度损伤的患者必须手术治疗。合并后外侧角损伤的 PCL，损伤患者应该尽早行重建术，合并有内侧副韧带损伤的患者首先制动，内侧副韧带和关节囊愈合后，方可行 PCL 重建术。

对于陈旧性损伤的单纯 PCL 损伤，胫骨后移位＞10mm 者考虑手术治疗。关节损伤引起胫骨后移＞10mm 者考虑关节韧带复合伤，合并有后外侧韧带结构损伤比较常见，需要一期手术重建所有的韧带，后外侧的韧带结构是 PCL，修复重建的基础。

对于Ⅱ度以内的 PCL 损伤，传统的观点认为，通过股四头肌功能操练，可以恢复关节的稳定性。等到出现髌股关节炎或者内侧膝关节炎时，才予以择期行 PCL 重建。现在则认为韧带损伤应该积极治疗，对于韧带损伤＜50%的患者，采取刺激增强技术；＞50%的患者，则采取 PCL 重建。因为股四头肌是动力性稳定结构，它是在膝关节产生不稳后，通过本体感受器产生的调节反应，其反应是滞后的，不能提供即时的稳定性；而 PCL 是静力性稳定结构，在膝关节的活动中提供即时稳定性。尽管增加股四头肌力能增加髌腱对胫骨结节向前的提升力，但引起的代价是髌股关节和胫股关节的压力增加，导致关节的退行性改变。

（四）滑膜切除的适应证

膝关节出现持续性反复发作的关节肿胀、疼痛，如果明确诊断为弥漫性色素沉着绒毛结节性滑膜炎，应当尽早进行治疗，这样才能够保证膝关节功能。因为前后十字韧带都在滑膜包绕之内，滑膜炎拖延不治会造成十字韧带侵蚀，严重影响膝关节稳定性，最终影响膝关节整体功能。

经过适当治疗后不愈的顽固性滑膜炎和经化疗或放疗的滑膜炎需要作滑膜切除术。滑膜的化疗或放疗方法仅在欧洲施行，对于其治疗的效果和引起的不良反应仍有争议。关节镜下滑膜切除术的优点就是可以在滑膜炎的早期手术治疗，不影响半月板的完整性，不用限制活动，对关节的稳定性没有影响，无畸形情况发生，不会引起诸如关节间隙狭窄、骨赘发生等影像学的改变，其手术效果良好。

关节镜下滑膜切除术的禁忌证主要包括出血性疾病。既往认为化脓性关节炎也是禁忌证。现在则认为，随着医疗技术的提高，这两种疾病为相对禁忌证，尤其是化脓性关节炎，在关节镜下清理灌洗化脓性关节炎也取得良好的效果。因此，如果具备足够的技术条件仍可以切除。

（姜雪峰）

第八节　膝关节镜手术入路

膝关节镜手术成功的前提条件就是要有精确的入路定位，入路不当可引起关节面损伤、手术器械断裂、视野观察受限和手术操作困难。膝关节入路方法很多，但是入路的选择必须遵守以下原则：不能损伤重要的解剖结构；创伤要小；定位要简单。

根据这条原则，膝关节镜的前外侧、前内侧入路是非常理想的入路方法，也便于掌握，是目前最为常用的入路。但有时常规入路难以观察到所用的关节内结构，或不利于镜下操作，此时可能需要应用一些非常规入路，如后侧入路。对于膝关节来讲，重要的神经血管都位于膝关节后方，因此作后内侧和后外侧入路时要特别小心，一定要避免这些结构。

（一）关节镜入路

1. 前内外侧入路　该入路是关节镜的经典入路，也是最常规使用的入路，可以看到膝关节内几乎所有的结构。以前外侧入路为例说明。

（1）定位：前外侧入路位于髌腱外缘外侧 0.5cm，胫骨平台上缘上方 1.0cm 处，即位于髌腱外缘、股骨外侧髁缘和胫骨外侧平台缘 3 条边所构成的三角形之中心点附近。该入路被认为是膝关节镜手术中关节镜的常规入路，因此也称为标准前外侧入路。

（2）操作方法：将患肢下垂，屈膝 90°左右（或患者平卧，屈髋 45°，屈膝 90°），使髌腱轮廓清楚。准确定位后做 6mm 横行切口，然后按照上述定位方法进行操作。

2. 高位前内外侧入路

（1）定位：屈膝，平髌骨尖作横线，与髌韧带内、外缘交点。

（2）操作方法：屈膝 70°，平髌骨尖，紧贴髌韧带内、外侧缘，用 11 号刀片做约 8mm 长横行皮肤切口，切开皮肤后将刀片转成纵行，向股骨髁间窝方向，切开关节囊。切口过小会造成镜头转移困难，切口过大会造成关节液的大量外溢，从而造成关节囊不能充分扩张。

3. 经髌韧带入路　该入路有利于对髁间凹区域和关节后室的观察，但对于外侧间沟和腘肌间裂隙部位的观察较为困难。

（1）定位：屈膝 70°，髌骨尖下约 1cm 处。

（2）操作方法：定位后，在髌骨尖下，用尖刀片垂直于髌韧带做 8cm 纵行皮肤切口，切穿髌韧带后，可换穿刺针带套筒向着髁间凹插入。

4. 平髌骨中部内、外侧入路　该入路适应证有限，对关节前室，包括内外侧半月板前角和交叉韧带止点区域的观察非常有利。

（二）器械入路

1. 髌上外侧入路

（1）定位：在髌骨上缘上方 1cm，水平向外至股四头肌联合腱外缘线交叉点。

（2）操作方法：膝关节伸直位，按照上述方法定位后，在定位点用尖刀片做纵行切口约 5mm，切开皮肤及皮下组织即可。然后用穿刺针朝着内下方向穿刺，注意不要损伤髌股关节面。关节囊穿破后会有关节内液体流出，此时即可进入探针或镜下手术器械进行操作。通过该入路可以更好地达到髌骨后部位，也可以用于髌上囊部位的游离体取出或滑膜刨削、滑膜皱襞切除、髌骨软骨软化症的处理、髌骨外侧支持带松解的定位标志等。

2. 髌上内侧入路

（1）定位：在髌骨上缘上方1cm，水平向内至股四头肌联合腱内缘线交叉点。

（2）操作方法：膝关节伸直位，按照上述方法定位后，在定位点用尖刀片作纵行切口约5mm，切开皮肤及皮下组织即可。然后用穿刺针朝着外下方向穿刺。髌上内侧入路对股内侧肌本体感受功能的影响较大，因此应尽可能采用髌上外侧入路，必须使用该入路时，应当在骨内侧肌腱行部分选择入口。髌上内侧入路通常用于髌骨外侧支持带的松解。

3. 内侧半月板上入路　是最常见的器械入路。该入路紧贴半月板基部上缘，但应当避免损伤半月板。该入路专门为内侧半月板后半部和后角手术设置，如果内侧关节间隙很难张开，可紧贴内侧副韧带前缘选择该入路，绕过股骨髁达到手术区域。如果内侧关节间隙张开很好，可以在内侧副韧带前缘与髌韧带内侧缘之间的任何区域选择。一般来讲，通过内侧半月板上入路较难触及外侧半月板。

4. 高位内侧入路　如果内侧关节间隙很小，通过非常靠后的内侧半月板上入路也难以达到内侧半月板后角，建议使用高位内侧入路。该入路切口平髌骨尖水平，紧贴髌韧带内侧缘，一般采用针头定位。通过该入路，经内侧副韧带前缘和股骨内髁之间的间隙可以直达内侧半月板后角。如果股骨内可有明显的骨质增生，会对该入路的使用造成影响，可以通过多次针头插入选择最佳位置。通过该入路，很容易到达外侧半月板。

5. 后外侧入路　切口在（内）外侧副韧带相当于膝关节间隙处，当关节游离体位于后关节囊难以通过常规入路取出时，可考虑采用此入路。因该入路容易损伤血管神经而较少应用。

（姜雪峰）

第九节　膝关节镜手术的并发症

（一）关节软骨损伤

由于器械使用不当，关节软骨损伤是最常见的并发症。常由于入路不当、插入套管及穿刺针粗暴、关节镜镜头摆动粗暴、视野不清时器械操作造成损伤、对关节镜下解剖结构不熟悉、特殊器械缺乏、器械操作粗心引起。

（二）神经损伤

神经损伤可能涉及腓总神经、股神经、坐骨神经和隐神经，常好发于隐神经的髌下支。因为隐神经髌下支一般与静脉伴行，选择切口时避开静脉就可将其避开。

（三）血管损伤

血管损伤在关节镜手术中较常见，一旦损伤后果则比较严重。多为锐性切割伤。此外，还有止血带或驱血造成的损伤，尤其是多见于下肢动脉病变的患者。锐性血管损伤常见于腘血管损伤，常发生于切除内侧半月板后角时。操作时应仔细认真，熟悉局部的解剖结构。

（四）韧带损伤

一般较少见，常发生于韧带薄弱松弛的老年患者和已存在关节囊韧带损伤的患者。在关节镜手术过程中，有时需要内外翻关节以打开关节间隙，如用力过大会导致关节囊韧带破裂。切除髌前滑膜时应避免损伤前交叉韧带。在外侧半月板全切时，应注意保护腘肌腱。

（五）器械断裂

如果手术过程中出现了器械断裂，首先立即关闭进出水管并维持膝关节位置不变以防止断裂的器械在关节内到处游走。缓慢小心移动镜头，将断裂的器械置于视野中心，以多枚针头经皮穿刺固定，然后取出。如果脱落物转移至膝关节后室，将非常难以寻找和取出，但尽量不要切开膝关节寻找异物，可联合使用 X 线透视进行。

（六）感染

同其他手术操作一样，严格的无菌操作是预防感染的最重要措施。主要的致病菌为金黄色葡萄球菌。一旦发现感染，应当及时行关节引流和冲洗，可在关节镜下进行。

（七）膝关节血肿

膝关节镜术后引起的关节肿胀或血肿是比较常见的，镜下仔细点凝止血可以降低其发生率，近年来出现的冷激光和冷融切等器械能够在切割时无出血或很少出血。如果术后反复出现关节内血肿，常意味着血管损伤或者凝血功能障碍，应行血管造影或凝血功能检查进一步明确诊断。

（八）滑膜瘘和滑膜疝

一般由于引流管放置时间过长、切口过大、器械经过手术入路次数过多等引起。滑膜瘘容易造成关节内感染，一旦发生，须立即患肢制动并减少负重，并进行抗菌治疗；如果瘘管长期不闭合，说明瘘管已经上皮化，需行瘘管切除。滑膜疝是滑膜从切开的关节囊向皮下膨出，形成一个局限性囊肿。治疗需手术切除。

（九）深静脉血栓

术后尽早让患者进行功能锻炼就可以预防深静脉血栓等形成，对于有高凝状态的人群预防应用抗栓剂可能有所帮助，但时间不宜过久。

（欧阳晓）

第十节 膝关节镜手术后的康复

膝关节镜手术后科学的康复训练是容易被外科医生所忽视的，而这正是获得手术预期疗效至关重要的一个环节。术后缺乏有效的康复训练或训练方法的失误对手术效果会产生很大的消极影响。因此，掌握膝关节镜手术后的康复原则，针对不同患者以及不同手术方法的个体化的术后康复指导，是患者在接受关节镜手术后进行康复训练的关键。

一、康复原则及训练方法

（一）康复原则

膝关节镜的术后康复既要有助于增强膝关节伸屈肌群的肌力，又须尽量降低髌股关节间的压力，这为制订术后康复计划提出了较高的要求。基于这一准则，1980 年美国辛辛那提运动医学研究所提供了一整套“髌骨保护计划”（patellar protection program），旨在指导膝关节紊乱的保守治疗及术后康复。按照这一方案，整个康复过程循序渐进地分为 4 个阶段。

1. 起始康复阶段（initial rehabilitation）　旨在消除疼痛，并同时减轻肌肉萎缩及炎症反应。膝关节术后可用冰袋加压包扎患肢，以减少关节积血及患肢肿胀。非类固醇类抗炎药物（nonsteroid anti - inflammatory drugs，NSAIDs）的应用，如双氯芬酸（商品名扶他林）或布洛芬（缓释芬必得），有利于减轻疼痛及炎症反应。患肢股四头肌等长收缩可有效地防止术后肌肉萎缩的发生。术后早期患膝的 CPM 锻炼有利于关节的活动。动物实验表明，术后早期的 CPM 锻炼还有利于提高关节软骨修复的质量。

2. 中间康复阶段（intermediate rehabilitation）　这一阶段的康复目的在于不增加疼痛、肿胀的前提下发展肌力。NSAIDs 的辅助治疗仍可能是必要的。发展肌力的方法包括结合渐进抗阻训练进行的终末伸膝锻炼及各种体位下的直腿抬高训练，锻炼过程中如患肢出现疼痛及肿胀，除应作相应的对症处理外，尚应酌情降低训练强度。

3. 递进康复阶段（advanced rehabilitation）　此阶段的目标是获得正常的关节活动范围、获得最大的肌力并提高肌耐力。增强肌力的方法与前两个阶段相似，条件允许时可借助于各种各样的装置协助进行训练。游泳和骑自行车是增强肌耐力的有效训练手段。

4. 恢复活动阶段（return to activity）　这一阶段是让患者选择某一项或几项特定的活动方式继续进行发展肌力和增强耐力的训练，直至患膝的功能达到发病前的正常水平。

（二）发展肌力的训练方法

1. 股四头肌等长收缩　是有效防止肌肉萎缩、增强肌力的一种早期康复手段。股四头肌是伸膝装置中的动力部分，股外侧肌和股内侧肌的扩张部有着重要的稳定和平衡作用，其中股内侧肌斜行纤维（vastus medial oblique，VMO）对维持髌股对线具有更重要的作用。取仰卧位，对侧膝关节屈曲以避免腰椎的压力。患侧股四头肌作等长收缩，每次收缩持续 5 ~ 10s，如此往复进行。每次收缩的时间不宜过长。等长收缩使肌肉无氧代谢产生乳酸，刺激肌肉微循环血管扩张，利于肌组织摄取营养。对术后有些患者因为害怕疼痛而不愿做股四头肌自主收缩者，可用经皮电神经刺激（transcutaneous electrical nerve stimulation，TENS）的方法使股四头肌收缩，刺激强度应介于其感觉和运动阈之间，每次刺激时间约 10min；对不能耐受 TENS 带来的疼痛和不适的患者，可于电刺激前用冰袋按摩。

2. 直腿抬高锻炼（straight leg raises）　可以在仰卧、俯卧和侧卧位进行。但是应该注意，健侧卧位患肢的直腿抬高及髋外展是禁忌的，原因在于这非但无益于 VMO 的锻炼，反而加强了股外侧的肌力，加剧了 VMO 与股外侧肌之间的失衡，从而加重了患膝的疼痛。仰卧位的直腿抬高锻炼的原动肌为股四头肌，腘肌为拮抗肌，这样可使股四头肌、腘肌的肌力均得到增强，有利于增强患膝的稳定性。最近的解剖学研究表明，VMO 起源于内收大肌腱的大部分和内收长肌腱的一部分，而且髋内收时 VMO 的电活动显著高于股外侧肌，因此患侧卧位进行患肢的直腿抬高髋内收锻炼，对选择性增强 VMO 的肌力有显著的疗效。

3. 终末伸膝锻炼（terminal knee extension）　即在屈膝小于 30°的范围内对抗重力作伸膝锻炼。其理论依据在于肌电图研究表明在伸膝活动的最后 30°时，VMO 的活动非常活跃，因而可选择性地增强 VMO 的肌力。这种锻炼具有显著的临床疗效，患者对这种锻炼方式也较易耐受，这缘于伸膝最后 30°时髌股关节间压力较低而较少导致膝前痛影响锻炼进程。锻炼时，可在患膝下垫一枕垫，保持屈膝约 30°，而后使足跟抬离床面直至患膝伸直，如此循环往复进行。

所有这些锻炼均必须在无痛的条件下进行，而且必须遵循选择性发展 VMO 肌力，同时最大限度地减少髌股关节间压力为原则。一般而言，锻炼的强度为每日 2 次，每次 10 ~

15min，并根据患膝的功能状态按股四头肌等张收缩→直腿抬高（各种体位）→终末伸膝锻炼→渐进抗阻训练的顺序循序渐进地进行。

经典的渐进抗阻训练（progressive resistive exercises，PRE）是由 Delorme 于 1945 年首次提出的，其原理基于重负荷、少重复次数的练习有利于发展肌力，中等负荷、多重复次数有利于发展耐力的原则。其设计的具体方法为，先测某一肌群完成重复 10 次的最大负荷量（repetition maximum，RM），取该量为其后负重抗阻练习的基数，分 3 组进行。第 1 组，取 10RM 的 1/2 量，重复 10 次；第 2 组取 10RM 的 3/4 量，重复 10 次；第 3 组用 10RM 全量，重复 10 次。每组练习中间休息 1min，每天进行 1 次。每周复查 10RM 1 次，据此修正练习时的实际负荷量，并以此作为下一周锻炼的基数。

对膝关节镜术后康复过程中需发展肌力的患者，不能完全照搬以上方法，而应根据患者的情况严格按照个体化、量力、安全和循序渐进的原则进行。

（三）增强关节活动范围的练习（ROM 练习）

增进关节活动范围是指由于组织粘连或肌痉挛而导致关节功能障碍的康复练习，因此其主要目的是对活动受限关节进行牵伸（stretching）但又不损及正常组织。

Vildik 的研究表明，纤维组织具有黏弹性（viscoelasticity），表现为以下几个特性。

1. 非线性的应力－应变关系　随着牵伸应力的增大，组织内受牵伸的纤维数也逐步增加，组织长度相应增加，抗应变强度也渐渐增大。

2. 滞后拌（hysteresis loop）　在组织受应力牵引延长后，去除应力后组织长度不沿原来延长的轨迹恢复，而是要延长一点。

3. 蠕变（creep）　在组织受牵伸而延长后维持应力，组织还可以继续缓慢地延伸，并且在反复多次牵拉后也有类似的蠕变，表现为牵拉至同样长度所需的应力逐步减小。

4. 应力松弛（stress relaxation）　在组织受应力牵伸而延长后，如维持长度不变，组织内因受牵伸而提高的张力随时间的延长而逐步下降。

根据以上特性，Vildik 认为：短时间、大强度的牵伸，主要作用于黏滞弹性，当牵伸力去除后，组织倾向于恢复原长；长时间、中等力量的持续牵伸则作用于黏滞弹性和黏滞性，当牵引力去除后，不完全恢复原长，因而可获得较好的持久效果。

临床上因膝关节周围肌腱组织、软组织的紧张，可通过影响髌骨对线导致膝前痛。腘肌紧张可使足背屈受限及代偿性足内旋、股骨内旋，从而使 Q 角增大；同样，膝反张、膝过伸可通过引起胫骨外旋而致 Q 角增大，这都可以是膝前痛的原因。因此，牵伸腘肌、腓肠肌一比目鱼肌、股四头肌、屈髋肌及外侧的髌胫束，不仅是康复治疗中的一个重要环节，也是预防工作的重要组成部分。

大多数牵伸训练应该由患者单独完成，少数则需借助于被动牵伸完成。不同的治疗组可根据以上原则及患者的具体病情而编制不同的锻炼体操。近年来有报道将本体感觉神经肌肉强化技术（proprioceptive neuromuscular facilitation，PNF）应用到牵伸锻炼中，具有满意的临床效果。其原理是当原动肌牵伸至最高峰时，拮抗肌亦将收缩，通过本体反射弧中的神经肌肉通道，被牵伸的肌肉会进一步放松，从而更加利于牵伸。将 PNF 技术应用于腘肌的牵伸锻炼，常可迅速改变股四头肌腘肌之间的不均衡的力量比，从而在短期内纠正膝关节的屈曲畸形。

（四）耐力训练（endurance or aerobic training）

这是指以发展体力、耐力为目的的医疗训练活动。作为一种运动形式，耐力等于力、距离、重复次数的乘积。因此，耐力量指在一定强度下、一定时间内（15～30min）重复同一运动周期的运动。

有氧代谢能力是呼吸系统摄氧、循环系统运输氧的能力的反映，并与参与能量代谢的酶系统的活性有关，因此有氧训练实质上是一种增强呼吸、循环、代谢功能的锻炼方法。在进行中等强度（40%～79%最大吸氧量）的运动时，机体内有氧代谢最为活跃，因此有氧训练也就是中等强度的耐力训练。

膝关节镜术后患者康复治疗中常用的耐力训练方式包括游泳、水疗、骑自行车等。骑自行车操练时，座位应抬高以减少患膝的屈曲度，从而减少髌股关节间作用力。自行车操练可在快速转速下进行，以加强肌肉的活动强度和耐力；同时也可进行腓肠肌、比目鱼肌、髋肌和腘肌的活动。近年来兴起的水疗（hydro therapy）有较多的优点，它借助水的浮力为助力，可以用于加强肌力及增强关节活动范围练习，并且由于可以最大限度地放松肌肉从而既利于减轻疼痛，又有助于交替锻炼原动肌与拮抗肌。适当地控制好运动量还有利于肌肉的耐力训练。

（五）膝关节持续被动活动

自 Salter 在 20 世纪 70 年代提出关节的持续被动活动（CPM）的概念以来，CPM 已成为关节外科康复中的一个重要内容，越来越多地被骨科医生所接受。关节的持续被动活动至少有以下意义：

（1）术后早期开始的 CPM 可以抑制痛觉信号的上传而缓解术后的疼痛，或在无痛状态下达到训练的目的。

（2）通过关节活动对滑膜的刺激以及通过模拟正常的关节活动环境，增加关节软骨的营养和代谢。

（3）促进关节软骨的修复和向正常的透明软骨转化。

（4）避免因制动引起的关节软骨退变及组织粘连。

（5）促进关节功能恢复。

膝关节是临床上应用 CPM 最广泛的关节。借助于下肢 CPM 装置，对关节镜术后的膝关节进行持续被动活动训练，不仅很容易被患者接受，而且的确对术后康复是非常重要的。对关节软骨成形术、半月板部分切除和盘状软骨成形术、关节松解手术包括 ALRR 手术等，CPM 应列为常规康复项目。

在使用 CPM 时应遵循早期使用、循序渐进、个体化指导的原则。

二、术后的等长、等张收缩锻炼及等动收缩锻炼

所有损伤的康复过程中，均须保持本体感觉。而制动后，首先萎缩的是慢颤肌纤维，这可能是由于慢颤肌纤维容易发生正常本体感觉的消失。紧随慢颤纤维萎缩其后的是快颤肌纤维的退化。因此，在康复训练中应先进行慢颤肌纤维的康复治疗，然后再进行快颤肌纤维的康复；前者要求肌肉长时间的收缩，而后者则要求肌肉在短时期内承受较大的力。疼痛是快颤肌纤维功能恢复的最大抑制因素，因此快颤纤维的锻炼应于疼痛、肿胀消失后（无痛条

件下）进行。

快颤肌纤维适应抗阻训练，它比慢颤肌纤维的反应好，但随着年龄的增长，快颤肌纤维逐渐萎缩而慢颤肌纤维逐渐占据主导地位，在进行康复训练时应顺应这一生理变化。

尽管早期的等长收缩锻炼有利于防止肌萎缩及发展肌力，但由于等长收缩锻炼时肌力多集中于关节运动范围的一个点上，无益于长期的肌力发展。等张收缩锻炼可在一个重量抗阻上进行关节全范围的活动，肌力输出和抗阻负荷随着不断改变的关节角度和力矩而不断变化。因此阻力负荷不能大于运动周期中最低的肌力输出，这样在每一周期中大部分时间所承受的负荷均偏低，所以等张收缩锻炼不能取得最佳的临床效果。

等动收缩锻炼，又称等速锻炼（isokinetic exercise），是应用专门设备（如 Cybex 等动测试训练仪）控制每一肢体进行全关节活动范围中的活动速度，保证关节以恒定的速度进行活动锻炼，从而提高某肌群的作用效率，使其在短时间内较快增强肌力。关节活动的速度可以根据需要任意设定，超过限定的速度时，装置本身可将肌收缩产生的过多的力转换成相应的阻力（accommodation resistance），这样既使肌肉始终保持最高张力状态，又保护了关节不受损伤。

等速收缩锻炼还兼有等张和等长收缩锻炼的特点。当设定的关节活动速度较慢时，如 3r/min，其形成的等速力矩（isokinetic torque）相当于等长力矩的 81.2%，即运动特性接近于等长收缩，将速度设定加快至 15r/min，则其形成的等速力矩相当于等张力矩的 66.6%，接近于等张收缩。

Cybex 仪是近年来兴起的一种用于等动训练的装置，目前已在全世界范围内得到广泛应用及迅速推广。该仪器不仅可以帮助患者进行康复训练，还可测试患者肌肉的强度、肌力、耐力和张力发展的速度，为康复过程中的监测及康复后的效果评价提供了有效的客观指标。

三、几种常见关节镜手术的术后康复

膝关节镜术后的最初 48h 内应予冰袋冷敷或加压包扎，以减轻关节的肿胀、积血及其他因手术创伤而带来的不适。术后 24h 内最好能适当补液，并经静脉给予抗生素，24h 后抗生素改为口服。止痛药物作常规应用，以防止或减少术后的疼痛，一般可口服布洛芬（缓释芬必得），或双氯芬酸钠（diclofenac sodium，商品名扶他林），均可获得较好的止痛效果。阿司匹林等水杨酸类药物应忌用，因为可能抑制血小板活性，增加出血，并且可能刺激胃肠道。术后 24～48h 后可拆除伤口的敷料，改用创可贴贴敷直至 1 周后切口愈合。淋浴可于手术 48h 后进行，但盆浴则应待切口愈合之后。

（一）半月板手术后的康复

关节镜下半月板手术后的康复应根据不同的术式及患者的个体情况给予个体化的康复指导。半月板术后当天即应开始股四头肌的等长收缩锻炼。半月板游离缘部分切除的病例，可允许早期活动及部分负重。半月板较复杂的术式，术后 3～5d 可借助拐杖下地行走，活动量应控制在每天 2 次，每次 10～15min。手术 3 周后可根据患者的耐受情况进行游泳、骑自行车等耐力训练。独立行走、奔跑等活动应于术后 6～8 周方可开始。多数报道认为，ROM 练习及增强肌力的渐进抗阻锻炼应于晚期进行，即术后 6 周之后才能开始。过早地、过重地开始这些锻炼会招致关节的肿胀和疼痛，从而影响训练计划的实施及训练效果。渐进抗阻锻炼及 ROM 练习均应严格按照剂量个体化的原则，结合患者自身情况及患膝的功能状态循序渐进地进行，否则会引起适得其反的后果。对半月板缝合的病例，为减少缝合口的牵张应力，适当地制动仍然是必要的，对可靠的缝合技术和缝合材料而言，2 周的制动及 4 周的限制性的 ROM 训练及部分负重训练，可以促进半月板的愈合和塑型。

（二）软骨成形术后的康复

软骨成形术后的康复训练既应有助于增强肌力，又要防止不恰当的锻炼方式或锻炼强度加重软骨的磨损、退变。软骨组织的修复能力是相当有限的，因此对于软骨退变的患者，单纯的表面成形术仅能获得纤维软骨的替代修复；软骨钻孔成形术可使成骨细胞激活为成软骨细胞，从而获得软骨缺损的透明软骨修复。无论上述何种术式，手术后早期的 CPM 锻炼均有利于促使纤维软骨修复转变为透明软骨修复。CPM 可与早期的股四头肌等长收缩结合进行，有利于增加关节的活动范围。术后 6 周疼痛和关节肿胀消失后，应进行股四头肌特别是 VMO 的渐进抗阻训练。对髌股关节软骨病变的患者，尤应注意避免增加髌股关节间压力而诱发膝前痛。耐力训练可于术后 3 周开始，术后的完全负重行走则应严格地限制在术后 6 ~ 8 周以后。

（三）滑膜清理术后的康复

单纯的滑膜清理术因并未涉及关节内的软骨、半月板组织，故原则上负重行走不应有所限制。但是滑膜清理术后组织的充血及关节积血和肿胀，常影响早期关节的活动，成为术后康复的焦点。针对这些情况可采取的措施包括术后冰袋冷敷、加压包扎、患肢抬高。慢速的 CPM 及股四头肌的等张收缩有利于关节的早期活动及关节肿胀的吸收。在无痛和消肿的前提下，1 周后即可进行患膝的伸屈运动。耐力训练应根据患者耐受的情况于手术 3 ~ 6 周后开始，其强度应以不引起疼痛及患膝不肿胀为宜。

（四）外侧支持带松解术后的康复

关节镜下外侧支持带松解术（arthroscopic lateral retinacular release，ALRR）后的患者应进行严格、系统的康复训练。随访的结果表明，如 ALRR 术后不能有效恢复股四头肌、腘肌肌力，就不能获得满意的疗效，这两者间有着一定的正比关系。通常，根据患膝术后的情况，ALRR 的术后康复可以划分为 2 个阶段进行。尽管近年来在 ALRR 中引入电切技术大大减少了出血的发生，但是 ALRR 术后早期关节积血、肿胀及因此带来的疼痛等问题仍然十分突出。因此术后康复的第 1 阶段主要应着力于控制关节的肿胀，并防止活动性出血的发生。患膝的冰冻加压是控制关节肿胀的一种有效措施，并且最好于手术结束后立即实施。一般术后第 1 周内每天至少应对患膝进行冰冻加压 3 次，以后再根据需要进行调整。一旦关节积血、肿胀及疼痛得以有效地控制，即可酌情开始股四头肌的等长收缩锻炼及患膝的活动。如果患者能够耐受，还可借助拐杖下地行走。这些康复措施应循序渐进进行，一般以不致引起患膝肿胀、疼痛的最大锻炼量为宜。耐力锻炼可于术后 3 ~ 6 周酌情开始进行。手术 6 周后，发展 VMO 肌力的锻炼及相应的渐进抗阻锻炼应在医生的严格指导下进行，科学的训练将有利于提高 ALRR 的远期效果。即使患者痊愈返家后，仍应注意每周进行 2 ~ 3 次肌力锻炼，以维持巩固 VMO 的肌力。

（五）交叉韧带重建术后的康复

对交叉韧带重建术后的康复训练方法一直存在争议。传统的手术方法由于不是在等长点重建韧带，因而强调术后的长时间石膏或支具制动。由于移植的自体或同种异体韧带需要

12～18个月才能恢复到正常的张力，因此，恢复运动的时间经常被控制在1年左右。但这种方法不可避免地会导致关节的粘连和退变。

近年来，随着对交叉韧带重建研究的进一步深入，经等长点而不是解剖点重建交叉韧带的理论被广泛接受，加上关节镜下交叉韧带重建技术与固定材料的改进，使得以骨－髌腱－骨移植、经骨隧道挤压螺钉固定方法为代表的关节镜下交叉韧带重建技术日趋成熟。对于经精确定位的韧带等长点重建且固定确实可靠的病例，无须考虑交叉韧带在不同的伸屈位置上可能导致的过度牵伸。因而，在无痛的前提下，CPM以及主动的肌肉等长与等张收缩训练及ROM训练，包括使用Cybex等动训练等，对促进早期康复是有帮助的。一般在术后肿胀消退以后就可以逐渐开始负重训练，如果不伴有半月板和关节内其他结构的损伤，对完全负重并无具体的时间要求。只要患者能够进行负重行走，就可鼓励其早期训练，以尽快恢复运动。但对采用不等长方法重建的交叉韧带，为防止其过度延伸，对ROM训练仍应控制在较小的范围。

（欧阳晓）

第十一节　半月板镜下修补技术与方法

半月板损伤常进行完全切除术，现在已不再提倡，随着关节技术的发展和成熟，全面替代了过去传统的膝关节做半月板全切术，并且又发展到缝合修补术。

一、半月板镜下修补技术

（一）由内到外技术

常规关节镜检查，清除半月板边缘所有的纤维性无细胞物质，使半月板边缘新鲜。根据半月板撕裂的位置从前内侧或后内侧入路插入锉刀或篮钳完成这一操作。锉掉半月板周围的滑膜可刺激血管反应，促进愈合。

在内侧副韧带后方做一条6cm长的后内侧切口，游离关节囊。隐神经在此水平上位于缝匠肌和股薄肌之间，必须加以保护。

从前内侧入路插入关节镜，前外侧入路插入缝线套管，使用连接“2－0”不可吸收缝线的长弯针穿透撕裂半月板。在屈膝20°～40°的位置沿垂直方向穿过缝线。当缝针穿透关节囊时，牵拉后内侧入路的软组织保护器，使缝线可从后内侧入路撤出，将穿过后方关节囊外线打结。使用双腔导管系统时两根针同时穿出，单腔导管系统的缝针则是先后穿出。每根缝线间距5mm。除了缝合后角的缝线外，其他所有的缝线都能通过这种方法进行缝合。缝合后角时，关节镜从前外侧入路插入，缝线套管从前内侧入路尽可能靠近髌韧带的位置插入。在内侧副韧带前方缝合时，需要做一个前内侧小切口进行打结。每穿过一根缝线就立即在关节囊外打结，防止和未打结的缝线缠绕。完成半月板缝合后，最后使用探钩检查固定的牢固性，逐层缝合切口。

（二）由外到内技术

由外到内的半月板修补技术从一个紧靠关节线的安全的解剖位置开始，避开神经血管结构在关节镜监控下穿入关节腔，从而把神经血管损伤的风险降至最低。由外到内技术通常都是从关节外周向关节内穿入直的或弯曲的空心针，再将缝线沿针芯穿入。

体表定位时，外角的位置靠近屈膝90°时股二头肌腱前方的外侧关节线上（避开腓总神经），内角的位置在屈膝15°时后内侧角后方2cm处紧靠鹅足肌腱后方，直接向关节囊钝性分离。使用一根直的或弯曲的18号穿刺针穿过半月板的撕裂部位，穿入缝线，并从前侧入路拉出。在缝线末端打多个线结，形成一个较大的线团。再将线团拉入关节，压紧半月板。也可将穿过半月板的缝线再引出关节囊外打结，然后将成对的缝线在关节囊上打结，固定半月板。

（三）全关节内技术

全关节内修补技术无须开放的切口，只需要一个和关节镜入路相同尺寸的小切口。全关节内技术对器械的要求很高，齐全的器械是成功完成手术的前提。最基本的器械配置：①30°和70°关节镜。②套管、牵引器和由内到外修补的缝针。③全关节内修补的器械，如Spectrum set（Linvatec）。

作关节镜入路，镜头插入后侧室。使用70°关节镜观察后侧半月板。一旦确认撕裂类型适合修补，使用透照法确定后侧切口的位置。屈膝90°，使用一根穿刺针获取入路的角度。做1cm长的切口，将一根锐性套管从此切口插入关节。将半月板修补套管和锐性内芯推进至紧靠滑膜外侧，钝性内芯在关节镜直视下插入关节。当关节镜刺入关节间室时神经血管束位于关节镜顶端的后方。全关节内缝线系统通过手柄向前推送缝线，使缝线从穿线器顶端伸出（Linvatec软组织修补系统）。顶部的结构是一个中空的缝针，有不同角度和（或）形状，根据撕裂确切的位置及其和套管的位置关系替换。缝针通常穿过关节囊穿入半月板。当一段缝线卷入关节间室时必须保持穿线器顶部，在关节镜的直视下确保穿线器能穿过半月板撕裂端后缩回，并从套管退出。从套管插入一把缝线抓钳，将缝线头端从套管推出。缝线打结使用滑结或打结器完成。一般而言，缝合的方向最好从套管顶端向撕裂的中心，垂直缝合2～5针。

二、半月板镜下手术的方法

1. 内侧半月板撕裂　手术的方法是通过前下入口来处理上述撕裂，但通过近侧入口、中央和瑞典式入口，也能达到相同目的。

（1）半月板内纵行完全撕裂：关节镜经前外侧入口，观察内侧间室和内侧半月板的内缘，探针经前内侧入口插入，将膝关节外翻外旋，探查内侧半月板的后角。当内侧半月板内缘失去正常的形态或有折叠时，说明有半月板内撕裂的可能。仔细用探针探查后角的上下面。有时探针的针尖进入撕裂处，应轻轻牵拉探针，有可能见到纵行垂直的撕裂，并探查纵行撕裂的前后边界。然后用薄的半月板切割刀，小的手术剪或篮式钳切开半月板喉部的游离内缘、横向纵行撕裂的后缘，此切开在进入纵行撕裂须停止。此时旋转中，测定撕裂前缘的范围，进一步向前斜向半月板游历的内侧缘形撕裂的前边界。前部的切割可通过前内侧入口插入带相应鞘的能回缩的切割刀或手术剪。小心钩住纵行撕裂的前部，切割前部和斜向游离的半月板内缘。一旦切割完成，则拔去切割刀，将关节镜移到前内侧入口。持物钳通过前外侧入口，钳注撕裂瓣基底后缘的前端，拉向髁间窝做一个附加的内侧切口，首先用穿刺针通过皮肤、关节囊，到达后附着，保证准确的定位，用手术剪、手术刀或篮式钳分离后附着。切除碎片的前界和后界，用篮式钳修整使其光滑，过渡到正常半月板形态。用电动半月板切割刀修整小的磨损区，再次用探针探查后，进行关节冲洗和吸收。

（2）半月板内纵行不完全撕裂：应采用三点入路术，通过前外侧入口插入30°关节镜，进入前内侧室，经前内侧入口插入探针，如上所述仔细进行探查。切除时保留半月板平衡边缘的形态，当确定了撕裂边界后，可从撕裂的任何一端半月板内缘，进行锐性切割操作，其方法和完全撕裂所描述的一样。去除碎片，当撕裂的边界，尤其是在半月板胫骨面的不完全撕裂不能被鉴别时，最好使用篮式钳切碎碎片。通过前内侧入口插入篮式钳，在纵行撕裂的中央，切开半月板的内侧缘，进入半月板内，一点一点地切除，直至遇到纵行撕裂。继续沿着纵行方向一点一点地咬，直至所决定的撕裂边界前方和后方遇到正常半月板组织为止。用篮式钳或电动刨削器修整残余半月板的边缘，使其具有光滑平整的形态。再次用探针探查后，进行关节冲洗和吸引。

（3）纵行边缘撕裂：分为可修复的或不可修复两种类型。可修复的撕裂是指在半月板边缘有血供的1/3区域，2～3mm宽，不伴有剩余体部的损伤，可自行愈合。不可修复的边缘撕裂，一般伴有半月板的体部损伤，是否需要做半月板次全切除或完全切除，取决于撕裂的范围或撕裂延伸到半月板前部有多远。

（4）水平撕裂：通过前外侧入口，插入30°关节镜，并前移进入内侧间室，通过前内入口插入探针，探查水平劈裂的前后边界。沿着撕裂的边界一点一点地修整内缘。修整残余边缘的形态，易产生一个稳定平衡的边缘。用探针仔细探查边缘，以免去除过多的半月板组织。被保留的半月板边缘呈钝角或矩形角，随着逐渐负重，可重新变为接近正常半月板的三角形内缘。

（5）斜行撕裂：对斜行撕裂的处理方法取决于撕裂的大小、类型和撕裂的部位。小的后斜撕裂通常用篮式钳或电动切割修整器，将撕裂的瓣块切碎后去除。大的后斜撕裂可完整地切除。前斜撕裂的切除也可采用三点入路术，当前斜撕裂位于内侧半月板后或中1/3时，可作为单一的大的碎片切除。

2. 外侧半月板撕裂　切除原则与内侧半月板相类似，但必须遵守以下几点：①部分半月板切除比次全半月板切除更受欢迎，而全半月板切除是最不宜使用的方法。②在某些特殊情况下可选用手术关节镜，但二点或三点入路是最常用的手术方法。③需保留一个平衡稳定的半月板边缘外形。④关节面的磨损应减少到最低程度。

（1）半月板内不完全撕裂：外侧半月板的不完全撕裂总是包括后1/3，小的撕裂仅几毫米，不需要治疗；长的撕裂可延伸到半月板后角的深处，有相当距离，可预见将来会变成完全的纵行撕裂，故应切除之。将小腿放置“4”字位，把30°斜角关节镜移至前内侧入口。施加内翻应力，关节镜从前内入口斜行进入前外侧间室。通过前外侧入口插入探针，全面估价后角不完全撕裂的范围和程度。拔出探针，经前外侧入口插入篮式钳，开始于半月板后角的内缘，对着不完全撕裂的中部，一点一点地修正半月板的内缘。延伸到半月板边缘，直至遇到不完全的垂直撕裂，然后修整残留边缘，保留平整、光滑、稳定的边缘形态。

（2）半月板内完全撕裂：常包括外侧半月板后角。小的撕裂可用篮式钳切除，大的撕裂通常可整块切除。将小腿放置“4”字位，通过前内侧入口插入30°关节镜，进入前外侧间室。通过前外侧入口插入探针，仔细探查后角的半月板内完全撕裂的范围和边界，大的撕裂可通过二点或三点入路术予以整个切除。

（3）边缘撕裂：与内侧半月板一样，撕裂发生在半月板边缘1/3血供区，而在半月板内不存在另外的撕裂，则可以修复。如同时伴有多发性其他撕裂，则以切除为宜。通常采用全切除术。切除半月板时，可将关节镜移到前内侧入口，切割器械经前外侧入口插入，攫物钳在附加的外侧入口，轻轻牵开碎片，然后再将关节镜从前内侧入口移至前外侧入口，而前内侧入口插入切割钳。用篮式钳或电动刨削器修整残余边缘，通过关节冲洗和吸引，取出残留碎屑。

（4）斜行撕裂：与内侧半月板相似，但较内侧半月板少见。手术方法与内侧半月板撕裂相同，只是关节镜和手术器械的位置需要颠倒。

三、术后处理

半月板切除术完成后在关节腔注射 1 ~2 支透明质酸钠以改善手术后早期关节活动度。术后必须做膝关节加压包扎以避免术后关节腔积液，也可用弹力绷带或冰敷。术后应鼓励患者早期膝关节活动，也可用 CPM 机做关节操练，并开始股四头肌等长收缩，直腿抬高训练和踝关节屈伸活动。功能操练到术后 6 周。如半月板患者做次全或全切术，则应严密观察和指导训练到术后 4 个月至半年。

四、手术并发症

半月板切除并发症可有多种形式表现，包括术中和术后。术中并发症有麻醉问题、关节软骨损伤、器械折断、韧带损伤和血管神经损伤。手术后的其他并发症除麻醉带来的恶心、呕吐外，还有血管栓塞、血肿、感染、持续性关节积液和滑膜炎。

（陈明伟）

第十二节 前十字韧带重建操作技术

（一）移植物的切取

1. 髌韧带移植物的切取　自髌骨下极开始，至胫骨结节内侧 1cm 处，在髌韧带表面做一斜形切口。自肌腱表面仔细剥离腱鞘。肌腱切取的宽度不可超过髌韧带总宽度的 1/3。如果髌韧带总宽度不小于 30mm，可使用一把可调节间距的双刃手术刀（Parasmillie，Linvatec，Largo，FL）切取髌韧带中 1/3，双刃间距 10mm。切取过程中应注意方向与髌韧带纤维平行。对于体形较小的患者则切取髌韧带中央 9mm 肌腱。髌骨骨栓的标准尺寸为 10mm × 23mm，胫骨端骨栓为 10mm ×25mm。可使用 Stryker 的环形摆锯切取骨栓，其内径有 9mm、10mm、11mm3 种。先切取胫骨骨栓，最常用的是内径 10mm 的环形摆锯。当胫骨骨栓切取后，将伸膝装置向远端牵拉，暴露髌骨，软组织回缩覆盖髌骨近端，这样可以使手术切口更小。然后使用同一把摆锯切取髌骨骨栓。最后用骨刀将骨栓小心切下。

2. 腘绳肌肌腱移植物的切取　在鹅足的胫骨止点处作一垂直切口，屈曲膝关节约 90°。自胫骨结节内侧 1. 5cm、远侧 0. 5cm 开始，向远侧做一个 2 ~3cm 长的纵形切口。浅筋膜下钝性分离，暴露鹅足。顺缝匠肌走行切开缝匠肌腱膜约 3cm，在该肌腱内侧面探及半腱肌和股薄肌腱，用直角钳将肌腱钩出，将扩展为膜状的半腱肌和股薄肌腱止点端连同骨膜一起切下。翻转肌腱，从背侧的分界面将两根肌腱分开，用 2 号缝线分别捆绑肌腱的游离端。通常先取半腱肌腱。切断肌腱下表面的分支纤维束，用力向外牵拉肌腱末端缝线，可松解黏附的组织，将分支束拉入切口并在直视下切断。将肌腱穿入剥离器。然后用力牵拉肌腱，同时剥离器沿直线方向剥离至肌腹。使用同样的方法切取股薄肌腱。

（二）移植物的处理

采用髌韧带移植物重建时，用咬骨钳将两块骨栓的直径修剪至 9mm 或 10mm 大小，并将骨栓边缘修成圆形使其能顺畅地通过隧道。在胫骨骨栓上钻 3 个孔，穿入 5 号尼龙线。髌骨骨栓钻 1 个孔，穿入 2 号尼龙线。然后把移植物固定在牵引板上预牵张（3.63kg 负荷）。在骨 - 肌腱结合处用无菌笔做标记。沿股骨隧道骨栓中央画一条纵行标记线，在将其拉入股骨隧道的过程中监测骨栓的旋转。当移植物的处理完成后，结束牵张，并用抗生素浸泡的纱布覆盖。

采用腘绳肌肌腱重建时，将取下的肌腱缩短至 22 ~ 24cm。刮除肌腱上附着的肌肉，并用 2 号不吸收缝线在每束肌腱的末端标记。将对折后的肌腱穿过测量管，测出的直径即是骨隧道的内径。将移植物湿润，放置一边。在滑轨上换上钢板固定夹和牵引钩。在微型钢板（一般长 12mm，宽 6mm，带有 4 孔）的两端共两孔内分别穿入 6 号聚乙烯牵引线和 2 号聚乙烯翻转线后，将微型钢板夹持于固定夹中。将聚乙烯带的一端从微型钢板中间一孔穿过，再从另一孔穿回；另一端从肌腱反折襻孔穿过。将肌腱的缝线端固定在牵引钩上，拉紧聚乙烯带，用 80N 的牵张力进行肌腱的预牵张。预牵张时间 5min 以上。

（三）隧道定位

胫骨和股骨隧道的定位选择对重建手术的结果至关重要。应避免股骨隧道定位偏前方，防止移植物张力过大及屈膝受限。同样，过于靠前的胫骨隧道会导致移植物与髁间凹发生撞击。采用髌韧带和腘绳肌肌腱重建的隧道定位相似。

从前内侧入路插入胫骨定位器顶端，隧道内口的定位可参考 PCL 前缘、外侧半月板前角后缘和胫骨髁间嵴。外侧半月板前角后缘形成的弧紧靠内侧胫骨嵴，大约位于 PCL 前方 7mm。然后插入钻头建立胫骨隧道。胫骨隧道外口的位置大约在胫骨结节内侧一横指，内侧关节线远侧两横指附近。

然后通过胫骨隧道建立股骨隧道。使用过顶点参考型定位器在髁间凹侧壁做一标记，在此标记后方留一层皮质骨。当用髌韧带作移植物时，建立内径 10mm 的股骨隧道，标记点在“过顶点”前方 6.5mm 处。直径 10mm 的隧道后方需要留置 1.5mm 厚的皮质骨。在屈膝 70°位将导针穿过胫骨隧道，定位于髁间凹上的标记的位置并钻入。将一根空心股骨钻头沿导针扩股骨隧道（通常直径为 10mm）。隧道深度为 25 ~ 30mm。

（四）移植物的植入和固定

1. 髌韧带移植物的植入和固定　髌韧带移植物通常使用界面螺钉固定。先固定股骨隧道内骨栓。从前内侧入路插入界面螺钉的导针，于屈膝 70°位，使用 7mm 丝锥攻丝。然后沿导针放入 8mm × 23mm 界面螺钉。用力牵拉胫骨骨栓上的尼龙线以测试股骨隧道固定是否牢靠。在触摸胫骨隧道内骨栓活动度的同时屈伸膝关节数次。无活动并不一定表示移植物已完全达到等长的标准，更可能表示胫骨骨栓卡在隧道中，牵拉缝线时移植物无法达到合适的张力。屈伸膝关节，标记出胫骨骨栓在隧道中最远端的位置，通常接近完全伸膝位。在此位置牵拉尼龙线使移植物紧张，穿入一颗 9mm × 23mm 可吸收界面螺钉，固定胫骨端。移植物固定后完全屈伸膝关节数次，做轴移试验和 Lachman 试验，如果结果不满意，则需要重新调整移植物张力，直至达到要求的膝关节稳定性。

2. 腘绳肌肌腱移植物的植入和固定　用带尾孔导针，将牵引线和翻转线贯穿两隧道，从大腿的外上方拉出。牵拉牵引线，使微型钢板呈纵向，依次将微型钢板、聚乙烯带和肌腱近段拉入股骨隧道。当预计微型钢板刚好完全从股骨隧道外口牵出时，牵拉翻转线，将微型钢板由纵向转为横向，回拉肌腱，钢板横架于股骨隧道外口上，完成植入物股骨端固定。将胫骨端缝线从钛质纽扣孔中穿出，沿缝线将纽扣向上推，使其紧贴胫骨隧道外口。反复伸屈膝关节，进行等长检查和撞击试验。在屈膝40°位将较粗肌腱段两端缝线打结，在完全伸膝位将较细肌腱段缝线打结。

（陈明伟）

第十三节　后十字韧带重建操作技术

自体髌韧带曾经作为交叉韧带重建的金标准，但是现在认为，在PCL重建过程中6～8股腘绳肌腱提供的强度远大于髌韧带。另外，关节镜下骨块在关节腔内有限的空间翻转和在隧道内穿行翻转比较困难；采用腘绳肌腱就不存在这些问题，而且对供区的损伤小，几乎没有并发症，逐渐成为重建的首选材料。本节仅介绍采用腘绳肌肌腱重建PCL的操作技术与原则。

（一）移植物的切取

同腘绳肌肌腱重建ACL的取材方法。

（二）移植物的处理

刮除肌腱上附着的肌肉，测量肌腱总长度（如半腱肌长28cm）后，用2号不吸收缝线分别缝合肌腱两端。然后对折肌腱成等长的两段（各14cm），在其反折处穿入2根同样的缝线。两端的缝线打相同的结以区别，再次对折两段肌腱成4股（股长7cm）。如果股薄肌长度为21cm以下可3折，编织缝合时两端各缝合2根2号不吸收缝线，一端线直接绑在聚乙烯带，剪断缝线后，回折在对端的1/3处，其2/3处和留置缝线的一端等齐，在齐折处穿入2根缝线；如果长度和半腱肌接近可4折，同样编织两端的线打成相同的结以固定时对应，在移植物反折端直接将聚乙烯带穿入打结。原则是在保证最后移植物长度在7cm的前提下，尽可能多地增加其股数（一般7股或者8股）。测量移植肌腱总直径后，用100N拉力行预牵张，至移植物植入。在距移植物近端25mm处用亚甲蓝（美蓝）笔或者可吸收线做一个标记。

（三）隧道定位

从后内侧入路插入镜头，从前内侧入路插入胫骨隧道定位器，钻胫骨隧道。隧道内口位于胫骨关节面下1cm，中线外侧，隧道与胫骨轴成45°。隧道直径与移植物直径相同。从高位前内侧入路进镜，从前外侧入路进操作器械，钻股骨隧道。隧道内口位于髁间凹1～2点钟或者10～11点钟，距软骨缘1cm。股骨隧道分为靠关节的粗隧道和靠外侧的细隧道两部分，粗隧道部分直径与移植物总直径相同、隧道深度为肌腱应当内置的长度20mm；细隧道部分直径4.5mm。

（四）移植物的植入和固定

从高位前内侧入路插入镜头，监控下将导线从胫骨隧道送入关节，再从股骨隧道拉出。将移植物近端的聚乙烯带从胫骨隧道拉入关节腔，再从股骨隧道拉出。持续牵拉聚乙烯带，利用韧带腔内推提器，将移植物于胫骨隧道内口反转处向后上方反复推提，先将其提入关节腔，而后拉进股骨隧道，直至近端标记线至股骨隧道内口。

将聚乙烯带两端穿入微型钢板中间两孔，沿聚乙烯带将微型钢板推至股骨隧道外口，将聚乙烯带打结，使移植物固定于股骨端。将移植物胫骨端编织线穿入钛质纽扣中，拉紧韧带，于屈膝40°前抽屉位将半腱肌肌腱缝线打结（4 股或3 股），于完全伸膝位将股薄肌肌腱缝线打结（2 股或3 股），完成韧带胫骨端固定。固定后再次抽屉试验，检查关节的情况，如果紧张强度不足，可以通过旋转纽扣来加强。

（陈明伟）

第二十章　膝关节镜外科学

第一节　半月板疾病

一、半月板损伤

（一）病因与发病机制

人类能完全伸直膝关节并直立负重，解剖上具有以下特点：①股骨髁与胫骨髁发育较大，但维持直立功能的肌肉与一般跖行动物无异，并无新的肌肉参加。股四头肌萎缩容易使半月板遭受损伤。②人类前、后交叉韧带的发育较一般膝关节保持在屈曲姿势的动物相对较差，在膝关节伸直及屈曲时，对胫骨的内、外旋复杂运动起管制作用。③伴随膝关节完全伸直时的扣锁动作甚为复杂，如果在内旋或外旋时同时屈伸，半月板的活动性将减少，并固定于胫骨上。在此情形下最易遭受损伤。④半月板及其有关结构常有变异，股、胫骨髁的大小及形状有很多不同，半月板本身的形状，特别是其宽度及厚度对引起损伤的可能性以及损伤类型有着密切关系。盘状半月板较易受伤，外侧半月板如较宽，可引起不完全横行撕裂。⑤人体如过度负重，肌肉发育不佳或平时甚少锻炼，一旦剧烈活动易引起半月板损伤。某些运动或体位特别容易引起半月板损伤。如踢足球时，小腿及足固定于地面，在强度伸直时，股骨不能外旋或在强度屈曲时，股骨不能内旋导致损伤。其他如在蹲位、盘腿坐位，匍匐侧卧位、膝关节屈曲或伸直不伴随胫骨在股骨上的旋转或股骨在胫骨上的旋转也能引起半月板损伤。

根据半月板损伤的病因可分为退行性撕裂或急性外伤性撕裂。前者与老龄化和反复慢性损伤有关，退变的发生顺序是：内侧半月板的后角和体部，外侧半月板的前角、体部和后角、内侧半月板的前角。

由于长期的磨损和挤压，加上退行性改变，积累性损伤超出了半月板的承受力，容易造成半月板损伤。特别是从事足球、篮球、体操等运动项目的专业运动员最多见。半月板异常松动，关节韧带损伤后不稳定或肥胖、体重过大等原因，都是半月板易受损伤的因素。半月板损伤后，失去正常功能，可引起关节疼痛、肿胀、反复绞锁和肌肉萎缩，久而久之会引起股骨髁软骨损伤，继发创伤性骨关节炎。

急性外伤性撕裂，多由于青年人运动损伤所致，常见于膝关节伸屈伴随小腿内外旋或内外翻，使半月板产生矛盾运动所致。当膝关节伸屈时，股骨髁在半月板上滑动，伸时推动半月板向前，屈时向后；膝关节旋转时，半月板与股骨内外髁一致活动，其旋转发生在半月板与胫骨平台之间，一侧半月板向前，另一侧半月板向后。而当膝关节处于半屈位，小腿内旋或外旋位时，半月板即被挤住而不能运动。如此时突然伸直或进一步旋转，半月板本身的纤维软骨或其周缘的纤维组织所承受的拉力，超过其本身的耐力时，即会发生撕裂。如当膝关节屈曲，胫骨固定，股骨强烈外旋，可造成外侧半月板前角或内侧半月板后角损伤。屈膝状态下强烈内旋股骨（或小腿外旋），易引起外侧半月板后角或内侧半月板前部损伤。当膝关节内旋时，股骨髁使半月板移位接近关节中心，嵌在胫骨与股骨之间，伸直时产生纵裂。股骨骤然旋转使半月板移向中心可造成边缘撕裂，猛烈屈伸使半月板后角及体部挤压于胫股关节面间而导致撕裂。其受伤的作用力是多方面的，如压缩、旋转、内收或外展，以及屈或伸。一般认为，是膝关节从屈到伸或从伸到屈活动的压力和旋转力。

据国外文献，半月板损伤以内侧居多，而国内报道则以外侧多见。由于半月板本身无血供，只在周缘有血液循环，因此，仅边缘撕裂有可能愈合。破裂的半月板不但失去了其协助稳定关节的作用，而且反而会干扰膝关节的正常运动，甚至造成绞锁。

（二）分型

按照撕裂的形态，半月板损伤分为纵裂、横裂、斜裂、水平裂、纵行和横行联合撕裂、半月板囊肿撕裂和盘状半月板撕裂（图 20－1～图 20－2）。当半月板退变时，可表现为水平裂。沿着半月板纵形纤维垂直撕裂大都发生在半月板后段，向前后扩展，当新鲜的半月板纵行撕裂较大且不稳定时，撕裂部分向髁间窝移位可形成桶柄样撕裂。斜形撕裂常自半月板内缘扩展到半月板实质，如裂向后方为后斜裂，裂向前方则为前斜裂。横行破裂裂口自半月板内缘破裂到实质，直达边缘，多发生在外侧半月板。有时裂口进入实质一段距离后，向前或向后离开，称鹦鹉嘴状破裂。水平破裂可发生在半月板的后角、体部和前角。其破裂发生在半月板胫骨面与股骨面之间，与半月板表面平行呈水平状。这种破裂易发生在老年退变的半月板。瓣形破裂类似斜形破裂，此型破裂容易出现绞锁症状。复合型破裂是上述破裂中不同形式的综合。下列情况可以引起半月板分层现象：①垂直撕裂、长轴方向撕裂及横行或斜行撕裂，同时存在水平样裂缝。②在水平方向撕脱及两层半月板之间出现分离。③半月板内部有水平方向的龟裂性退化，开孔性撕裂可以由水平方向上的离心性应力损伤发展而来。

退行性改变主要特点是破裂处呈磨损状，边缘呈不规则破裂。半月板损伤最常见的位置为内侧半月板的后角损伤。

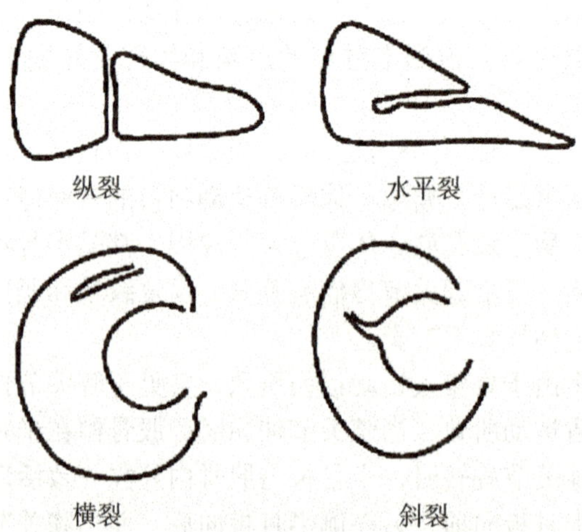

图 20－1　半月板撕裂

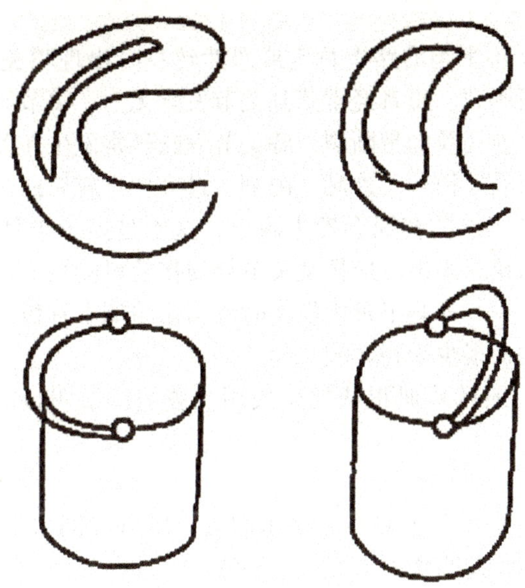

图 20－2 半月板桶柄样撕裂

（三）临床表现及鉴别诊断

1. 症状

（1）膝关节疼痛及压痛：膝关节疼痛多伴随绞锁症状出现，虽然半月板本身缺少血供及神经支配，但往往损伤时不仅限于半月板本身，而周围的软组织及滑膜、韧带和髌前脂肪垫等同时受到不同程度的损伤，故临床表现为膝关节疼痛。膝关节半月板损伤时会出现全关节压痛，这表明半月板撕裂及关节周围与半月板相连的结构合并有损伤或撕裂。压痛通常在下列部位出现：①后侧半月板附着处较为常见，前部很少见。②侧副韧带处的压痛最为常见，这表明半月板损伤合并侧副韧带纤维撕裂。

（2）关节绞锁与弹响：关节损伤的早期很少出现绞锁症状，而膝关节后侧区域的损伤很少有绞锁。只有当半月板反复损伤，损伤的范围加大并波及半月板中部时，损伤的半月板在膝关节运动时发生位置的移动，被夹在胫骨与股骨关节面之间，在膝关节伸直时才发生绞锁，并能突然解锁。根据临床观察，半月板损伤后游离瓣或桶柄状撕裂的患者，发生绞锁的机会更多。关节镜动态观察发现，当膝关节屈伸活动时，半月板桶柄状撕裂，可以滑入股骨髁间窝。如果半月板水平撕裂，当关节伸屈活动时，在狭窄的关节腔内突然阻挡股骨在胫骨平台上自由滚动而产生绞锁症状。

弹响由股骨髁在一个不规则的关节表面滑动而引起，可以是自行的也可能在检查时出现。检查时发生弹响常提示半月板后部的损伤。在询问病史中往往患者诉说绞锁后用力摇晃膝关节后可自行解锁或突然听到一声响后解除绞锁症状。这是因为半月板撕裂部分回到原位或突然通过狭窄的股骨髁和胫骨平台之间而产生的响声。绞锁多产生在膝关节半屈位再伸直的过程中，如上下楼梯时，因为膝关节在半屈位时，股骨髁与胫骨平台接触，此时关节间隙最窄，故易产生绞锁。在充分伸直膝关节时，关节间隙最大，屈膝时股骨髁又滑到胫骨平台前方故不易产生绞锁。根据临床观察和推测，膝关节微屈将要伸直时，由于股骨髁与胫骨平台之间夹有撕裂的半月板产生异常的滑动，使关节产生暂时的不稳而发生打软腿或交锁现象。

（3）打软腿：在一个不平坦的路上行走或忽然转身时出现膝关节的颤动症状称为打软腿，它提示可能有半月板撕裂。患者经常感到关节发软无力，关节好似不安全感，这种关节不稳定症状常伴有关节囊损伤及韧带断裂，膝关节发软经常发生在关节处于原来损伤位置或者关节损伤后遗留一些疾病如扭转、外翻、内翻、过度伸直或屈曲时。

（4）关节渗出：关节损伤的初期会发生渗出，这不是因为半月板的撕裂，而是由于损伤波及滑膜及韧带。如果缺乏渗出，应怀疑关节外损伤的可能性。如果发生单纯的半月板损伤，渗出多在短时间内消失。外侧半月板损伤时渗出比内侧半月板少，这是因为外侧半月板的附着处较弱，滑膜及韧带很少受到影响。

（5）股四头肌萎缩：股四头肌很快发生失用性萎缩，最明显的改变是股内侧肌萎缩，关节相对较大。

2. 物理检查

（1）浮髌试验：以左手压髌上囊，右手压髌骨，髌骨如同水上浮木的感觉，有撞击股骨髁的声响即为阳性。阳性说明膝关节积血或积液。

（2）髌骨研磨试验：手掌压髌骨向前后、左右推动，如有细碎响声和疼痛为阳性。阳性说明膝关节髌骨软骨损伤。

（3）过伸试验：以左手压膝上，右手握患者踝关节，向上过伸小腿，如有膝前方疼痛则怀疑半月板前角损伤，如腘窝部疼痛则疑有后关节囊损伤。

（4）侧方挤压试验：阳性说明受压侧半月板损伤。

（5）侧方张力试验：阳性说明侧副韧带损伤。

（6）抽屉试验：膝关节屈曲60°～90°，双手握患者小腿上方向前拉后推，如胫骨平台向前移说明前交叉韧带损伤，如后移说明后交叉韧带损伤。

（7）麦氏试验：屈曲膝关节，内旋伸直发生疼痛和弹响，说明外侧半月板前角及内侧半月板后角疑有撕裂。屈曲小腿外旋伸直痛和弹响说明外侧半月板后角可疑撕裂。

（8）侧方重力试验：令患者侧卧，患肢在下方，患者自动屈伸小腿如出现弹响为阳性，说明可疑外侧盘状半月板，如不出现弹响亦不能除外盘状半月板。

（9）俯卧提拉小腿旋转试验：如出现疼痛说明两侧副韧带或前后交叉韧带损伤。

（10）小腿下压旋转研磨试验：疼痛或弹响以及细碎声，可疑半月板损伤。

3. 鉴别诊断

（1）创伤性滑膜炎：关节腔渗出积液。最容易误诊为半月板损伤。创伤性滑膜炎亦有外伤史及关节疼痛、肿胀、膝关节功能限制，但无绞锁、打软腿、弹响，麦氏试验为阴性。膝关节外伤后血肿，经过膝关节穿刺和制动多能很快恢复，如怀疑有半月板损伤，应在伤后3周进行详细的膝关节检查，不少半月板损伤往往合并膝关节血肿。

（2）侧副韧带损伤：内侧半月板损伤多合并有内侧副韧带损伤及前交叉韧带损伤，称为膝关节三联征。因此半月板损伤时，应详细检查侧副韧带及交叉韧带。当侧副韧带急性损伤后应制动，并于3～4周后检查半月板是否有损伤。

（3）关节游离体：由于膝关节游离体亦可有外伤史和绞锁症状，常常与半月板损伤混淆。不过关节游离体产生绞锁的位置可以改变，根据关节游离体在关节腔内股骨髁和胫骨平台间位置的不同引起绞锁的位置亦不同，有时绞锁发生在屈膝30°或60°。而半月板损伤产生的绞锁位置则相对固定。此外，可借助于X线平片进行鉴别，但亦有少数游离体较小不易观察到。这种情况下则更需要靠详细的病史和全面的膝关节检查以及MRI、CT和膝关节造影等影像学检查进行鉴别。

（4）类风湿关节炎：多发生在双侧膝关节，疼痛的性质和半月板损伤不同，多无绞锁症状，更无肌萎缩及打软腿现象，临床检查既无侧方挤压试验阳性体征，更无弹响和麦氏征。其特点是患者主诉多而阳性体征少。

（5）盘状半月板：弹响、交锁、打软腿、股四头肌萎缩和半月板损伤相似，但盘状半月板无外伤，且多为双侧对称性，绝大部分发生在外侧。当盘状半月板撕裂时则难以鉴别，半月板损伤的弹响多为高调，而盘状半月板的弹响多为低沉，且盘状半月板在X线平片正侧位上均有典型表现，多不易混淆。两者的治疗原则一样，均需要手术，故影响不大。

（6）滑膜皱襞综合征：屈曲膝关节时，滑膜皱襞沿股骨髁向下滑动，出现弹响和疼痛症状，临床有时与半月板症状混淆，关节镜检查诊断并不困难。

（四）辅助检查

1. X线平片　必须要做的检查，对于鉴别诊断非常重要。

2. 膝关节造影　适用于不能做MRI患者的术前诊断以及半月板缝合术修复术后愈合程度的研究。

3. MRI　是目前非侵入性诊断膝关节疾病的敏感性较高的方法。

（五）治疗

1. 关节镜下半月板修补术　适用于年龄在50岁以下的中青年，半月板的撕裂或损伤部位在半月板滑膜反折处至外缘的1/3处，一般为单一的纵向或垂直撕裂，膝关节稳定性好。

2. 关节镜下半月板切除术　对于无法彻底修复的半月板损伤应手术切除半月板。包括半月板部分切除术、半月板次全切除术、半月板全切除术。半月板部分切除的目的有3个：①切除撕裂的部分形成稳定的半月板，解除疼痛。②将半月板成形，防止损伤的加重。③保留半月板外环，通过外环纤维部分保留半月板的震荡吸收功能，从而向周边传递轴向应力。

3. 半月板移植术　适合于半月板损伤不可修复者和不适合全膝关节置换的年轻患者（表20－1）。

表20－1　半月板移植术适应证

全半月板切除史
致残性疼痛
稳定的（获得稳定的）膝关节
对线良好（经过纠正的）的膝关节
有限的（最高3级）关节软骨退变

（六）健康教育

（1）向患者详细地讲解功能锻炼的方法，告知患者锻炼应循序渐进，过量的负重行走以及超范围训练反而会延缓康复。

（2）患者出院期间如关节出现肿胀时，宜卧床休息，如患者持续出现胀痛，应立即复诊，必要时进行关节腔穿刺抽取积液。

(3) 术后2个月可以鼓励病人骑自行车、游泳或步行，以保证患肢的肌力。

(4) 如果半月板环的完整性受损，应告知患者暂时或永久性地避免参加需要跑、跳和关节扭转的体育活动。

(5) 定期门诊复查，积极配合医生调整康复训练计划。

二、盘状半月板

(一) 病因与发病机制

盘状半月板又称盘状软骨，是指半月板的形态异常，较正常的半月板大而厚，尤其是在体部呈盘状因而得名，在人群中发生率为3%～5%。

盘状半月板也是半月板损伤的常见原因之一，以青少年较常见，年龄在20～35岁，由于其面积大、附着广、结构较松弛，轻度损伤，即可造成明显撕裂。盘状半月板损伤的发生率为4.4%～4.67%。

半月板外侧1/3的血管较丰富，而中间1/3仅有很少的毛细血管，内侧为无血区。盘状半月板比正常半月板大，中间血供更为不足，自然更容易受到损伤。而且，正常半月板具有卷曲、收缩的变形能力，在膝关节屈伸活动过程中，可适应性微动，而盘状半月板中间肥厚的部分缺乏韧带的制导，无法随股骨髁的运动而相应形变，导致应力集中、滑液分布不均，从而诱发关节内损伤；同时，外侧盘状半月板往往合并有膝关节骨性及肌肉、韧带等处的异常改变，更易诱导盘状半月板出现问题。另外，从组织学的角度来讲，盘状半月板失去了正常半月板所具有的径向和环形纤维的规则排列，更没有纵向排列的纤维，其纤维排列杂乱无序，同时内部有许多均质的胶原结构，这些导致它不能很好地完成负荷的传递和转化，更易在承受负荷时，尤其在膝关节运动不协调时突然撕裂。而随着年龄的增大，膝关节的老化，也将诱使盘状半月板患者更易发生半月板损伤。

(1) 盘状半月板有多种形态：①形状的变异多种多样，可以是下列的任何一种。单纯圆形半月板，通常中间很薄，半月板被分为上下两层。②双螺丝帽形半月板，以中间为中心前角处及后角，半月板被分为两层。③逗点形半月板，包括类似"O"形半月板或王冠状半月板。这些形态在严格意义上讲属于逗点形半月板。

(2) 半月板附着处变异很多，在前、中、后部位都可能出现变异：盘状半月板很容易发生损伤，多由扭转外力引起，当一腿承重，小腿固定在半屈曲、外展位时，身体及股部猛然内旋，内侧半月板在股骨髁与胫骨之间，相对应的半月板没有附着点（腘肌腱附着点），受到旋转压力，容易导致半月板撕裂。如扭伤时膝关节屈曲程度越大，撕裂部位越靠后，外侧半月板损伤的机制相同，但作用力的方向相反，破裂的半月板如部分滑入关节之间，使关节活动发生机械障碍，妨碍关节伸屈活动，形成"交锁"。在严重创伤病例，半月板、十字韧带和侧副韧带可同时损伤。半月板损伤的部位，可发生在半月板的前角、后角、中部或边缘部。损伤的形状可为横裂、纵裂、水平裂或不规则形，甚至破碎成关节内游离体。合并损伤包括退行性损伤、上下缘水平位损伤（半月板上、下层间从前向后连续性没有受到影响）等。水平型撕裂具有典型代表性，受伤机制是由于反复、多次性小损伤，引起两层纤维软骨表面的任何一层水平排列纤维断裂。

(3) 盘状半月板较正常半月板易损伤的原因如下

1) 正常半月板具有卷曲、收缩的变形能力，在膝关节屈伸活动过程中出现适应性微动，而盘状半月板其肥厚的部分缺乏韧带的制导，便不能随股骨髁的运动而相应形变，产生应力集中，滑液分布不均；同时，外侧盘状半月板常常合并膝关节骨性及肌肉、韧带等的异常改变，导致了膝关节盘状半月板的临床发病。

2）从组织学的角度来讲，盘状半月板与正常半月板有较大的差异。盘状半月板失去正常半月板径向和环形纤维的规则排列，更没有纵向排列的纤维，其纤维的排列杂乱无序，同时内部有许多均质的胶原结构。因此盘状半月板不能很好地完成负荷的传递和转化，承受负荷尤其是在膝关节运动不协调时半月板易撕裂。

3）半月板损伤与年龄及外伤有关。随着年龄的增加，半月板的弹性减低，脆性增加，微小外力也可致半月板损伤。

4）任何运动引起突发性的膝关节外、内翻，过伸、过屈，旋转这 3 个致伤因素共同作用，使半月板受瞬时的巨大牵拉及张力作用而受到损伤，特别是中央部分，由于半月板活动减少，易受股胫之间冲压及周围牵拉而受损。盘状半月板产生的原因，至今尚不清楚。学说理论众多，但依据不足，以先天发育学说居多，目前多数学者认同盘状软骨是一种先天发育性半月板畸形，其依据在于盘状软骨有家族性遗传特性，并且有报道在双胞胎、新生儿及胎儿中发现盘状软骨的存在。

（二）分型

形态分型：根据 Watanabe 等的分类系统，按照外侧胫骨平台覆盖的程度和后方半月板胫骨附着部是否正常，将盘状半月板分为 3 种：完全型、不完全型和 Wrisberg 韧带型。

1. 完全型（Ⅰ型）　盘状半月板覆盖了整个胫骨平台。

2. 不完全型（Ⅱ型）　盘状半月板胫骨平台可以看到部分；半月板中央部分比正常宽。

3. Wrisberg 韧带型（Ⅲ型）　盘状软骨与后关节囊除 Wrisberg 韧带外无任何附着，此型盘状软骨的外形可为完全盘状、部分盘状，也可为正常半月板（图 20－3）。

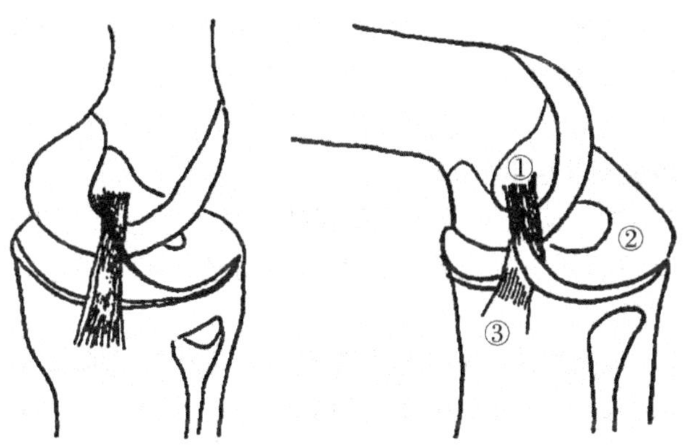

图 20－3　Wrisberg 韧带型半月板

完全型和不完全型更为常见，呈盘状，并有半月板的后部附着。这两种类型常无症状，在膝关节屈、伸活动过程中，没有半月板的异常活动。假如一个不完全或完全型盘状半月板发生了撕裂，症状与其他半月板撕裂相似，包括外侧关节间隙压痛、弹响和渗出。Wrisberg 韧带型盘状半月板通常在大小和形状上接近正常，除了 Wrisberg 韧带外，无后部附着。由于此类型半月板并不呈盘状，Neuschwander 等将其描述为缺少后冠状韧带的外侧半月板变异，以区别于真正的盘状半月板。与完全型或不完全型相比，Wrisberg 型盘状半月板常见于更年轻的患者，并不伴有外伤。此型盘状半月板的异常活动可导致膝关节屈伸过程中出现弹响（“膝关节弹响综合征”）。内侧盘状半月板较外侧盘状半月板少得多，半月板呈盘状，更常伴有外伤，通常为半月板撕裂。多数内侧盘状半月板患者的症状与内侧半月板撕裂一致，盘状半月板在 X 线图像上常呈阴性，除非采用 MRI 检查，否则术前可能无法作出诊断。

后角与胫骨和关节囊无附着，膝关节伸直时半月板被 Wrisberg 韧带拉向股骨髁间窝，屈膝时恢复原位：①Wrisberg 韧带。②盘状半月板。③后交叉韧带。

（三）临床表现

1. Watanabe Ⅰ、Ⅱ型

（1）症状：以疼痛、患膝肿胀、关节交锁为主。

（2）体征

1）股四头肌萎缩。

2）关节活动度下降。

3）外侧关节线有时可触及突出的包块。

4）压痛：压痛的部位一般即为病变的部位，对半月板损伤的诊断及确定其损伤部位均有重要意义。

检查时将膝置于半屈曲位，在膝关节内侧和外侧间隙，沿胫骨髁的上缘（即半月板的边缘部），用拇指由前往后逐点按压，在半月板损伤处有固定压痛。如在按压的同时，将膝被动屈伸或内外旋转小腿，疼痛更为显著，有时还可触及异常活动的半月板。

5）麦氏（McMurray）试验（回旋挤压试验）阳性。检查方法：患者仰卧，检查者一手握小腿踝部，另一手扶住膝部将髋与膝尽量屈曲，然后使小腿外展、外旋和外展、内旋，或内收、内旋，或内收、外旋，逐渐伸直。出现疼痛或响声即为阳性，根据疼痛和响声部位确定损伤的部位。

6）强力过伸或过屈试验阳性。检查方法：将膝关节强力被动过伸或过屈，如半月板前部损伤，过伸可引起疼痛；如半月板后部损伤，过屈可引起疼痛。

7）侧压试验阳性。检查方法：膝伸直位，强力被动内收或外展膝部，如有半月板损伤，患侧关节间隙处因受挤压引起疼痛。

8）单腿下蹲试验阳性。检查方法：用单腿持重从站立位逐渐下蹲，再从下蹲位站起，健侧正常，患侧下蹲或站起到一定位置时，因损伤的半月板受挤压，可引起关节间隙处疼痛，甚至不能下蹲或站起。

9）重力试验阳性。检查方法：病人取侧卧位，抬起下肢做膝关节主动屈伸活动，患侧关节间隙向下时，因损伤的半月板受挤压而引起疼痛；反之，患侧关节间隙向上时，则无疼痛。

10）研磨试验阳性。检查方法：患者取俯卧位，膝关节屈曲，检查者双手握住踝部将小腿下压同时做内外旋活动，损伤的半月板因受挤压和研磨而引起疼痛；反之，如将小腿向上提再做内外旋活动，则无疼痛。

2. Wrisberg 韧带型　Wrisberg 韧带型多见于儿童和青少年，发病年龄为 3～16 岁，部分有外伤史，其症状轻重不一，部分患者感觉患膝疼痛及活动沉重感，也可无任何不适。查体发现在伸屈膝活动循环中可以听到外侧关节间隙的弹响，并且可以看到或触及外侧关节线的弹跳感。有些患者还可于外侧关节线触及突出的包块，主动及被动活动时均可出现，外翻应力下加重，内翻应力下减轻。初始时为偶发，后来则于每次伸、屈膝活动时均有弹跳感。

（四）影像学检查

1. X线摄片　X线摄片显示外侧胫股关节间隙较内侧宽（占43.5%），股骨外髁变得扁平，膝关节外侧间隙增宽、腓骨头高位等改变。

2. CT扫描

3. MRI检查　MRI检查有替代X线摄片和CT扫描的趋势。

盘状半月板在MRI下可分为3种类型：肥角型、板型和楔型，肥角型示前后角肥大，而中间较薄；板型则比较均一；楔形半月板表现为中间低周边高的斜坡状。三者的易损伤度依次递减。

盘状半月板的MRI表现：盘状半月板的表现为半月板增宽、增大、增厚。在MRI图像上的主要表现，在矢状面，如果以5mm厚层扫描，有3层或3个以上层面显示半月板前、后角相连，形成蝴蝶结样改变；或者在矢状面图像上见半月板后角增厚显著，形成尖端朝前的楔形；在冠状面，表现为半月板体部的中间层面即半月板体部最狭窄处的宽度>14～15mm，约占整个胫骨平台宽度的20%以上；盘状半月板外侧缘的高度高于对侧2mm以上；半月板内常常出现Ⅱ级或Ⅲ级信号；盘状半月板发生撕裂和囊肿。

（五）治疗

1. WatanabeⅠ型　多为发生在后外侧角的纵行撕裂，多采用盘状半月板损伤切除成形术。

2. WatanabeⅡ型　多为放射状撕裂，此型损伤多采用关节镜下盘状半月板损伤切除术。

3. Wrisberg韧带型　目前多数学者推荐盘状半月板全切术，也有医生报道采用盘状半月板次全切除术，即切除其后角而保留其前、中1/3，效果良好。

（六）健康教育

（1）向患者详细地讲解功能锻炼的方法，告知患者锻炼应循序渐进，避免活动过量，造成关节肿胀、积液。过量的负重行走以及超范围训练反而会延缓康复。

（2）嘱患者出院后遵医嘱按时服药。如出现切口感染，伤口红、肿、热、痛，体温>38.5℃、膝关节疼痛或不慎扭伤等情况，立即回本科进行检查和治疗。

（3）患者出院期间如关节出现肿胀时，宜卧床休息，如患者持续出现胀痛，应立即复诊，必要时进行关节腔穿刺抽取积液。

（4）可从事日常家务劳动及轻体力活动，如散步等，避免干重活及剧烈体育活动，保持心情舒畅，避免情绪激动。术后9个月膝关节活动度恢复后，要注重大腿肌群肌力的强化训练，只有肌力恢复后病人才能很好地完成上下楼梯等活动，步态才能恢复正常。除加强原来的锻炼内容外，还应增加肌肉力量及柔韧性的锻炼，如足绑沙袋练习、踮脚尖、蹬单车练习、蹲马步练习、侧向跨跳练习、游泳、跳绳及慢跑等。

（5）定期门诊复查，积极配合医生调整康复训练计划。约定出院1个月、3个月、半年、1年为随访时间，检查及记录随访结果。

三、半月板囊肿

（一）病因与发病机制

半月板囊肿是 Ebner（1940）首先报道，其实质为半月板内的囊性改变，多见于半月板边缘，也可见于半月板内。好发于男性青壮年。半月板囊肿常见于外侧半月板，由于外侧半月板单独损伤更为复杂，因此存在着特殊性，造成外侧半月板损伤的条件比较复杂，情况多变，要确定最初是什么损伤比较困难。不管损伤开始在什么情况，结局都倾向于形成一个囊。

由于在水平方向上有剪力作用，裂孔从半月板中央向两边发展，而离心力的作用使关节液在裂孔内聚集，导致原发性裂口不愈合。囊肿可能在前角处或前角与中间部分处破裂。组织学检查能够明确囊肿，因为囊腔总与关节腔相连接。如果半月板囊肿在中线前外侧部及在阔筋膜下破裂时，检查时较容易被发现。

形成原因有几种说法：

（1）创伤：可以造成半月板组织内的挫伤和积血，从而导致黏液样退变。

（2）随年龄发生的退变：可造成局部坏死和黏液退变成为囊肿。

（3）半月板组织内形成的滑膜细胞包涵体或组织化生细胞分泌黏液导致囊肿形成。

（4）滑膜细胞经纤维软骨的微小撕裂移位到半月板内，导致酸性黏多糖蛋白分泌，形成半月板囊肿的内容物。首先在无血管区内出现较小的囊肿，以后由于关节活动滑膜液抽吸的泵作用，结果使小囊肿向膝关节周围移行，较多的液体进入囊肿使体积不断增大。

（二）临床表现

半月板囊肿出现疼痛的预兆常常是膝关节外侧间隙水平的跳动性疼痛，用外力强行使关节间隙增宽能缓解疼痛。疼痛较常见，在关节开始屈曲时更明显，但当阔筋膜紧张，阻止了囊肿向后移动时，疼痛可以减轻。

当囊肿形成后，膝关节力量明显下降，而且膝关节逐渐发生内翻。对不典型的半月板囊肿，膝关节造影术提供 2 个明确的体征，可以明确其形态，并根据造影片分析病情。在造影后，外侧半月板囊肿全部显影，并可见到造影剂在充填囊肿之前进入到裂孔内的情况。

1. 大部分患者无外伤史　伤后逐渐肿胀，伤侧较显著。

2. 疼痛　往往发生在运动中的某种体位，体位改变后疼痛即可能消失。疼痛部位在两侧关节间隙。

3. 压痛　在髌韧带与侧副韧带之间，沿关节间隙，有固定而局限的压痛。

4. 走路　行走可，但乏力，上下楼梯时尤为明显，且伴有疼痛或不适。病程长者，股四头肌会逐渐萎缩。

5. 在关节间隙能见到明显的肿块　一般伸膝时增大，屈膝则变小，甚至消失。

6. 囊肿存在和增大　损害了半月板的活动性，增加了半月板的撕裂机会，当囊肿伴有半月板撕裂的特征，可出现咔嗒声、打软腿和弹响等典型的半月板撕裂症状。

7. 交锁症状　当运动中，股骨髁突入半月板之破裂处而又不能解除，可突然造成膝关节的伸屈障碍，形成交锁。放松肌肉、改变体位、自主或被动地旋转伸屈之后，交锁多可解除。

8. 麦氏征阳性

9. 研磨试验阳性

（三）辅助检查

1. X 线检查　有助于排除骨性病变或其他疾患。部分患者在 X 线片上显示有骨性压迹。膝关节镜检查的确诊率超过 90%。

2. MRI　半月板囊肿在 MRI 上表现明显。

（四）治疗

1. 非手术治疗　许多早期囊肿可反复出现，其疼痛呈间断性者，可予观察，无特殊处理，如症状转为持续性则应手术切除囊肿。

非手术治疗的指征有限。非手术疗法包括卧床休息，抽吸关节内积液，弹性绷带加压包扎等，以及石膏管型固定并加强股四头肌锻炼。适用于症状轻或有明显退变者。

2. 关节镜手术治疗　由于半月板囊肿的大小、部位和半月板损伤的程度都不一样，因此对治疗方法的选择也存在不同之处。早期病人，最好术前施行关节镜检查，如半月板无撕裂和退变，表面及关节囊附着处正常者，可将关节囊做一小口，将囊肿小心地解剖出来并切除之。如果囊肿已进入半月板，并有撕裂者，探明半月板撕裂的情况，行半月板部分切除和半月板囊肿减压术，对半月板有放射状撕裂，将其修剪至稳定的边缘。如果撕裂为稳定的水平撕裂，在轻轻修整上叶后仅切除下叶，从外面挤压囊肿可能把囊肿内容物挤入关节内，使囊肿减压。单纯切除囊肿，可使膝关节功能康复顺利，康复期短。保留半月板，可避免或延缓骨关节炎的形成。

原则上讲半月板囊肿较大，半月板分离影响其稳定性，有半月板损伤的表现应将其切除，问题是小的囊肿，仅累及部分半月板组织处理时的确比较困难。对外侧半月板前角囊肿的患者，将半月板实质内的囊肿刮除干净后，镜下采用由内向外的缝合技术将半月板分离部分与关节囊缝合，术后膝关节支具保护，使半月板得以保存和修复。对半月板前角囊肿，在关节镜下用射频消融和皱缩术，免除了半月板切除。

对半月板实质确有多发裂隙状撕裂者，整个半月板连同囊肿一并切除。

（五）健康教育

1. 向患者详细地讲解功能锻炼的方法　告知患者锻炼应循序渐进，避免活动过量，造成。关节肿胀、积液。过量的负重行走以及超范围训练反而会延缓康复。

2. 嘱患者出院后遵医嘱按时服药　如出现切口感染，伤口红、肿、热、痛，体温 > 38.5℃、膝关节疼痛或不慎扭伤等情况，立即回本科进行检查和治疗。

3. 患者出院期间　如关节出现肿胀时宜卧床休息，如患者持续出现胀痛，应立即复诊，必要时进行关节腔穿刺抽取积液。

4. 可从事日常家务劳动及轻体力活动　如散步等，避免干重活及剧烈体育活动，保持心情舒畅，避免情绪激动。

5. 耐力、肌力和渐进性抗阻力训练指导　耐力是有关肌肉持续进行某项特定任务的能力，为有氧训练，如骑自行车、游泳等，进行肌力和耐力训练有助于增加关节稳定性和协调性。渐进性抗阻力训练的目的是增进机体的运动表现，方法包括跑步、走路、骑车、游泳等，可增进患者的耐力，为患者回到日常工作和运动中做好准备。

6. 定期门诊复查　积极配合医生调整康复训练计划。约定出院1个月、3个月、半年、1年为随访时间，检查及记录随访结果。

（欧阳晓）

第二节　髌骨疾病

一、髌骨不稳定

（一）病因与发病机制

髌骨不稳定（unstable patella）是前膝痛的常见原因，是髌股关节常见的疾病，是髌骨软骨软化或髌股关节骨关节炎的重要病因。髌骨不稳定是个非常复杂的问题，有很多因素影响髌骨的稳定性（图20-4）。生物力学及影像学技术的进步，以及临床检测手段的多样化，使人们逐渐认识到：髌股关节退行性改变多由于髌股关节对合不良或髌骨力线不正造成的髌骨不稳所致，如髌骨偏移、髌骨倾斜、髌骨高位、髌骨半脱位等。

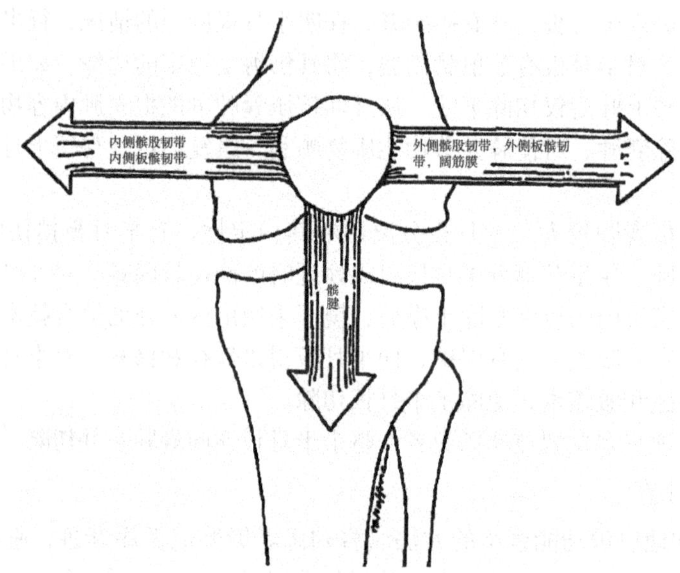

图20-4　影响髌骨稳定性的因素

1. 病因　引起髌股关节不稳定、髌骨偏移或半脱位的病因，实际上包括了膝前区每一结构的异常，概括分为4类。

（1）股四头肌及其扩张部的异常：包括股内侧肌的萎缩或发育不良，内侧支持韧带松弛、断裂或撕裂，外侧支持韧带的紧张和高位髌骨（图20-5，图20-6）。

（2）膝关节力线异常：包括Q角增大，以及膝内、外翻和膝反屈（图20-7）。

（3）髌骨形状异常：如分裂髌骨（patella bipartite）、异形髌骨（Ⅲ、Ⅳ型）。

（4）先天因素：主要指股骨髁的发育不良、继发变形或股骨外髁形状异常等。

上述所有这些改变的共同特点是髌股关节失去正常的结构，导致作用于髌骨的拉应力异常，或出现髌骨运动轨迹异常，使髌骨处于不稳定状态。

2. 病理机制

（1）静力因素：主要包括髌韧带，内、外侧支持韧带，髂胫束，股骨内、外髁等。髌韧带主要限制：①髌骨上移。②内、外侧支持韧带限制髌骨侧方移位。③髂胫束也有加固髌骨外上方的作用。故髌骨外侧的限制机制强于内侧，当膝关节处于伸直位，股四头肌放松时，髌骨稍向外偏移。滑车沟的内、外侧壁有限制髌骨侧方滑移的作用，当沟角增大，即沟槽变浅或股骨髁发育不良时，髌骨即失去这种限制作用，容易发生脱位。另外，正常人髌骨的纵轴长度与髌腱长度几乎相等，当髌腱长于髌骨时，呈髌骨高位，亦为髌骨不稳定的因素。

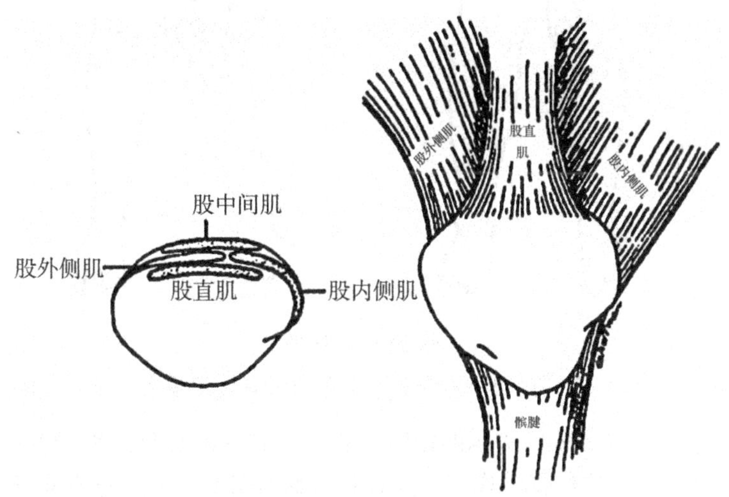

图 20－5　伸膝装置，股内侧肌附着于髌骨的上极和内侧，股外侧肌仅附着于髌骨的上极

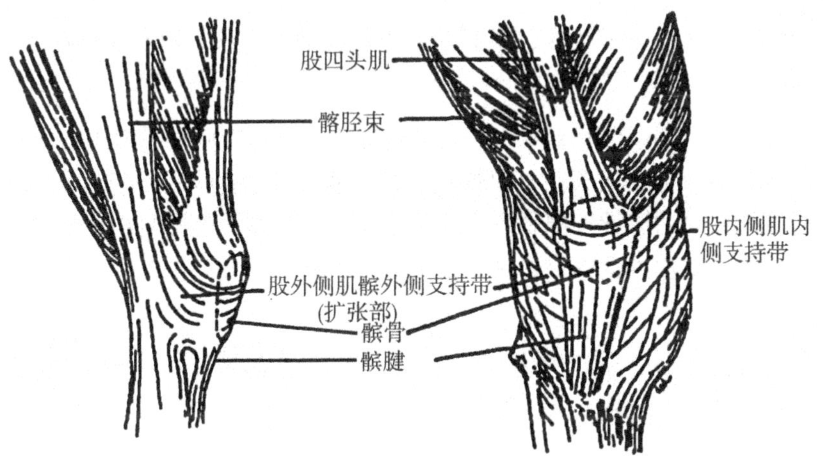

图 20－6　髌骨支持带

A. 两线夹角正常；B. 做膝外翻时角度增大

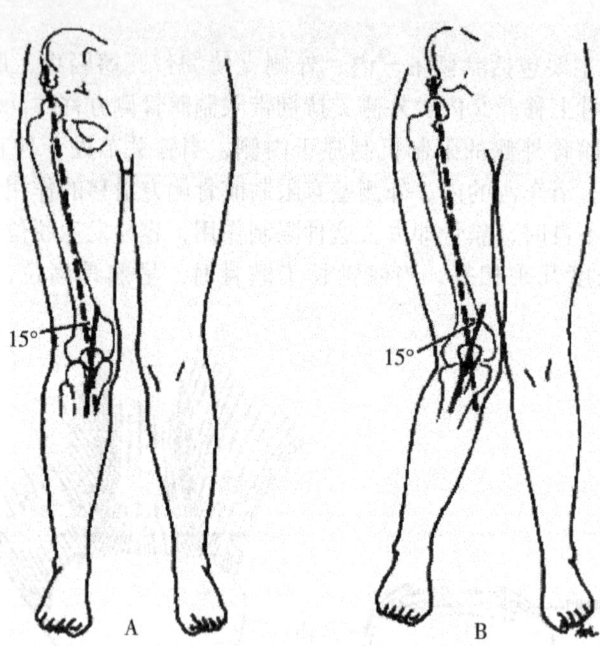

图 20－7　Q 角

A. 两线夹角正常；B. 做膝外翻时角度 度大

（2）动力因素：主要指股四头肌的作用。股内侧肌的斜头肌纤维附着于髌骨内缘上处，当该肌收缩时，有向内牵拉髌骨的作用，这是拮抗髌骨外移、稳定髌骨的重要动力因素。Q 角（quadriceps－angle）指髂前上棘至髌骨中心点连线与髌骨中心至胫骨结节中心连线所形成的夹角。正常 Q 角为 5°～10°。若 Q 角＞15°，则股四头肌收缩时产生使髌骨向外移动的分力。随着 Q 角的增大，向外侧牵拉髌骨的分力逐渐增大，髌骨稳定性也越来越差。

（二）分型

髌骨脱位（dislocation of the patella）是指髌骨移动或滑动使其脱离正常的解剖位置（图 20－8）。髌骨脱位可以分为永久性、习惯性、复发性和单次创伤等类型。多数髌骨脱位表现为膝关节轻度屈曲时的髌骨外侧脱位。通常是身体与身体接触性损伤，膝关节外翻和胫骨内旋时股四头肌收缩致使髌骨脱位，髌骨直接损伤少见。

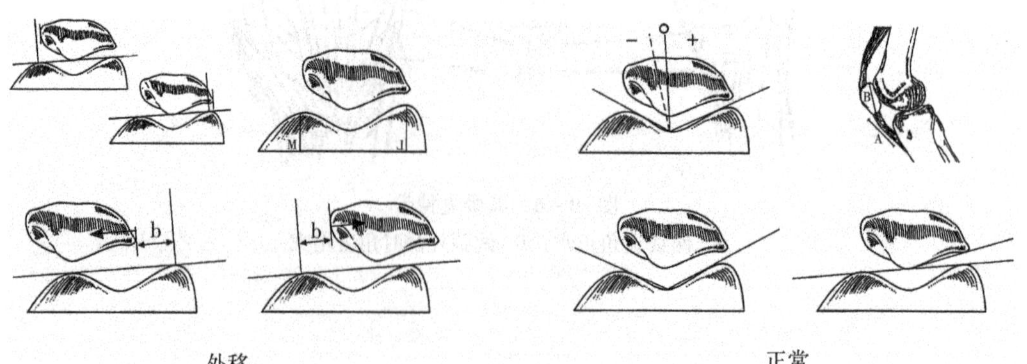

图 20－8　髌骨半脱位

1. 永久性脱位 永久性脱位是指髌骨总是脱离正常的髌骨轨道，可见于成年人阶段并伴有全膝关节病变。

2. 习惯性脱位 习惯性脱位是指每次膝关节深度屈曲时出现髌骨外侧脱位。习惯性脱位常见的原因是先天性异常或外伤性脱位未及时处理的结果。常见的局部结构异常有：①膝外侧软组织挛缩。②髌韧带附着点偏外侧。③股外侧肌止点异常。④髌骨发育小而扁平。⑤股骨髁间窝浅，外髁发育不良。⑥膝外翻畸形等。正常人体的股四头肌力学轴线起自髂前上棘，止于髌骨上缘的中点，它与髌韧带的轴线组成 Q 角，这个角度是外翻角，正常人是 14°。如果超过 20° 伸肌的牵拉力量偏向外侧，容易产生脱位。习惯性脱位者股骨外髁较小，有膝外翻畸形，Q 角通常增大。

膝关节不明显的外伤，或股四头肌强烈收缩，即可引起脱位。多数患者经常脱位，在屈膝时，髌骨脱于股骨外髁外侧，伸膝时自然复位。股四头肌萎缩，伸膝无力，易摔跤，但无明显的疼痛。

3. 创伤性髌骨脱位 创伤性脱位通常见于暴力直接作用在髌骨上的结果，如踢足球与橄榄球比赛。创伤性脱位分为向上脱位和向外脱位。创伤性脱位髌骨向上脱位的病理变化主要是髌韧带完全断裂。髌骨向外侧脱位的病理变化是膝关节囊从髌骨内缘附着处撕脱，软组织损伤范围广，少数还可以有股四头肌腱膜扩张部的内侧部分和股内侧肌附着处撕脱。髌骨常向外侧脱位，有时还有骨与软骨碎屑掉落在膝关节腔内形成游离体，也可伴有半月板和内侧副韧带损伤。

急性创伤性脱位青少年患者多发，有明显的外伤史。向外脱位者因膝关节内出血，伤处肿胀明显，压痛集中在髌骨的内侧缘，活动明显受限。膝关节屈曲位可以摸到髌骨不在股骨髁间窝内而向外侧移位。向上脱位者可以检查到髌骨位置偏高。

创伤性髌骨脱位常常发生于年轻女性或者运动员的膝关节扭转损伤。单次创伤性髌骨脱位在男性运动员中发生率较高。一部分创伤性髌骨脱位会发展成为复发性髌骨脱位而成为骨科医务人员要面对的有挑战性的问题。

4. 复发性髌骨脱位 导致复发性髌骨脱位的原因是多方面的。复发性髌骨脱位常发生于有原发病等不稳定因素的患者，比如高位髌骨、股骨切迹浅、股骨扭转性异常、膝外翻和关节过度松弛。复发性髌骨脱位常见于女性。

（三）临床表现

1. 疼痛 为最常见的主要症状，通常其性质不恒定，患者通常主诉髌骨后方内侧刺痛，但有时疼痛部位不确切。下蹲、上楼、滑雪、骑登山车等需要股四头肌强烈收缩的活动，能激发并加重疼痛。下楼时因为需要股四头肌离心收缩，比上楼时股四头肌向心收缩引起的疼痛更重。长期膝关节屈曲会出现疼痛，与软组织的张力增加以及髌股关节面的压力增加有关。疼痛可能涉及双侧髌骨，疼痛发作通常逐渐加重，与损伤关系不大。不过，某次剧烈的活动或者小的损伤可能诱发关节疼痛。双侧髌骨隐匿性的疼痛是髌骨疼痛的典型表现。

最常见的疼痛部位就是膝关节前内侧的疼痛，有时在膝关节后外侧有疼痛和压痛，但应与其他膝关节疾病相辨别。

2. 打“软腿” 打“软腿”（giving way）即在走路负重时，膝关节出现的瞬间软弱无力、不稳定感，甚至有时患者可摔倒。此现象常是由于股四头肌无力或由于半脱位的髌骨滑出髁间沟所致。

3. 假性嵌顿　假性嵌顿（pseudo locking）是指伸膝时出现的瞬间非自主性的限制障碍。当负重的膝关节由屈至伸位，半脱位的髌骨滑入滑车沟时，常常出现此现象，临床上常需要与半月板撕裂或移位出现的绞锁或游离体引起的真性嵌顿相鉴别。

4. 股四头肌萎缩　股四头肌萎缩是膝关节疾患的共同体征，在伸膝装置出现功能障碍时表现更为明显，以股内侧肌为重。

5. 肿胀　在髌骨不稳定的严重病例，股四头肌无力，导致滑膜炎，出现关节肿胀，浮髌试验阳性。

6. 髌骨“斜视”　髌骨“斜视”（squinting knee）存在膝外翻、髌骨高位、股骨前倾角增大、胫骨外旋过大等膝部畸形和力线不正时，为了维持正常的步态而引起的髌骨向内侧倾斜，是髌骨不稳定的常见因素。

7. 轨迹试验　患者坐位于床边，双小腿下垂，膝关节屈曲90°，使膝关节慢慢伸直，观察髌骨运动轨迹是否呈一直线。若有向外滑动，则为阳性，是髌骨不稳定的特异性体征。

8. 压痛　多分布在髌骨内缘及内侧支持带处。当检查者手掌压迫患者髌骨，并做伸屈试验时，可诱发出髌下疼痛，临床上压痛点有时与患者主诉的疼痛部位并不一致。

9. 压轧音　膝关节伸直位时，压迫髌骨并使其上、下、左、右移动，可感到或听到髌骨下面有压轧音（retropatellar crepitation），并伴有酸痛。膝关节主动伸屈活动时亦可感到或听到压轧音。

10. 恐惧征　患者膝关节处于轻度屈曲位，检查者向外推移其髌骨诱发半脱位或脱位时，患者产生恐惧不安和疼痛，使膝关节屈曲而使疼痛加剧。恐惧征（apprehension sign）亦是髌骨不稳定的特异性体征（图20－9）。

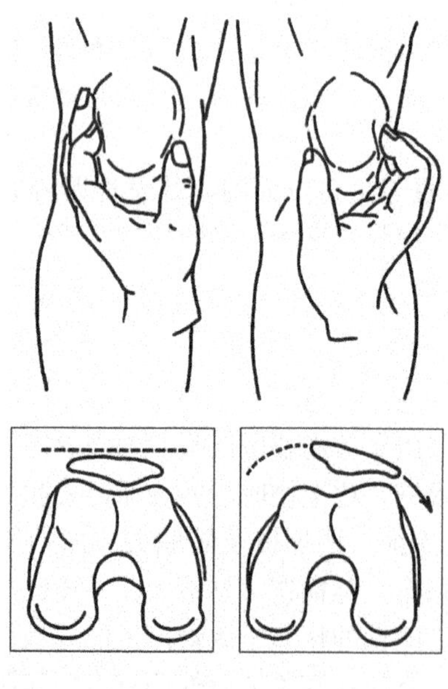

图20－9　恐惧试验

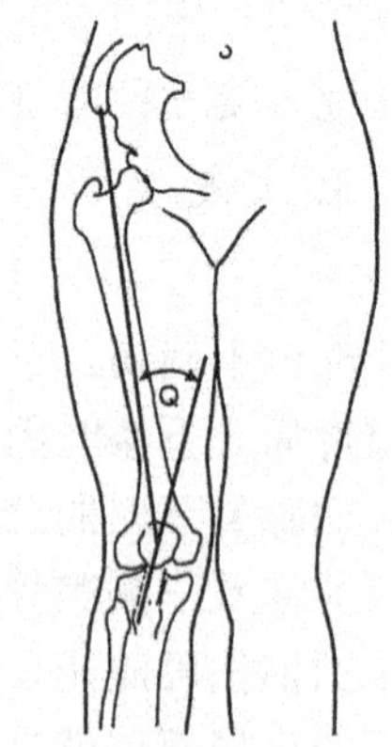

图20－10　测量Q角

11. 髌骨外移度增加或关节松弛　正常人膝关节在伸直位时髌骨被动外移的范围不超过它自身宽度的1/2，屈膝30°时髌骨外移的范围更小。如关节松弛，按髌骨可向外侧移动的程度分为3度：

Ⅰ度：髌骨中心在下肢轴线的内侧或轴线上。

Ⅱ度：髌骨中心位于轴线外侧。

Ⅲ度：髌骨内缘越过下肢的轴线。

12. Q 角异常 Q 角是衡量髌骨力线的重要指标，股骨内旋和胫骨外旋可使 Q 角增大，导致髌骨倾斜（图 20－10）。

（四）影像学检查

1. X 线摄片 X 线摄片对诊断有很大的价值，可以显示髌骨形态和位置是否正常，髌骨轴位片对髌骨向外侧倾斜及半脱位有肯定的意义，可显示髌骨及滑车发育不良，髌骨关节面不相适及髌骨移位情况，可通过测量外侧髌股角、股骨髁间角、髌骨适合角及髌股指数，以明确诊断，方法简单、有效，还可预测预后。髌骨向上脱位正位片上可见到髌骨脱离了股骨髁间窝，侧位片上则显示髌骨的长度与髌韧带的长度不等。在正常的情况下，胫骨结节与髌骨下缘的距离和髌骨的长度是一致的，如该距离明显大于髌骨长度，提示有髌骨向上脱位。髌骨向外侧脱位常规 X 线检查难以察觉，宜在屈曲 20°～30°的情况下摄髌骨轴位片，可以发现髌骨有无半脱位。

2. CT 扫描 CT 扫描可以更准确地反映髌股关节情况，以股骨后外侧缘作为基线测量外侧髌股角，由于排除了股骨的旋转因素，更加准确，且 CT 扫描可连续地测量适合角。Stanciu 应用 CT 与常规 X 线片比较诊断习惯性髌骨脱位，结果发现对髌股关节的 CT 检查与常规的 X 线检查，CT 更加灵敏而准确。

3. 磁共振影像（MRI） MRI 有助于评估软骨的损伤，而且在评估髌股关节稳定方面优于 CT，但有关该技术的髌股角度关系尚无标准资料。该检查结果表明：关节积血、股骨外髁和髌骨内侧挫伤以及支持带破裂是该病的典型病变所见。另外，还应检查是否有游离骨软骨片，从而有助于关节镜下的治疗。

（五）治疗

1. 非手术治疗

（1）限制活动：限制患者日常生活中的某些活动，如登高、爬坡等，可减轻髌股关节的负荷，减少髌股关节磨损，特别是当了解到某项活动与症状加重有明显关系时，采用限制这项活动的方式，可以达到改善症状的目的。

（2）股四头肌练习：亚急性或慢性病例常伴有明显的股四头肌萎缩、肌力减弱，特别是股内侧肌斜头肌力的减弱，可进一步加重膝关节的不稳定，使关节肿胀，症状加重，因此应加强股四头肌练习，改善股四头肌与腘绳肌的肌力比值。最初可行等长性训练（isometric exercise），第 1 步先训练股四头肌收缩，即将患侧下肢伸直，用力收缩股四头肌，使髌骨上提，持续 5s，然后将肌肉完全放松 10s，再收缩肌肉，每回练 30～50 次；2～3 周后，可行直腿抬高训练，即先行股四头肌收缩，再将足跟抬高离床 15cm 左右，持续 10s（数 1，2，3，…10），然后放下，使肌肉放松，这样算 1 次，每天练习 3 回，每回练 30 次。当肌肉有一定恢复后，给足部加一抵抗的负荷，做上述直腿抬高训练。重量可逐渐增加（1～3kg）以加强锻炼强度。

（3）支具治疗：髌骨支具有限制及稳定髌骨的作用，它用于急性患者，或在参加某项运动或活动较多时使用。长期佩戴可使患者感到局部不适，并易导致股四头肌萎缩。

（4）药物治疗：非甾体消炎药可减轻髌股关节的骨性关节炎症状。有实验研究证明，关节液中有一定水平的水杨酸，可阻止关节软骨的纤维束改变，阻止软骨软化的发生，并建议长期服用阿司匹林治疗髌股关节病。但也有学者认为，此药除减轻髌股关节骨关节炎症状外，其他治疗意义不大。

2. 手术治疗

（1）关节镜下膝关节外侧支持带松解及内侧支持带紧缩术。

（2）关节镜下膝关节外侧支持带松解及内侧支持带紧缩术的同时，行 Roux - Goldthwait 式髌韧带止点内移术。

（3）关节镜下膝关节外侧支持带松解及内侧支持带紧缩术的同时，行 Fulkerson 式胫骨结节内移截骨术。手术当日麻醉过后开始直腿抬高锻炼，每日 100 次，间断局部冷敷 48h。手术后第 3 天去除患肢加压包扎，佩戴卡盘支具，屈膝锻炼，术后 2 周内屈膝 0° ~30°，4 周内屈膝 0° ~60°，6 周内屈膝 0° ~90°，术后 4 周佩戴卡盘支具保护下地行走。

（六）健康教育

（1）拆线后出院，注意保持支具固定的牢固。

（2）术后 4 周在支具保护下，拄拐下地，患肢直腿负重行走，床上进行膝关节屈伸训练，避免负重情况下的屈膝训练。

（3）术后 6 周开始弃拐，逐渐负重屈膝活动，但避免跑、跳等剧烈活动。

（4）术后 3 个月后恢复正常活动。

（5）术后 4 周、6 周电话随访，术后 3 个月、6 个月、1 年随访。

二、髌骨骨折

（一）病因与发病机制

髌骨骨折多见于青壮年，由直接外力或间接外力损伤所致。若治疗不当髌骨骨折会引起关节僵硬或创伤性关节炎。严重影响关节功能。

骨折为直接暴力和间接暴力所致。直接暴力多因外力直接打击在髌骨上，如撞伤、踢伤等，骨折多为粉碎性，其髌前腱膜及髌两侧腱膜和关节囊多保持完好，亦可为横断型骨折。间接暴力，多由于股四头肌猛力收缩，所形成的牵拉性损伤，如突然滑倒时，膝关节半屈曲位，股四头肌骤然收缩，牵拉髌骨向上，髌韧带固定髌骨下部，而造成髌骨骨折。间接暴力为横行骨折，移位大，髌前筋膜及两侧扩张部撕裂严重。

髌骨骨折主要在以下情况发生。

第一，直接暴力。如运动员在摔倒时，摔倒跪地或膝对撞是最常见的损伤动作，此时，髌骨多出现无错位的星芒状的骨折，属粉碎性骨折。

第二，间接暴力。间接暴力有 3 种情况可以发生骨折：

（1）股四头肌纵向用力牵拉，最常见的骨折部位是髌骨下端横行骨折。

（2）股四头肌纵向用力牵拉加膝部外翻的作用力，髌骨发生边缘部的纵行骨折。

（3）膝内外翻支持带的被动牵拉会导致髌骨内缘的骨折，属于髌骨疲劳骨折，即多次较小的髌骨受力所致的逐渐发生的骨折。

（二）临床表现

（1）膝关节的疼痛，检查可发现髌骨前方压痛，受伤早期可扪到骨折分离出现的凹陷，挤压髌骨疼痛加重。

（2）膝关节不能伸直，不能负重。

（3）肿胀、血肿和皮下淤血。

（4）由于关节内积血可出现浮髌试验阳性。

（5）伤后6h是治疗的最佳时机，移位明显的骨折可摸出骨折线及骨块间间隙。

（6）陈旧性骨折有移位者，因失去股四头肌作用，伸膝无力，走路缓慢，并可有关节活动障碍。

（三）影像学检查

除正、侧位X线摄片外，尚应根据伤情拍摄切线位。膝关节的正、侧位X线拍片可明确骨折的部位、类型及移位程度，是选择治疗方法的重要依据。

（四）治疗

对新鲜髌骨骨折的治疗，应最大限度地恢复关节面的平滑，给予较牢固内固定，早期活动膝关节，防止创伤性关节炎的发生。

1. 石膏托或管型固定　此法适用于无移位髌骨骨折，不需手法复位，抽出关节内积血，包扎，用长腿石膏托或管型固定患肢于伸直位3～4周。在石膏固定期间练习股四头肌收缩，去除石膏托后练习膝关节伸屈活动。

2. 关节镜下复位固定　髌骨骨折的内固定方法多种，可分为两类，一类行内固定后仍需要一定时间的外固定；另一类内固定比较坚强，不需要外固定。

（1）改良张力带钢丝内固定术。

（2）髌骨上极或下极切除，股四头肌腱重新附着术。

（3）髌骨全切除。

（五）健康教育

1. 向患者详细地讲解功能锻炼的方法　告知患者锻炼应循序渐进，避免活动过量，造成关节肿胀、积液。行走功能锻炼时，应根据患者的年龄、体质、病情等逐渐增加练习的幅度及强度，并密切观察，注意安全，防止摔伤及其他部位骨折。

（1）伤后早期疼痛稍减轻后：即应开始练习股四头肌等长收缩，每小时不少于100次，以防止股四头肌粘连、萎缩、伸膝无力，为下地行走打好基础。如无禁忌，应随时左右推动髌骨，防止髌骨与关节面粘连，练习踝关节和足部关节活动。

（2）膝部软组织修复愈合后：开始练习抬腿。伤口拆线后，如局部不肿胀无积液，可带着石膏托扶双拐下地，患肢不负重。

（3）4～6周后去除外固定，开始练习膝关节屈伸活动：经过长时间固定，膝关节都有不同程度的功能障碍，因此应采取多种形式、多种方法的锻炼，如主动锻炼和被动锻炼结合，床上锻炼和床下锻炼结合，用器械锻炼和不用器械锻炼结合等。刚去除外固定时，主动屈膝较困难，可多采用被动活动形式，如由别人帮助屈膝；待有一定活动度后改为主动活动。患者可在卧床时主动伸屈膝关节，也可下地扶床边或门框下蹲以练习膝关节伸屈功能。压沙袋法也很简单，即让患者坐在床边，将患肢伸出床沿，在踝部上压3kg左右沙袋，每次15min，每日2～3次，但应注意被动活动力量要缓和，以免造成新的损伤，同时锻炼的强度应因人而异，以不引起疲劳为宜。

2. 嘱患者出院后遵医嘱按时服药　如出现切口感染，伤口红、肿、热、痛，体温 > 38.5℃、膝关节疼痛或不慎扭伤等情况，立即回本科进行检查和治疗。

3. 患者出院期间　如关节出现肿胀时宜卧床休息，如患者持续出现胀痛，应立即复诊，必要时进行关节腔穿刺抽取积液。

4. 可从事日常家务劳动及轻体力活动　如散步等，避免干重活及剧烈体育活动，保持心情舒畅，避免情绪激动。

5. 耐力、肌力和渐进性抗阻力训练指导　耐力是有关肌肉持续进行某项特定任务的能力，为有氧训练，如骑自行车、游泳等，进行肌力和耐力训练有助于增加关节稳定性和协调性。渐进性抗阻力训练的目的是增进机体的运动表现，方法包括跑步、走路、骑车、游泳等，可增进患者的耐力，为患者回到日常工作和运动中做好准备。

6. 定期门诊复查　积极配合医生调整康复训练计划。约定出院 1 个月、3 个月、半年、1 年为随访时间，检查及记录随访结果。

（陈明伟）

第三节　滑膜疾病

一、色素沉着绒毛结节性滑膜炎

色素沉着绒毛结节性滑膜炎（pigmented villonodular synovitis，PVNS）发生于关节或腱鞘内的滑膜组织，以滑膜增生、棕黄色绒毛结节突出及含铁血黄素沉着为特点，较少侵及周围骨质。

（一）病因与发病机制

本病的病因不明，有炎症、肿瘤、外伤、关节出血、代谢障碍、变态反应及病毒感染等学说。但本病绒毛和结节合并存在，有的绒毛多，有的结节多，说明本病可能是一种炎症性病变且有向肿瘤过渡的趋势。其中绒毛型更近似炎症。结节型系由大量滑膜细胞构成，切除不彻底易复发，故近似良性肿瘤。色素沉着绒毛结节性滑膜炎以受累滑膜组织增生和含铁血黄素沉着为特征。

（二）分型

（1）根据病变形态分为绒毛型、结节型和绒毛结节型

1）绒毛型：受累滑膜呈暗红色或棕黄色，常明显增厚，可达 1cm 以上。滑膜表面不平，常有皱襞和绒毛形成。绒毛最长可达 1～2cm，在水中漂浮如胡须状。镜下绒毛呈单个分支状，或多数绒毛互相融合，绒毛表面覆盖不规则的单层或复层滑膜细胞，绒毛间质丰富，内有许多小血管、淋巴管及成纤维细胞，大量含铁血黄素，层数不多的多核巨细胞。

2）结节型：结节的直径自 1～5cm 不等。较小的结节呈红棕色，较大的结节则呈黄白色，带有铁锈斑。镜下结节由密集的滑膜细胞组成，胞质少，胞膜不清楚，核染色较深。在密集的细胞中可见裂隙和乳头。滑膜细胞之间偶见多核巨细胞和泡沫细胞。

3）绒毛结节型：既有绒毛病变也有结节病变。色素沉着绒毛结节性滑膜炎晚期可广泛纤维化，易误诊为纤维肉瘤。增生的滑膜结节可压迫侵蚀相邻骨质，形成大小不等的骨质

破坏。

（2）按病变的范围分为弥漫型和局限型

1）弥漫型：病变广泛累及膝关节滑膜，以髌上囊最为明显，包括内外关节间沟、内外关节间隙及后关节囊等部位。

2）局限型：多发生在腱鞘及滑囊，在膝关节以髌上囊最多见。

（三）临床表现

患者多为青壮年，年龄多在20～40岁。发病率的性别差异各文献报道结果不一致。色素沉着绒毛结节性滑膜炎好发于膝关节和踝关节，其次为髋、腕、肘等关节，偶也可见于滑囊和腱鞘。多为单发。本病病程经过缓慢，最短2年，最长达20年。半数以上有外伤史。

早期常无症状，之后有关节慢性进行性肿胀不适。弥漫型者常表现为受累关节周期性、慢性疼痛，晚期关节有剧痛。呈弥漫性肿胀的关节，局部皮温增高但不红，肌肉一般会有不同程度的萎缩。关节功能受限多不明显，晚期病例多影响关节功能。触其增厚的滑膜呈海绵样或面包样弹性感觉，积液多的可触及波动感。有时在关节周围已可触及大小不等、基底稍有移动的硬韧结节。病变还可穿透较薄的膝关节后侧囊壁进入腘窝或沿腘绳肌、小腿肌及股骨与胫骨间的孔隙向上下扩展，使膝关节呈弥漫性肿胀。这种肿胀也可沿髌上囊向上蔓延，形成大腿中下段深部肿块样病变。此病的一个典型的特点就是关节腔反复积血，穿刺可抽出黄褐色或血性液体，如遇到这样的患者应考虑到色素沉着绒毛结节性滑膜炎。

局限型者，由于病变以结节状为主或绒毛结节状，其结节多数有蒂相连，所以常使关节活动受限，甚至出现交锁或弹响，为此常伴有急性疼痛，但压痛较局限，肿胀不明显，因而此型在临床上很难与半月板损伤、膝关节内游离体、髌骨软化症等相鉴别。

（四）辅助检查

1. 血常规　大多数血沉不快、血象不高。

2. 关节液检查　对本病的诊断极为重要。关节抽出液多为血性、棕色或咖啡色，少数为呈淡黄色，液体稀薄。内含红细胞和胆固醇。关节液的色泽与滑膜的病理类型及病变发展阶段有关，如滑膜病变为局限性结节状，其关节液颜色可正常或淡黄色。

3. X线表现　关节囊膨胀增厚及软组织肿胀，关节因积液间隙增宽，关节囊内外出现较细密的结节状或分叶状软组织影，因含铁血黄素的多少不同，其密度也不同。尤其是膝关节的侧位X线片上显示更清楚。表现在髌上囊区圆形、椭圆形或其他密度增高的阴影。

4. CT或MRI　CT检查在显示骨质的破坏、滑膜的增厚以及关节周围软组织肿块方面较X线平片有一定优势，如辅以增强扫描，可显示增厚的滑膜组织及相邻肿块的强化，但其特异性不如MRI。色素沉着绒毛结节性滑膜炎的MRI表现具有明显的特征性。MRI能清晰显示滑膜的增厚和积液的程度，能显示滑膜的绒毛状或结节状的隆起以及关节间隙周围的软组织肿块。

5. 穿刺活检　用粗针头关节腔穿刺，取滑膜组织送病理检查，可以提高术前诊断率。

（五）诊断与鉴别诊断

根据青壮年大关节如膝关节为好发部位，大多为单发，呈慢性进行性肿胀，多无疼痛以及关节液表现作出初步诊断并不困难。但确诊则需根据病理检查报告。需要与其鉴别诊断的疾病有：滑膜结核、类风湿关节炎、血友病性关节病、神经性关节病、肌肉血管瘤、腘窝囊肿和半月板囊肿等。

（六）治疗

色素沉着绒毛结节性滑膜炎的治疗方法主要是通过手术对病变滑膜完整切除，包括开放手术和关节镜手术。放疗滑膜切除术主要用于复发的患者或手术后辅助治疗，放射治疗对绒毛型较好，对结节型疗效不佳。色素沉着绒毛结节性滑膜炎具有一定的复发率，滑膜切除后关节功能可能受到不同程度的影响，所以手术中既要对病变滑膜进行彻底地切除，又要重视术后膝关节功能的康复。

1. 开放手术　开放手术适合于弥漫性患者。特别是弥漫性结节型患者，术中以彻底切除为原则。对于膝关节弥漫性结节型病变应剪断膝交叉韧带和侧副韧带，将关节脱位后，再将前后方的滑膜组织彻底切除。弥漫性绒毛型术中尽量彻底切除，但不必破坏关节稳定结构。因为术中大部切除加术后放疗也能达到治愈的目的。开放性手术的优点在于滑膜切除较为彻底，但手术创伤较大，术后关节功能受损较多，功能恢复差。

2. 关节镜下滑膜切除　关节镜适合于取材活检和局限性患者的彻底切除，对于弥漫型也可应用关节镜滑膜切除术。对于局限性患者，镜下彻底切除率并不比常规手术低，并且镜下切除损伤小、可多次手术，因此局限性患者的首选治疗方式是关节镜下滑膜切除术。关节镜治疗具有以下优势：对膝关节进行更准确的评估；可同时处理合并病变；术后恢复快；造成关节僵硬的风险较小；患者痛苦更小。在镜下对能够发现的病变滑膜做彻底地切除，最好应用钬激光和冷融切器械以减少关节内出血，手术后应用镇痛泵和非甾体类消炎镇痛药物，使患者能够早期配合医护人员，将患肢放在 CPM 机上做膝关节功能锻炼，尽量恢复膝关节功能，如果病变复发再考虑做放射治疗。

对合并骨质损害者，需要用锉刀搔刮或用电动刨削器械打磨骨面。

二、类风湿滑膜炎

（一）病因与发病机制

类风湿滑膜炎（RA）是一种系统性疾病，它主要累及滑膜和关节周围结构以及肌肉。这一疾病的过程为对关节软骨和其他关节支持结构的破坏，导致受累关节的畸形，并最终形成关节僵硬。

膝关节类风湿关节炎的病期过程和放射学改变可分为 4 期：急性炎症、增生性滑膜炎、关节破坏和关节僵直（图 20－11）。

1. 第 1 阶段　早期发生充血、水肿和滑膜肿胀。内衬细胞增生至 3 层或更多层厚，在膝关节内产生过量的关节液。疼痛开始是由炎症和滑膜内衬的膨胀和牵拉所致，这一阶段的放射学阳性发现为软组织改变，如关节囊膨胀，这是关节内关节液增多的证据以及关节周围结构的增厚，这可在低穿透 X 线片少见到。

2. 第 2 阶段　滑膜的增生改变继续，产生多个绒毛突起伸入关节腔内。在关节面的周围，滑膜产生有效强溶解活性的肉芽组织血管翳，它逐渐长向关节软骨并破坏它。这一阶段的主要放射学发现为股骨远端和股骨近端的骨质疏松，这主要是由慢性充血和失用性萎缩所致。

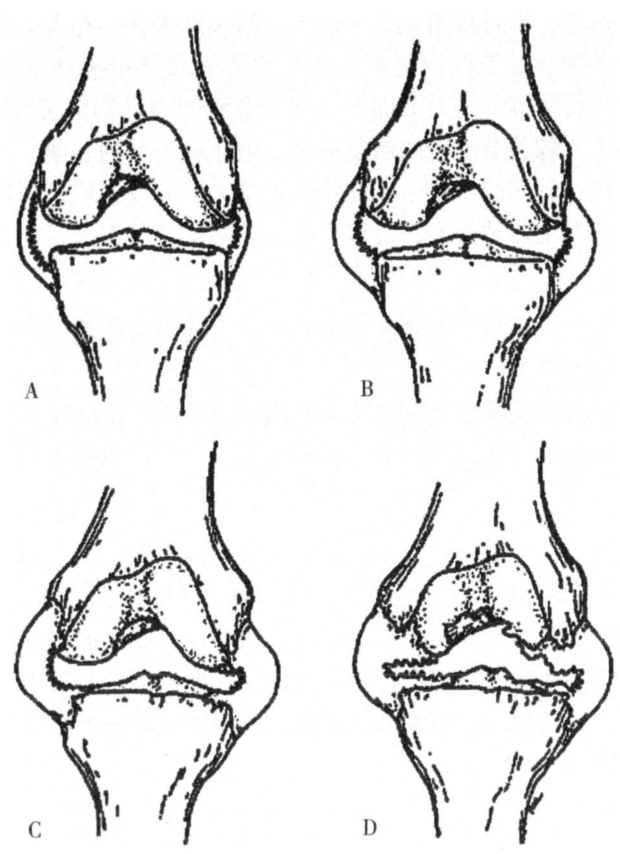

图 20－11　膝关节类风湿关节炎不同阶段

A. 急性期，见轻度滑膜肥厚；B. 增生期，见中度至明显的滑膜肥厚但不伴关节改变；C. 关节毁损期，见明显的滑膜肥厚，注意滑膜对关节软骨的侵蚀；D. 关节僵硬期，见关节面被滑膜破坏

3. 第 3 阶段　滑膜增生导致关节周围的软骨被滑膜肉芽组织和血管翳代替，由于前交叉韧带没有滑膜下脂肪保护，结果表面的滑膜发生炎症立即蔓延至韧带。在膝关节慢性类风湿关节炎的检查中，往往可看到前交叉韧带溶解或断裂。

在关节线上，滑膜蔓延超过了半月板的周围。覆盖了半月板－滑膜的交界，并侵蚀半月板的表面。这导致了半月板上下的纤维形成、裂纹以及多条纵行缺损，造成半月板的部分撕裂。患者的症状往往被严重的关节退行性病变所掩盖。当这一过程扩展到半月板的内缘，将溶解半月板。结果是从多处的半月板内缘削弱到整个半月板消失。伴随慢性滑膜炎，常存在关节面的破坏，这可表现为失去基质后，单纯的纤维化直到以软骨下骨为基底的锐缘火山口。在负重弧上，失去半月板处的关节面经常是骨对骨的接触和非风湿性膝关节退行性半月板撕裂中所见的一样。这提示，半月板病灶的撕裂、碎裂以及半月板沙粒样改变在类风湿关节炎的第 2、3 期中起到加速关节退行性病变的作用。

这一阶段的放射学阳性发现各不相同，但主要为骨改变。由于血管翳侵蚀软骨下骨所引起的边缘突出区、关节软骨退行性病变所致的关节间隙变窄，在更严重的病例中可见到由于关节支持结构的破坏造成关节脱位。

4. 第 4 阶段　关节僵直是类风湿关节炎的第 4 期，也是最后阶段。在这一阶段，滑膜增生破坏了关节面。通常，半月板组织完全消失，滑膜纤维化，在大多数承重区域为骨对骨的接触。随着疾病的发展，关节间隙消失，相对的关节面互相融合。粘连可以扩展到髌上囊，前关节囊粘连在股骨关节内的关节面上。前关节囊的内外侧壁可与相邻的股骨髁粘连，关节囊的间隙逐渐消失使膝关节前壁的滑动消失，阻止膝关节的屈曲。

放射学阳性发现包括骨端的点状去矿物化，正常关节的骨皮质不清晰，有时可见有骨小梁通过关节间隙。一旦发生这种改变，可以肯定关节活动度已丧失，而且没有希望再恢复。

（二）临床表现

滑膜疾病病人最初主诉为膝关节肿胀。他们可以有或没有疼痛，肿胀的程度取决于关节液产生的时间长短和量的多少。

这一病变的疼痛是由过度肿胀以及对膝关节内神经纤维丰富的内衬牵拉所致。受累关节可有发热和由于疼痛引起关节活动度受限。在慢性病人，可有股四头肌萎缩。

（三）治疗

对于类风湿关节炎，关节镜手术对于单关节关节炎较有用，而仅用于类风湿关节炎的前3期。在第1期，可通过活检诊断急性炎症，然后按计划有效地治疗。第2、3期最适于做关节镜下清扫，尤其是闭合性滑膜切除术。引起症状的伴有碎裂的局部滑膜增生，也适于做切除。半月板病变可能加速膝关节的退行性病变，保守治疗失败是关节镜手术的很好指征。

关节镜手术很少用于类风湿关节炎的最后期，因为此期膝关节已僵直，滑膜炎也多已减轻，手术对此无任何改善。

（四）康复指导

1. 早期主动活动　膝关节镜下滑膜切除术，虽然创伤小，但对关节腔存在一定程度的损伤，尤其是肌腱损伤修复后的患者，术后早期活动可使纤维组织在形成及成熟过程中，保持肌腱上下滑动，及时松解肌腱周围组织的粘连，有利于术后膝关节的功能活动。大部分患者术后因局部肿胀、疼痛的影响，往往阻碍患者进行早期主动活动，护理人员应耐心解释，使其了解早期活动对膝关节功能恢复的重要性，并指导患者进行正确活动的方法。待麻醉作用消失后指导患者主动用力进行踝关节背伸跖屈活动，术后第2天，协助患者行患肢股四头肌及小腿肌肉收缩运动和踝关节的背伸活动，同时鼓励其做直腿抬高锻炼。

膝关节主动锻炼方法为：嘱患者坐于床边进行，膝关节位于床沿，两腿自然下垂，伸直膝关节，持续5~10s，然后放松，使小腿自然下垂，每2小时进行1次，每次5~10min。对于主动屈膝功能差者可配合使用膝关节运动仪（CPM）协助进行被动屈膝活动，患肢可在CPM机上开始锻炼，每天1~2次，每次0.5~1h，角度从30°开始，每日增加5°~10°，直至100°~130°。

2. 出院指导　出院后仍需要继续配合正规的抗风湿药物治疗。指导患者掌握服用药物的方法及注意事项，嘱其定期复查血常规和血沉，尽可能使药物不良反应降到最低限度。防止因药物不良反应而产生严重后果，以减轻患者的负性情绪，增强其治疗信心，并配合长期治疗。

三、滑膜皱襞综合征

（一）病因与发病机制

膝关节在胚胎期形成于3个滑膜间室，正常情况下这些间室融合成一个有滑膜分隔的单腔，膝关节重要的滑膜皱襞代表这些分隔的遗迹。这些皱襞是滑膜皱褶，按其与髌骨的解剖关系分为髌上、髌下、髌内和髌外皱襞。它们的发生频率、大小、厚度和临床意义各不相同。如果认为皱襞与患者的症状有关，就称它为病理性皱襞。

（二）分型

1. 髌下皱襞　又称黏膜韧带，出现率为100%。位于股骨髁间窝前交叉韧带之前，没有经验的医生有时会把它当作前交叉韧带。髌下皱襞可能从不产生症状，但可使关节镜从一个间室到另一个间室时出现困难。如果髌下皱襞很大，会造成前交叉韧带观察困难。它可以是从脂肪垫的后方进入髁间窝的细小的滑膜带，也可以是几乎完全分开内外侧间室的滑膜分隔物。

2. 髌上皱襞　出现率为94%，位于髌骨上方，在髌上囊和膝关节腔之间。将髌上囊分成2个间室，极少引起膝关节症状。

3. 髌外侧皱襞　已有描述，但极其罕见。

4. 髌内侧皱襞　出现率为39%。其上端多数附于膝关节囊内侧壁，少数与髌上皱襞相连，下端与翼状皱襞相连，伸进髌骨和股骨髁之间者占10%。髌内侧皱襞是这些皱襞中最常见、最有临床意义的一种，此型受挤压时可产生滑膜皱襞综合征。随着膝关节镜诊断的发展，髌内侧皱襞的出现率和它在引起膝关节前部疼痛中可能的作用变得更加明确。

髌内侧皱襞起始于髌骨正上面，有时随髌上皱襞向远侧扩展，沿关节的内侧壁经股骨内髁止于脂肪垫。只有它因外伤或慢性炎症而增厚和失去弹性时才会引起症状。常见的一个原因是直接嵌顿膝前内侧部位，损伤皱襞，导致肿胀和炎性改变。此时反复屈伸膝关节会引起皱襞增厚和透明变性而失去弹性。如果同时增加活动，这个窄的无弹性结构会像个研磨带，在股骨内髁上摩擦而不是滑动，随着时间的延长，这种摩擦会导致股骨内髁的软骨软化。病理性髌内侧皱襞有白色纤维化的、厚而圆的内缘。当膝从伸直到屈曲90°过程中的30°～40°位时，病理性皱襞与股骨髁紧密接触。如果检查结果和症状一致，那么股骨髁内缘关节软骨变软的部位和从内侧沟来的在髁边缘生长的滑膜血管翳都是病理性皱襞可能引起患者症状和病变原因的线索。

（三）临床表现与诊断

临床上，患者常常有膝关节的前内侧部位撞在硬物上、摔倒时膝前部着地或某物直接撞击这个部位的病史，随后膝前部出现慢性疼痛不适，活动时加重。患者也可能在屈伸关节时感到弹响，很少出现渗出。检查时常发现膝前内侧部位的关节线上方局部压痛。偶尔在膝关节主动屈伸活动中，在股骨内髁发现皱襞摩擦感，尤其在屈膝30°～40°时更常出现。有时沿髌骨内缘可触及这个增厚的纤维性皱襞。关节腔空气造影，采用髌骨轴线位，关节内旋20°内侧切线位、关节伸直和屈曲80°～90°侧位，可见到滑膜皱襞。

（四）治疗

病理性内侧皱襞应先行保守治疗，应告诫患者改进活动方式，减少反复的关节屈伸活动，避免长时间屈膝。推荐等长和膝僵直样股四头肌锻炼及短期内应用抗炎药。偶尔将膝关节伸直位制动几天或局部注射也许有效。应避免股四头肌进行性抗阻力锻炼，因为反复的伸屈膝活动将导致皱襞继续增生。保守治疗对短期的内侧皱襞症状是有益的。如果症状是慢性的且保守措施无效时，可经关节镜检查并切除病理性滑膜皱襞。

手术方法：进行全面系统的关节镜检查除外其他病变。如果发现发白、厚而圆且无弹性的皱襞，关节镜下切除皱襞或许能解除症状。经标准的前外入路用30°关节镜检查髌内侧皱襞，经外上入路观察它的上部，进一步确定皱襞的病理性质。如发现皱襞有病变，最好将其大部切除而不是单纯切断。前外入路用观察镜，外上入路进入剪刀或篮钳（或前内入路使用侧咬钳），剪刀或篮钳到达内侧壁，从皱襞的上部开始切除1～2cm。碟形切除皱襞直到滑膜侧壁。皱襞切开时常伴有裂响和断端广泛的分裂，说明皱襞的确有一定的紧张度。如需要，可经外上入路插入动力刨刀或滑膜刀切除滑膜和皱襞剩余的条状物。应避免过多切除滑膜以减少术后滑膜炎。彻底冲洗和吸引关节以去除所有残余的碎屑。

四、滑膜软骨瘤病

（一）病因与发病机制

滑膜软骨瘤病是由Barnal于1876年首先报道的，它是一种关节滑膜自限性增生性疾病，分原发性与继发性两大类，病因至今不明，相关学说较多。原发性病因中以胚胎学说为主，即残存的胚胎组织活化、增生而引起滑膜化生。病史相对较长。原发性中按部位又可再细分为原发于关节腔、滑囊与腱鞘滑膜，前两者与关节交通，后者不与关节交通。继发性是指关节已存在某些骨关节病变的病例，病因以创伤、感染学说为主，特别是创伤。其致病机制，有学者认为，滑膜化生是滑膜软骨瘤病的病理基础，各种原因如创伤、炎症等刺激滑膜组织中的间充质未分化细胞转化为软骨细胞，继而形成软骨小体产生本病。也有学者认为，滑膜软骨瘤病最初的病变在滑液，而非滑膜，轻微外伤或其他原因使关节面摩擦后产生无数软骨碎屑，后者脱落至关节腔中，它们大部分被滑膜吞噬清除，少数则在滑液中继续增殖生长，因关节机械运动与滑膜和关节腔可逆性再粘连或脱落而产生本病。

（二）临床表现

滑膜软骨瘤病发病率低，据统计，在滑膜肿瘤与瘤样病变中滑膜软骨瘤病占6.77%。国内从1952年至今仅报道了200例左右，国外报道的数量也不多。滑膜软骨瘤病多见于中年男性，以单关节侵犯为特点，好发部位以膝关节最多，其次为髋、肘、踝与肩关节，偶有发生于掌指关节与指关节的报道。相当一部分患者有明显外伤史。临床表现多为间歇性关节疼痛、肿胀、活动受限，且活动时有关节弹响或交锁，体检有时可触及移动性包块。

（三）影像学检查

X线平片上主要表现为关节内游离体和病变关节的继发性改变。游离体大小不一、形状各异，绝大多数位于关节囊内，少数位于关节间隙内，小的如沙粒，大的直径可达3cm以上。在膝关节，游离体多位于髌上囊及腘窝处。游离体中心部分为密度减低区或不均匀致密影。游离体数目对诊断本病价值较大，一般在3枚以上，多者可达数百枚。

CT扫描可进一步明确诊断，因CT平扫中游离体位置、大小形态与内部结构均较X线平片清晰，游离体中心与边缘密度变化也较X线平片直观，且发现的游离体数目明显多于X

线平片。

（四）病理

滑膜软骨瘤病的诊断应根据临床、放射学检查和病理三结合，且主要靠病理诊断。其基本病理表现为滑膜的软骨化生或骨化。肉眼可见大小不一、形状各异的游离体，呈白色或灰白色，质地韧或硬（与钙化程度有关），有的游离体有蒂与滑膜相连；病变滑膜充血、肥厚，有些病例可见绒毛状突起。镜检：滑膜表层细胞、结缔组织及血管增生、淋巴细胞浸润，在滑膜下结缔组织内可见小而圆形的透明软骨岛，软骨岛内软骨细胞成堆排列，软骨岛周围有结缔组织包绕，较晚期则形成纤维性包囊，软骨基质钙化或骨化，可以看到结缔组织向软骨细胞过渡现象。游离体或软骨体由许多分化良好的软骨小结节堆砌而成，每个软骨小结节周围都有纤维组织包绕，软骨结节的钙化与骨化常见。Milgram 等根据病理变化将本病分为 3 期：Ⅰ期为活动性滑膜内病变，光镜下可发现滑膜内软骨化生，但肉眼观察正常；Ⅱ期为过渡性滑膜病变合并滑膜软骨瘤及游离体，肉眼观察可见带蒂的软骨或骨软骨小体悬垂于滑膜组织，但未脱落；Ⅲ期滑膜病变静止，形成多个由软骨或骨软骨组织构成的游离体。

（五）治疗

滑膜软骨瘤病的传统治疗方法是在开放手术下行病变滑膜切除术，但应尽可能保留正常滑膜，同时彻底摘除游离体。不能依 X 线片显示的数量为准，因为可能有未钙化或骨化的游离体。术后早期行患肢功能锻炼。近年来，随着关节镜技术的普及与提高，文献报道多主张使用关节镜诊断和治疗滑膜软骨瘤病。下面以膝关节为例加以具体阐明。

关节镜诊治膝关节滑膜软骨瘤病的方法等内容如下。

1. 手术方法　常规采用前内、前外入路，必要时加做髌上入路或后方入路。先按顺序全面探查，在怀疑有滑膜病变处，取滑膜组织送病理检查，然后取出游离体，在滑膜增生处用刨刀行局限性滑膜切除术，同时对伴发有退行性关节病变者行关节清理术。在取游离体时，首先要仔细探查，以免遗漏；并且要注意先取游离的，后取附着于滑膜不易移动的游离体。对于前者可暂时关闭入水，以减少其游动性，对于后者，若游离体数目较多、十分细小，可直接用刨刀刨削，再通过吸引器吸走；而当游离体体积较大时，可用带齿血管钳沿长轴夹住取出，必要时还可扩大切口，将其取出。

关节镜可明显提高本病的诊断率。因为关节镜可直接观察关节内状况，这点基本类似于肉眼观察，但关节镜具有放大作用，在发现滑膜的细微病理变化以及细小的游离体等方面又明显优于肉眼观和其他检查；此外关节镜操作灵活，可进入关节内各个部位，有效地避免了漏诊。

2. 滑膜软骨瘤病的关节镜下表现　在关节镜下主要表现为不同程度的滑膜病变以及游离体，依据滑膜与游离体的关系，在关节镜下的表现分为 3 型。

（1）表浅型：游离体位于增生的滑膜组织浅层，并有蒂相连。又可分为 2 个亚型：微小型和普通型。微小型表现为细小的软骨游离体附着于增生的滑膜表面，数量较多，属病变早期，此时 X 线表现阴性，临床和放射学诊断困难，关节镜对诊断有明显的优势。此型关节镜下表现应与晶体沉积性关节病中晶体沉着于滑膜上的表现相鉴别。普通型表现为游离体体积较大，与滑膜相连，滑膜组织存在不同程度的增生，关节镜下几乎可确诊普通型滑膜软骨瘤病。

（2）深部型：局限性滑膜增生，呈草丛状，其中埋藏有多个游离体，类似于“鸟巢样”，手术时应用探针仔细探查，以免遗漏。

（3）游离体型：镜下可见多个游离体或散在分布，或局限于关节内某个部位，而滑膜基本正常或病变轻微（多因游离体机械刺激而紊乱）。此型需要与其他原因所致的关节内游离体相鉴别，此病游离体数目多，大小形态类似，表面光滑。此型在X线平片上也可见多个游离体，但实际的游离体数目可能要多于X线片中显示的数目。此外，此型中尚有一特殊类型：游离体为大块状，表面有包膜，被碎后分裂成数块或数十块，常位于髌上囊和髁间窝等空间较大之处。

3. 治疗及预后　关节镜下游离体取出术加局限性滑膜切除术是治疗滑膜软骨瘤病较为理想的方法。与传统开放手术相比，关节镜手术属微创手术，其切口小，创伤轻，患者术后康复快，因此可重复手术，术后基本不影响患肢功能；同时关节镜操作灵活，可到达膝关节腔的各个部位，因此可取出数量很多的游离体而不致遗漏，对于大块钙化的游离体也可通过扩大切口而取出；通过关节镜可在直视下彻底清除异常的滑膜组织，防止病变复发，这对表浅型、深在型尤为重要。对于游离体型因游离体机械刺激造成的滑膜炎症，游离体去除后也可减少症状。

根据文献报道，关节镜治疗膝关节滑膜软骨瘤病，术后症状改善明显，通过早期功能锻炼，膝关节功能恢复满意，而且未见复发的病例。

（六）健康教育

合理指导病人进行术后康复训练。关节镜术后有计划、完整性地早期活动，对维持肌肉组织的力量和形态、骨组织的正常代谢、关节囊及韧带的正常张力有重要作用。护士应给患者及家属充分讲明功能锻炼的意义，可术前教其掌握正确方法，也可术后先用健侧肢体锻炼，掌握锻炼方法后进行患肢的功能锻炼。应根据不同康复时期的需要及功能恢复情况及时调整锻炼时间、方式及强度，使主动锻炼与被动锻炼相结合，并鼓励患者持之以恒，坚持每日练习。

1. 股四头肌锻炼　麻醉消失后指导患者进行股四头肌等长收缩锻炼。其目的是早期进行股四头肌功能锻炼，可以保持关节液的营养成分，维持关节周围的血液循环，增加关节活动度，达到防止关节粘连作用，通过锻炼可加强肌肉运动，使关节周围肌群有力，防止关节萎缩，起到保护关节作用。

股四头肌锻炼方法：①踝泵运动：踝关节背伸，膝关节伸直，收缩股四头肌，持续3～5s后放松为1次，10～15次为1组，每日练习4～5组，根据病人体质情况，年轻患者可适当增加每组次数到30～50次。②做直腿抬高运动：患者取平卧位，膝关节伸直，慢慢抬高患肢30°～40°，在空中停顿3～5s为1次，连续做10～15次为1组，每日练习3～4组。

2. 防止深静脉血栓形成　术后当日即行腿部的肌肉按摩，防止深静脉血栓形成，按摩方法：用两手掌心由患肢远端做向心性按摩，促进静脉血液回流。

3. CPM的应用　在镇痛泵的协助下，术后6h即可将患肢置于CPM机上，应注意调节仪器的长度，使其与患肢一致，同时要保持约束带松紧适度。有负压引流者要先关闭引流开关，开始角度宜小，角度控制在20°～30°，每天增加的度数视患者具体情况而定，一般以5°～10°为宜。机器运行速度要缓慢，往返一周约30s，每天上、下午各1h，要求病人无明显疼痛，并防止造成过度活动。对于韧带重建的病人适当延后应用CPM机，一般术后第3

天起做 CPM 锻炼。

4. 术后第 3 ~ 4 周：康复重点为恢复膝关节活动范围。使膝关节活动范围达到 0° ~ 120°，并进行股四头肌抗阻锻炼，在患肢肌张力和活动范围得到基本恢复、股四头肌有力能抬腿并且膝关节无肿胀时，可以在支具的保护下下地行走，要求股四头肌肌力恢复到 4 级以上。因为在股四头肌肌力恢复到一定程度之前，膝关节的稳定性差，过早负重就有可能造成膝关节内新的损伤。

5. 术后 5 ~ 6 周：进行膝关节正常范围内活动度训练，同时加强患肢直腿抬高训练和股四头肌抗阻力等长收缩锻炼，进一步巩固关节活动范围，训练肌力。

6. 术后 6 周以后：循序渐进地进行日常非对抗性体育锻炼，进一步全面功能康复训练，促使患肢完全恢复正常活动。要达到完全康复需要 4 ~ 6 个月的时间。

五、血友病性关节病

（一）病因与发病机制

膝关节受累几乎占了所有血友病病人的一半。在开始步行前的婴儿即可发生反复的关节腔积血。反复的关节腔出血引起一系列变化导致关节破坏和关节腔积血。出血后，红细胞裂解，释放出血红素并降解生成含铁血黄素。

释放的含铁血黄素被滑膜表面的细胞所吞噬。之后，可在深层的滑膜中见到。滑膜细胞的含铁色素颗粒（含铁血黄素）引起的血管增生，使滑膜容易出血。含铁血黄素的蓄积使滑膜由红色转为巧克力棕色。逐渐地出现类似类风湿滑膜炎的改变，滑膜增生破坏关节软骨，一部分是由于释放了溶软骨酶，一部分是由于增生超过了关节面的周边。随着时间进展，滑膜纤维化的加剧破坏了关节软骨，导致纤维收缩和关节的畸形。

（二）临床表现

与类风湿关节炎一样，血友病性关节的临床表现、放射学表现和病理改变可分为 4 期：急性炎症期、增生性滑膜炎期、关节破坏期和关节僵直期。

（三）治疗

1. 血友病性关节病的处理　①血友病性关节病的处理包括：采取进一步关节内出血的预防措施，使它舒适并防止将来关节破坏和畸形。②在各种手术前，包括关节冲洗和推拿前，血浆因子需要至少提高到 100%。手术后，血浆因子需要维持浓度 60% 1 周，40% 患者获得满意的活动度。

2. 采用持续被动活动机（CPM）可显著地减少关节活动度的丧失。采用关节镜下滑膜切除，有报道可完全恢复手术前的关节活动度的丧失。如果滑膜切除的目的是避免出血和防止关节软骨的破坏，就应该在破坏开始前进行。

（四）出院指导

告知患者医生开出的药物要按时、按量服用，不要自行删减剂量；出院后要继续进行膝关节的功能锻炼，不宜进行剧烈的运动及长距离的行走，不宜久站、久坐。嘱患者按时门诊复查，以便了解其恢复的状况，制订最佳的康复计划，如遇不适应及时到医院复查。并指导患者尽量避免碰撞、外伤。多进食富含钙质的食物。

（欧阳晓）

第二十一章　肩关节镜外科学

第一节　肩袖损伤修复术

一、适应证

肩袖损伤一经诊断明确后，首先选择非手术治疗。包括给予休息、消炎镇痛药物、物理疗法、局部封闭和各种有利于肌肉力量及功能恢复和练习的综合康复，经各种非手术方法治疗无效则考虑手术治疗。

二、应用解剖

肩袖由冈上肌、冈下肌、小圆肌和肩胛下肌组成。肩袖肌肉群起于肩胛骨，止于肱骨大小结节，冈上肌止于肱骨头大结节的上压迹，冈下肌止于中压迹，小圆肌止于下压迹，肩胛下肌止于肱骨头小结节，在肱骨头解剖颈处形成袖套状结构。冈上肌从肩胛骨的上面，冈下肌、小圆肌从其后面，肩胛下肌从前面围拥肩胛骨，附着在肱骨解剖颈的上半。肩袖组织对盂肱关节有支持和稳定作用，冈上肌起着稳定肱骨头上方的作用，冈下肌和小圆肌起着向后稳定和使肱骨外旋作用，而肩胛下肌则有使肱骨内旋作用。

解剖学上，肩袖间隙为冈上肌肌腱与肩胛下肌肌腱之间的间隙，在冠状面上呈类似三角形的结构。肩袖间隙是桥接冈上肌腱与肩胛下肌腱之间的结构，实际上也是整个肩袖结构的一部分，并且是其结构中最薄弱的部位，具有限制肱骨头下移和肩关节外旋的作用。一旦发生损伤，会导致冈上肌与肩胛下肌在上臂外展过程中合力减弱，肱骨头固定于肩关节盂上的力量下降，导致盂肱关节松弛，肩关节的稳定性下降。

当肩关节外展上举时，肩袖肌肉收缩使肱骨头固定于肩盂上，避免三角肌强有力的收缩造成肱骨头与肩峰或喙肩弓发生直接撞击。肩袖肌群的作用以冈上肌最为重要，也最容易损伤。肩袖另一个作用就是维持肩关节腔密闭的环境，保持关节软骨滑液的润滑和营养，如果肩袖破损将继发肩关节骨性关节炎。

三、体位

采用沙滩椅位或侧卧位，侧卧位患肢必须进行牵引，重量视患者的体重和肌肉发达情况来定，一般 3～5kg。

四、麻醉

全身麻醉或臂丛神经阻滞麻醉。有肩关节粘连的患者，可以在麻醉下，首先进行肩关节推拿活动，再进行牵引和消毒。

五、手术步骤

1. 肩关节镜检查 关节镜手术有诊断和治疗的双重作用，关节镜下可见肩袖损伤处滑膜组织充血水肿、增生肥厚，肱二头肌腱毛糙和关节内纤维束带粘连增生（图 21－1）。刨削增生肥厚的滑膜后，可清楚地直接观察肩袖破裂的部位及范围，发现关节内的一些继发性病理变化。通过关节镜从肩峰下滑囊可观察滑囊病变及冈上肌腱滑囊面的损伤，这是影像学检查无法比拟的。关节镜下手术可清楚地显示肩关节内的相关结构，能够诊断和评价肩袖撕裂的类型、损伤程度，避免开放手术所带来的潜在危险性和并发症。

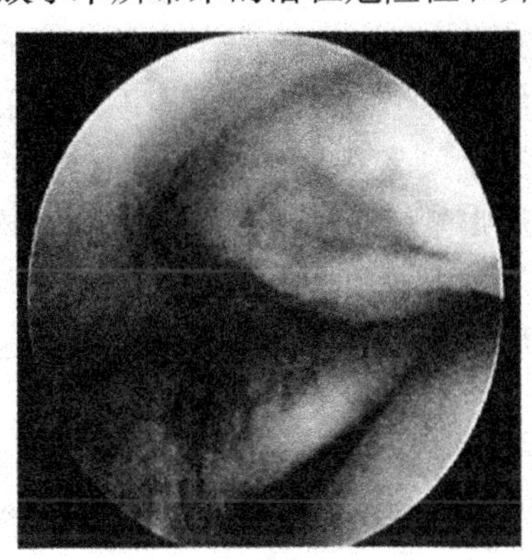

图 21－1 关节镜下见滑膜组织充血水肿（后移）

2. 肩峰成形减压术

（1）采用关节镜肩峰下减压成形术的优点是，避免了开放手术减压对三角肌前部切断和分离造成的三角肌无力，肩峰成形后肩袖修复的操作空间更大。肩峰前外突起部分和肩峰下骨刺是引起肩峰下撞击征的主要原因。关节镜肩峰下成形术主要适应于非手术治疗无效，原发性 Neer 分类Ⅱ型以上、不正常的肩峰和喙肩韧带止点有骨赘增生的患者。大多数肩袖损伤由肩峰下撞击征引起，因此肩袖损伤修复前应根据肩峰的病理形态，确定是否进行肩峰成形术。我们认为肩峰减压非常重要，其目的是解除撞击因素、改善肩关节功能，使已修复的肩袖避免再受撞击。

（2）肩袖出口撞击征、肩袖疾患及肩峰下解剖结构异常是关节镜手术最佳适应证。肩峰表面高低不平，有的呈毛刺状，提示有肩峰下撞击征，应行肩峰下减压成形术。对于肩锁关节骨赘形成、肩峰下减压成形时也应予以打磨修平。影像学显示的Ⅲ型或钩状肩峰、肩峰前方骨刺、肩锁关节骨赘应进行相应的减压手术。

（3）在肩峰前后缘标志肩峰的前后范围以供减压时参考。用刨刀或射频行肩峰下滑囊清理，清除增生肥厚的滑膜组织，将肩峰的韧带、骨膜等软组织清除并彻底止血。从前外侧置入磨钻，将肩峰前缘磨削 8mm，从外向内逐渐磨削，将肩峰成形面修平，如过多磨削肩峰造成肩峰失用或骨折。

3. 肩关节粘连松解 一般肩峰下前间隙粘连往往较重，特别是喙突及喙肱韧带附近的粘连带增厚不容易分离，镜下观察更困难。因此，肩峰下前间隙粘连带松解是肩袖松解的关键。肩袖修复之前应对断裂的肩袖组织进行松解至关重要，肩袖松解是否彻底将直接影响术后肩关节的功能。而肩峰下后间隙粘连往往较肩峰下前间隙轻，后内间隙血供丰富，松解时容易出血，应尽可能少分离。盂肱关节关节囊的分离往往无助于肩袖的松解，但二头肌腱在盂唇缘的起点部分与关节囊粘连的松解可以明显增加二头肌腱的活动范围。

4. 肩袖损伤修复方法 根据肩袖损伤的深度分为三级：Ⅰ级损伤肌腱纤维破损，深度小于肌腱厚度的3mm约1/4；Ⅱ级损伤介于全层肌腱厚度的1/4～1/2，深度3～6mm；Ⅲ级损伤大于肌腱厚度的1/2，深度>6mm。根据肩袖损伤的范围分为：小型损伤（<1cm）、中型损伤（<3cm）、大型损伤（3～5cm）和巨大损伤（>5cm）。

过去对肩袖损伤10～34mm采用关节镜手术，大的和巨大的肩袖撕裂（>3～5cm）采用开放手术。肩袖浅层损伤或小部分的损伤，则需进行肩关节清理和肩峰减压即可，而大的或巨大肩袖损伤则需要进行肩袖缝合修复术。完全在关节镜下修复肩袖对有丰富经验的关节镜医师来说也是一种挑战。一般肩关节镜下肩袖损伤手术多采用肩关节滑膜清理术、肩峰下减压成形术、小切口辅助下或完全关节镜下肩袖修复术。大的和巨大肩袖撕裂伤，由于冈上肌腱回缩、粘连、肩峰下滑囊瘢痕挛缩，关节镜下进行肩袖松解修复术的确有一定的难度。随着关节镜技术和手术器械的发展，关节镜下修复巨大肩袖损伤，已经成为常规手术。至于采用什么方法修复肩袖损伤，应结合患者肩袖损伤的大小和深度及全身情况和术者的经验来定，难以千篇一律要求。

（1）缝合方法与材料选择：无论采用什么技术和方法，必须满足牢固而可靠的固定这一原则。Reed用新鲜尸体标本，进行双侧肩关节冈上肌常规缝合法与锚钉固定缝合法（Anchor）进行对比实验研究，生物力学测试比较两者效果。实验表明采用缝合锚钉固定，优于常规的冈上肌直接缝合法，其优越性是锚钉直接固定于骨内，手术暴露少，创伤小，手术操作快，减少肱骨大结节骨折的危险性。完全关节镜下修复肩袖损伤，可最大限度地减少三角肌的损伤。尽管关节镜下修复肩袖损伤可明显减少术中和术后的并发症，降低三角肌的创伤，但该手术与传统的开放手术和关节镜辅助下的小切口手术相比也有不足，操作技术上要求较高，对技术不娴熟的外科医师受到一定的限制。Hecker等对金属材料与可吸收材料的缝合锚钉术进行了比较，认为两者无显著的差异。Baylis报道了54例肩袖撕裂应用锚钉固定缝合的结果，经术后一年随诊优良率达85%。Wilson比较了一种是“钉书钉”固定法，另一种是边对边锚钉缝合固定法；两种方法并没有统计学差别。锚钉固定法最关键的是骨床的情况，骨床的位置应根据松解后肩袖的移动度来定。如果能解剖修复，骨床位置应选择在关节面靠近大结节的边缘；长度由肩袖撕裂的长度来定；宽度一般为1～2cm。如果不能解剖修复，可以适当将骨床的位置内移；但距肩袖的止点最多不能超过1cm，不能靠肩关节外展勉强达到肩袖与骨面接触，否则就应考虑进行肌腱转移手术。

（2）单排或双排锚钉固定法修复肩袖损伤：肩袖修复多采用单排锚钉缝合固定，随着时间的推移，逐渐暴露出一些缺陷。Apreleva等最近研究显示肩袖在肱骨处的附着是一个复杂的三维结构，由于锚钉的固定为点接触，因此单排固定不能完全重建正常的肩袖。单排锚钉重建肩袖损伤（图21－2A），只能重建67%的面积，而常规的开放骨道缝线缝合肩袖手术重建肩袖止点85%的面积，由此认为加大固定面积可以促进愈合，增强所修复肌腱的强度。Ian提出了采用双排固定技术进行肩袖的修复。双排重建技术将肩袖残端作内、外两层双排固定，内层固定在肱骨头贴近关节面外缘处，外层固定在大结节内缘骨床的外侧面（图21－2B），使得整个肩袖得以双重固定，以增加接触面积和有利于愈合。双排重建由于增加了第2排的固定，固定点增加了，这样就增加了重建组织的初始强度，减少了每一个锚钉所承受的负荷，改善了修复肩袖的机械强度和功能，使其能够更好地在解剖点上愈合。说明双排重建技术可以减少术后肩袖再撕裂，改善术后疗效。

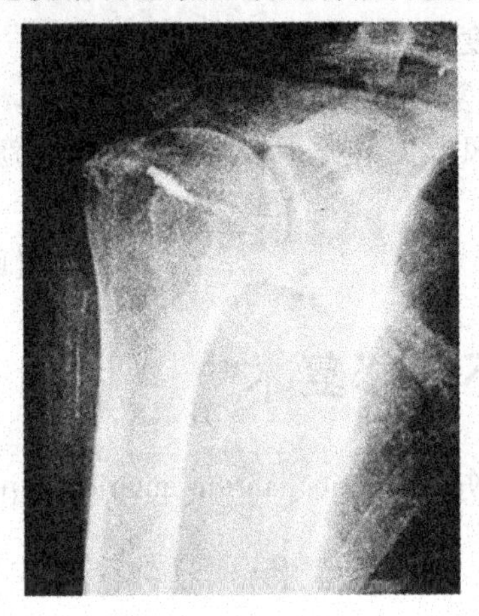

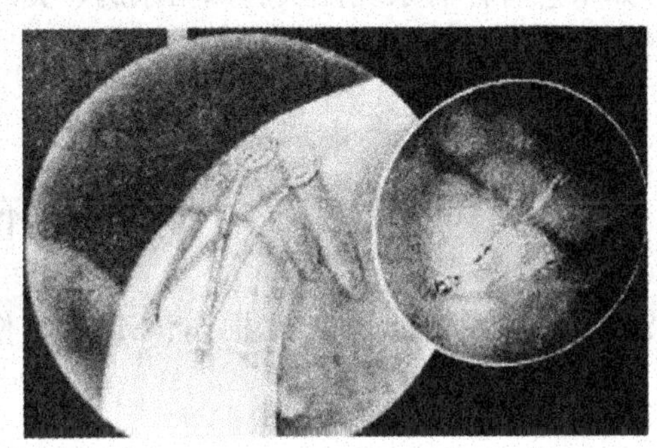

A　　　　　　　　　　B

图 21－2　手术要点

A. 单排锚钉重建肩袖损伤；B. 双排修复肩袖术

六、疗效评定

肩袖撕裂大小、冈上肌回缩程度、组织的质量和炎症情况与术后预后有直接关系。Pollock 发现肩袖撕裂越小，手术后恢复效果越好。然而，有人则认为其满意程度与肩峰下减压有关，与其撕裂的大小关系不大。其满意率为：小撕裂 95%，中度撕裂 94%，大撕裂 88%，巨大型肩袖损伤开放手术满意率 85%，疼痛消失率为 95%；小的和中度的肩袖撕裂行关节镜手术好。对于巨大肩袖撕裂的治疗至今还存在争议。处理这种情况的方法有非手术治疗、关节镜下清创和（或）二头肌腱切除，部分修复和肌腱移位等。De Beer 等采用双排固定重建方法对 58 例肩袖损伤的患者进行治疗，平均随访 15 个月，优良率为 90%，更为重要的是 B 超显示 89% 患者术后随访时肩袖完整。关节镜手术创伤小、视野广、不切开关节，保留了三角肌在肩峰上的附着点，可早期行功能练习，有利于功能早期恢复，术后优良率 85%，满意率 92%。

七、并发症

据文献报道，开放下手术失败率为 4% ~41%，关节镜下手术与开放手术并发症及失败率类似。Anset 报道了 116 例肩袖损伤手术的经验，并总结了自 1982—1995 年发表的 40 篇文章，综合分析了 2 948 例肩关节手术，其中 310 例有手术并发症（10.5%），87 例需再手术（3%），最常见的并发症是肩袖缝合术后不愈合（17 例）。

1. 腋神经损伤　多发于小切口开放手术肩峰成形术或修复肩袖。腋神经在肩峰的前外侧角向下 5 ~6cm 处，个别人腋神经距肩峰的前外侧角 3 ~4cm，尤其是肩关节外展位缝合更容易损伤神经。术中应保护好三角肌，以免损伤腋神经。

2. 锚钉拔出　骨质疏松者用锚钉缝合易导致锚钉拔出，致使肩袖缝合失败。因此骨质疏松者不宜用锚钉缝合，肌腱可经骨隧道缝合，重建冈上肌附着点。

3. 非功能性肩袖和肩关节前脱位　肩峰下过度减压可造成非功能性肩袖和肩关节前脱位，在行肩峰成形术之前，应测量其肩峰的厚度，以免切除骨质过多发生骨折。Devine 测量了肩峰的厚度及有关数据，提出切除肩峰的平均宽度 10mm，厚度 5mm。

4. 肩袖愈合不良　患者的生理状况影响组织修复，健康的患者组织质量好，修复术后容易愈合。如果患者伴有系统性疾病如糖尿病、类风湿关节炎，术前注射类固醇激素可引起肌腱脆性增加，影响肩袖组织愈合。

（欧阳晓）

第二节　肩关节不稳修复术

肩关节前方不稳通常指 Bankart 损伤、SLAP 损伤（superior labrum anterior to posterior）。

一、损伤类型

1. Bankart 损伤　指盂肱韧带和盂唇复合体自肩盂前方附着处撕脱伴有前肩胛骨颈部骨膜破裂，肩胛盂与盂唇间撕裂后出现明显的裂隙（图 21－3A）。肩关节前方脱位是造成 Bankart 损伤和复发性肩关节前方不稳的常见原因。临床上复发性肩关节前脱位常见，而后脱位仅为 2%～4%。肩关节囊－韧带－盂唇复合体是稳定肩关节的重要结构，当其受累后常常影响其前方的稳定性。其病理变化包括关节囊松弛和不稳、肱骨头骨性改变（如 Hill－Sach 损伤）和盂唇损害，其中盂唇损伤是最重要的病理基础，盂唇损伤的部位和范围直接影响手术方式与方法。根据受伤作用力的方向和大小，病损可发生于关节囊在肩盂的附着处、关节囊组织本身、关节囊在肱骨颈附着处 3 个不同部位。其中肩盂损伤占 74%，关节囊本身病损占 17%，肱骨部病损占 9%。前盂唇韧带袖套状撕裂（ALPSA）与 Bankart 损伤相同，其唯一区别是 Bankart 在肩胛颈处骨膜撕裂，而 ALPSA 骨膜不破，完整地沿骨面剥脱，使复合体剥离，呈浮动状向内向下方旋转。在陈旧性病损中，此剥脱已被纤维组织填满，变成沉于肩盂缘下方的一个皱褶。骨性 Bankart 损伤，韧带－盂唇复合体撕脱时，肩盂前方或下方的骨质被向下牵拉（图 21－3B）。

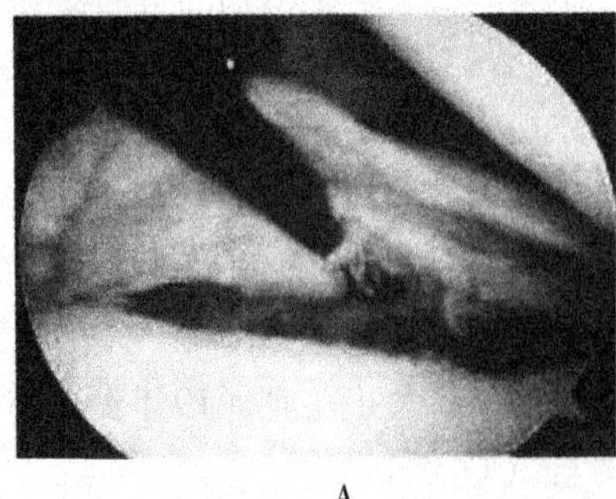

A

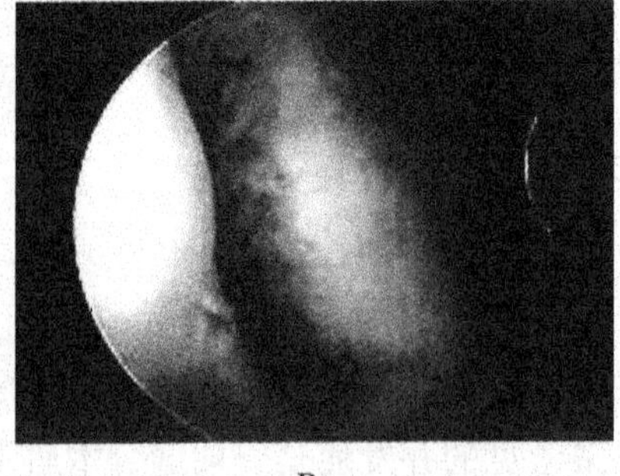

B

图 21－3　Bankart 损伤

A. 肩胛盂与盂唇间撕裂后出现明显的裂隙；B. 韧带－盂唇复合体撕脱时，肩盂前方或下方的骨质被向下牵拉

2. SLAP 损伤　是上肩盂与肱二头止点的联合体损伤和上盂唇从前方到后方的病损（图

21－4）。由于肱二头肌长头在肩关节内止点位于上盂唇中央稍靠后部，与盂唇相交织构成一个联合体。

（1）损伤原因：间接或直接暴力伤及联合体、肱二头肌长头反复多次或突然猛力地收缩牵拉、盂肱关节向下脱位、肩盂内撞击特别是反复的超过头部的活动，都会造成 SLAP 病损。大结节与肩峰的撞击症不但损伤肩袖，也同样会损伤二头肌腱的上盂唇联合体。上臂极度外展及外旋（脱衣动作），可把上盂唇撕开。上肢外展位跌倒撑地时，使肱骨头撞击联合体，是造成 SLAP 损伤的常见原因。

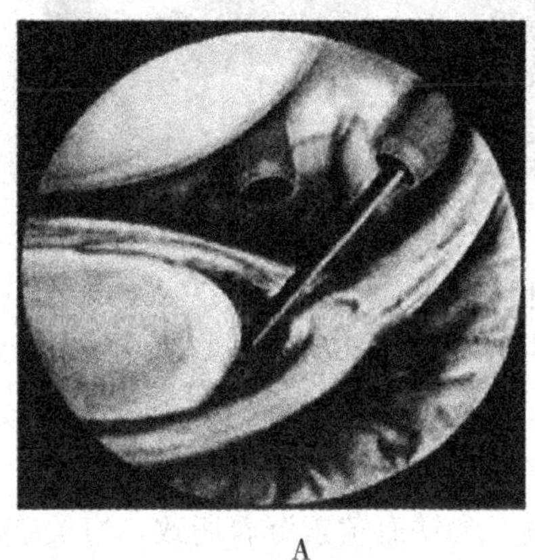

A

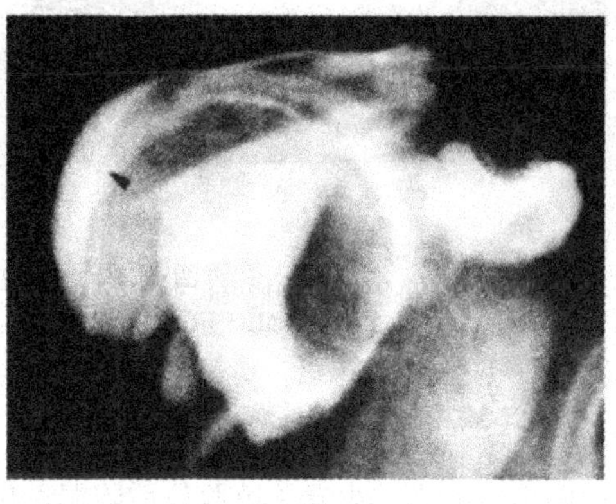

B

图 21－4　SLAP 损伤

A. 上肩盂与肱二头止点的联合体损伤和上盂唇从前方到后方的病损；B. 肩关节造影显示造影剂漏出关节外

（2）损伤分类：最新的 SLAP 病损分类已从原来的四型扩展到七型。Ⅰ型：上盂唇摩擦退变，但仍与肩盂相连。Ⅱ型：具有Ⅰ型病变外，而联合体已与肩盂脱开。Ⅲ型：上盂唇呈桶柄状破裂并落入关节腔内，但其余周围部分仍与肩盂连接。Ⅳ型：具有Ⅲ型病变外，并有肱二头肌腱纵行裂开。Ⅴ型：Bankart 病损向上裂，进入肱二头肌腱。Ⅵ型：具有Ⅱ型病变的同时，上盂唇有一个不稳定的破裂瓣。Ⅶ型：联合体向前裂开，一直延长到中盂肱韧带。

二、影像学检查

影像学检查对肩关节不稳的诊断具有重要的临床价值。1987 年 Hajek 等造影核磁（MRA）技术与 CTA 相比，具有更高的敏感性和特异性。有人报道 MRA、CTA、MRI 诊断关节囊－盂唇复合体损伤的阳性准确率分别为 90%、89% 和 82%。

1. 肩关节造影或 MRA 检查　发现造影剂通过撕裂的关节盂唇漏出，达肩胛下肌。

2. CT　对骨性 Bankart 损伤（图 21－5B）的诊断有较高的准确性和特异性，关节盂唇损伤在 CT 扫描造影（CTA）时，表现为低密度的软组织影，在关节盂附着处断裂或消失，并伴有小的撕脱骨折块。CTA 被认为是诊断关节囊－盂唇复合体损伤最简单而理想的方法。

3. MRI　正常 MRI 扫描表现为脂肪和骨松质为高强度信号，肌肉为中等强度信号，肌腱、关节盂唇、骨皮质为低强度信号，关节盂软骨在 T_1 加权像为中等强度信号，T_2 加权像为低强度信号。关节盂唇损伤表现为关节盂唇与关节盂缘之间信号增加，三角形关节盂唇变钝移位、完全消失或钙化。在 MRA 检查中，除与 MRI 表现（21－5A）相同外，其对比度更加强烈并可见造影剂通过损伤处渗漏至盂唇与透明软骨之间。

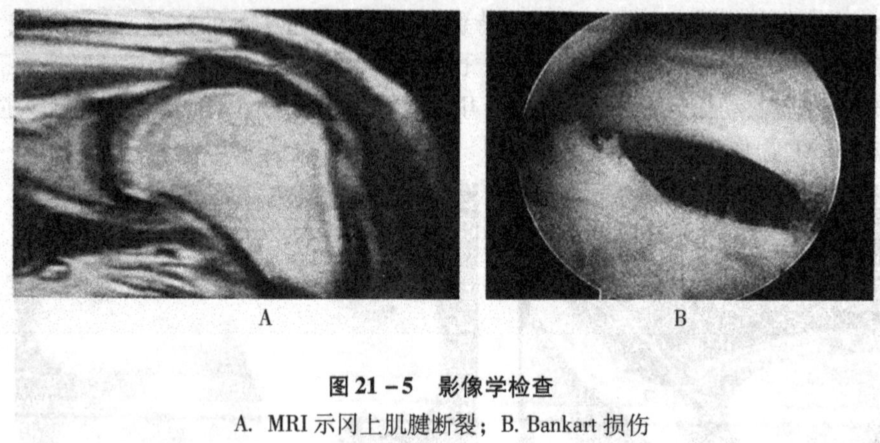

A　　B

图 21－5　影像学检查

A. MRI 示冈上肌腱断裂；B. Bankart 损伤

三、关节镜检查

发现滑膜组织黄染，为肩关节脱位后陈旧性出血，含铁血黄素沉着所致。肩关节囊－韧带－盂唇复合体与肩盂分离、移位，两者之间形成明显的沟壑状裂隙，前关节囊和韧带组织松弛。损伤部位右肩位于 2～5 点钟的位置，左侧多位于 8～11 点的位置。

四、手术步骤

（1）病变部位确认后，进行射频或刨削清理 Bankart 损伤的创面和瘢痕组织，用角锉插入肩盂和关节囊－韧带－盂唇复合体之间进行剥离（图 21－6A）达到充分松解肩盂和盂唇。应用骨膜剥离子剥离肩盂，将盂唇组织抬起，使损伤的关节囊分离开来，直到肩盂骨质有新鲜出血为止，以便创造一个有血供的“骨床”，使盂唇能够愈合；造成新鲜创面以便愈合，直到肩盂骨面出血为止。

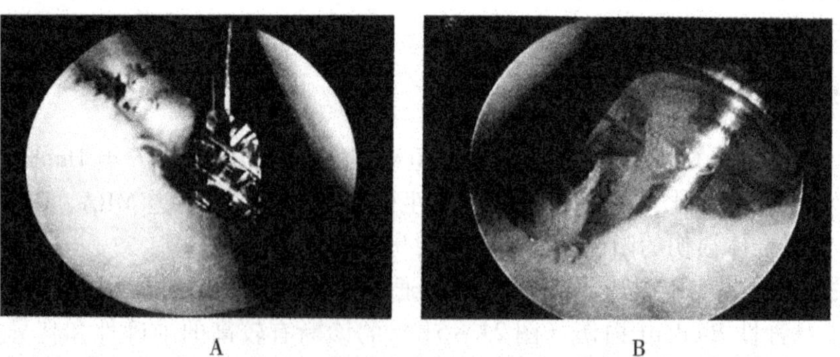

A　　B

图 21－6　手术要点

A. 铲锉松解瘢痕组织；B. 将可吸收铆钉沿导针击入

（2）将肩关节囊－韧带－盂唇复合体牵向盂唇缘，用直径 2mm 克氏针将其穿过并固定在肩盂骨质内，进入肩盂骨质内的导针应有足够的深度和正确的角度，否则空心钻进入后将导针带出，影响手术的进行。用直径2.5mm的专用钻头钻入肩盂骨质内，钉道要达到一定的深度，以免铆钉置入时受阻，将铆钉击坏。将吸收铆钉沿导针击入（图21-6B），当接近盂唇复合体肩盂后，用击入器将铆钉击入骨内，钉帽下齿状突起将肩关节囊-韧带-盂唇复合体牢固地把持固定在盂唇缘。根据损伤的大小植入铆钉一般2~3枚。术后检查肩关节的稳定性。可吸收锚钉固定法，将肩盂和关节囊清理后，在关节镜监视下通过工作套管沿导针将锚钉固定于肩盂损伤处。

（3）SLAP损伤的盂唇分离可在关节镜下用可吸收的生物钉（Tack）或缝合锚钉进行固定。对肩关节不稳可在关节镜下行关节囊Bankart修复。虽然手术难度较大，但术中可对肩袖损伤的大小、深度、形状、组织回缩和移位情况以及肌腱组织和骨的质量进行评价。

五、手术效果

修复肩关节前方不稳，是防止和治疗肩关节前方脱位的关键。随着关节镜技术的进展，关节镜下修复肩关节前方不稳有逐渐取代开放手术修复肩关节前方不稳的趋势。Pagnani等报道生物可吸收铆钉（Acufes）固定治疗Ⅱ型和Ⅳ型SLAP病变，在22例中，86%获得了满意的结果。Warner报道用生物可吸收钉（Surtac）治疗伴有Bankart病损的SLAP病变（Ⅴ型）也取得了良好的结果。然而，随着时间的延长可吸收铆钉会被逐渐吸收，与之相伴的潜在骨溶解问题还没有完全解决。

（欧阳晓）

第三节　肱二头肌腱炎松解术

广义的肩周炎包括肩峰下滑囊炎、冈上肌腱炎、肩袖破裂、肱二头肌长头腱鞘炎、喙突炎、冻结肩、肩锁关节病变等疾患。狭义的“肩周炎”在国内习惯称“冻结肩”或“五十肩”。1934年，美国著名肩关节外科学家Codman发表了经典著作“The shoulder”，研究肩关节周围炎的历史，大体可以分成两个阶段，在此之前是早期的探索阶段，而在此之后则是较深入的研究阶段。

肩周炎是肩关节周围病变的统称，临床上最常见的有冻结肩、肱二头肌长头肌腱炎及腱鞘炎、喙突炎、肩袖及肩峰下滑囊炎、钙化性冈上肌腱炎、肩峰下滑囊炎及肩锁关节炎。根据其发病部位及病理变化的不同分为肩周滑囊病变、盂肱关节病变、肌腱和腱鞘的退行性病变及肩周其他病变。肩关节周围炎可累及肩峰下滑囊，喙突表面滑囊，病理变化包括滑囊渗出性炎症、粘连及钙质沉积。冻结肩（Frozen Shoulder）是中老年人常见的肩关节疼痛症，经数月乃至数年时间炎症逐渐消退，症状自行缓解，具有自限性和自愈性倾向的疾病，命名甚多，有的称为“凝肩”或“漏肩风”、疼痛性肩关节挛缩症、粘连性肩关节周围炎。本病在50岁前后是高发年龄段，故又称“五十肩”。原则上是急性期止痛、解除肌肉痉挛、三角巾悬吊制动和镇静止痛及肌松弛性药物。也可以采用利多卡因和皮质激素的混悬液局部注射。

一、适应证

用于肩关节粘连、冻结的患者，冻结期伴重度关节挛缩及功能障碍者，经非手术治疗无改善，可行手术松解粘连挛缩的关节囊。

二、禁忌证

（1）高龄或有重度骨质疏松患者，手法松解术应列为禁忌。

（2）对已由冻结期进入功能恢复期的患者，肩关节上举>90°，外展>70°的患者，一般无必要做手法松解术，采用物理疗法及功能练习能使关节功能进一步改善和恢复。

三、体位

侧卧位。

四、麻醉

全身麻醉或肌肉松弛的状态下手术。

五、手术步骤

（1）麻醉成功后首先推拿肩关节，由助手固定肩关节，术者手托患臂肘部，前、后、左、右稍作晃动，然后徐徐抬举上臂；后伸患臂，于矢状面进行手法松解，可闻及粘连撕裂声，然后做外展、内收动作，行冠状面松解，最后做内旋及外旋轴向松解。松解程度必须使患侧达到与健侧相同的活动范围。

（2）松解时用力徐缓，忌用暴力。依次按矢状面、冠状面及轴向的顺序进行松解。助手需稳定盂肱关节，在术者松解过程中以手支托肱骨头颈部，以避免造成骨折等不必要的损伤。

（3）患肢外展牵引，常规消毒铺单后，后方入路置入关节镜，首先冲洗清理关节腔内血肿和剥脱的软骨碎屑。

（4）关节镜下检查关节内滑膜组织增生肥厚情况（图21－7A），肱二头肌腱充血水肿（图21－7B）和肩峰下滑囊滑膜增生（图21－7C）。采用刨削和等离子刀清理滑膜组织（图21－7D）。

（5）关节镜下松解挛缩紧张的前后关节囊组织，边松解、边外展和边上举肩关节，检查影响肩关节活动的原因及活动度情况。

（6）如果有肩峰撞击情况可以进行肩峰下成形减压术。

六、术后处理

（1）术后药物止痛十分重要，松解完毕后关节内可注入罗哌卡因以免术后疼痛。

（2）疼痛基本缓解之后，着重于肩关节功能的恢复，强化关节功能的主动运动训练。以物理治疗和体疗作为康复治疗的主要内容。

（3）手术松解术后三角巾悬吊（图21－8）下行钟摆式摆动运动，在物理治疗的配合下，做一些温和被动或主动的功能练习。按肩关节功能康复治疗计划加大活动范围及增强肌力的训练和物理治疗。

（4）一般在术后3个月以内肩关节活动范围可以恢复到正常或接近正常。

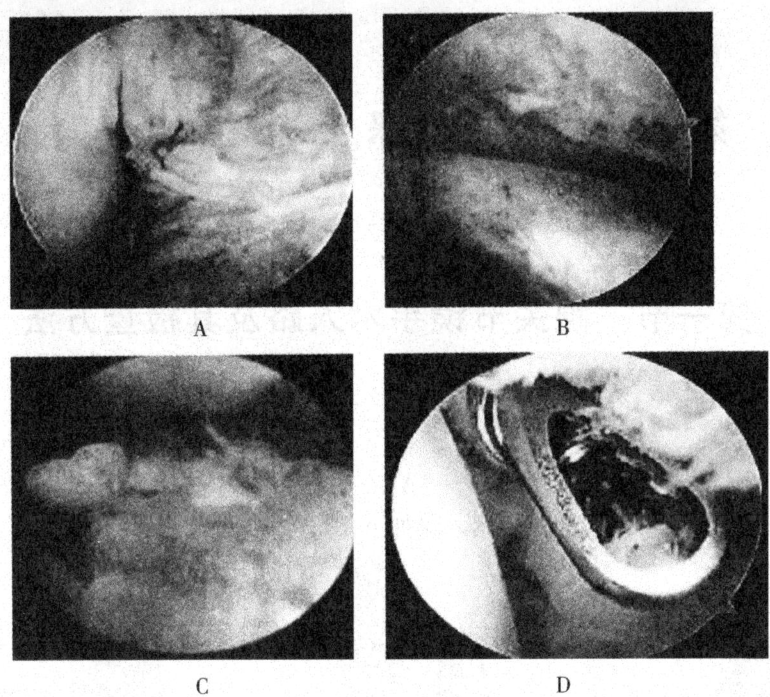

图 21－7　手术要点

A. 肩峰下滑膜组织增生肥厚；B. 肱二头肌腱充血水肿；C. 肩峰下滑囊滑膜增生；D. 刨削增生充血水肿的滑膜

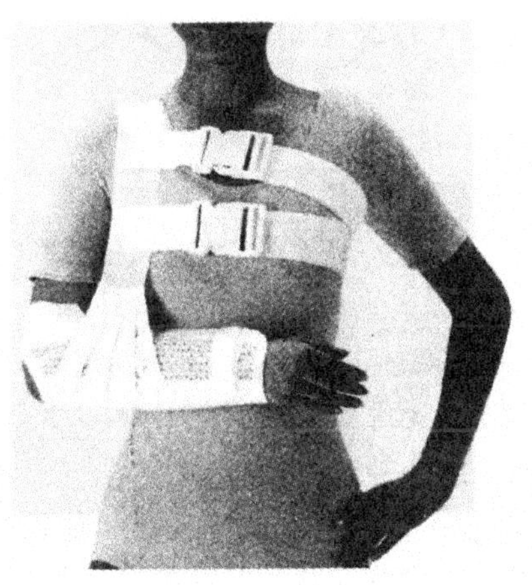

图 21－8　肩关节松解后三角巾悬吊

（欧阳晓）

第二十二章　踝关节镜外科学

第一节　踝关节镜手术入路及其检查方法

一、手术入路

踝关节镜手术入路分为前方（图 22－1A）、后方（图 22－1B）和经后、外踝入路。根据病变的位置，选择不同的入路。常用入路如下。

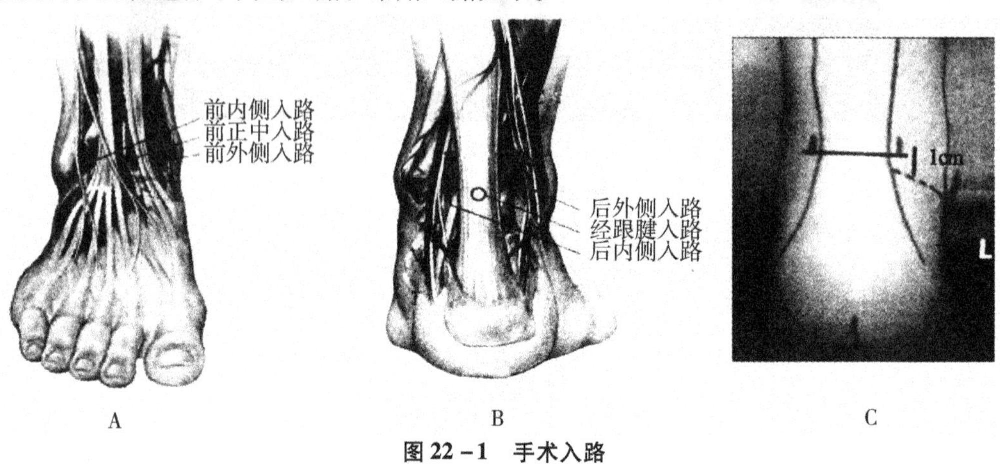

图 22－1　手术入路

A. 踝关节前方入路；B. 踝关节后方入路；C. 踝关节后外入路

1. 前外侧入路　位于胫距关节水平，第 3 腓骨肌外侧。从此处进入踝关节外侧，应避免损伤腓浅神经的背侧支。

2. 前内侧入路　位于胫距关节水平，胫前肌腱内侧。大隐静脉及伴行神经走行于附近，一般紧贴肌腱可以避免损伤该静脉及神经。

3. 前中央入路　位于胫距关节水平，踇长伸肌腱和趾长伸肌腱之间。该入路可以满意地观察胫距关节后方，但容易损伤足背动脉及腓深神经，临床很少应用。

4. 后外侧入路　位于后关节间隙水平，紧贴跟腱外侧（图 22－1C）。注意切口不要偏外，以避免损伤小隐静脉及腓肠神经。

5. 后内侧入路　位于后关节间隙水平，紧贴跟腱内侧。胫后动脉及神经正好位于该入路的内侧，血管及神经的分支也从中间通过，临床也尽量避免使用该入路。

6. 后中间入路　位于后关节隙的水平跟腱正中，纵向劈开跟腱进入踝关节。

7. 内外踝入路　一般只是在距骨后方的软骨损伤需要钻孔时才选择该入路，位于踝尖上方 2～3cm，用前交叉韧带定位器确定进针点后经内外踝钻入克氏针，然后通过距骨的跖屈、背伸运动在骨软骨损伤处钻孔。先经前外侧入路置入关节镜，在关节镜透光下可看到神经血管影，这样再建立前内侧入路比较安全。

二、检查方法

1. 体位　如前入路手术，下肢伸直位平放在手术台上，是常用的手术入路。如为了牵引踝关节间隙，可采用仰卧位或膝关节屈曲90°位，垂于手术床尾的下方，手术床升高后踝关节自然下垂，以便于操作。

2. 麻醉　局麻、脊髓麻醉或全麻。

3. 入路设计　术前常规用记号笔标出踝关节周围的神经、血管和肌腱的走行以及前内、前外及前中央手术入路的位置。如果需要后方入路则也将后内、后外入路位置标出。

4. 检查要点

（1）为了保证关节镜下视野清晰，使用气囊止血带缚于大腿中上部，术后松开止血带观察有无血管损伤表现。踝关节镜一般选用30°、直径2.7mm或4.0mm的关节镜。2.7mm的关节镜一般能进入到胫距关节后部，可探查到整个踝关节。

（2）踝关节一般用牵引来扩大踝关节间隙，牵引方法有创性骨牵引钉法和无创性布带牵引或足牵引装置（图22－2）。

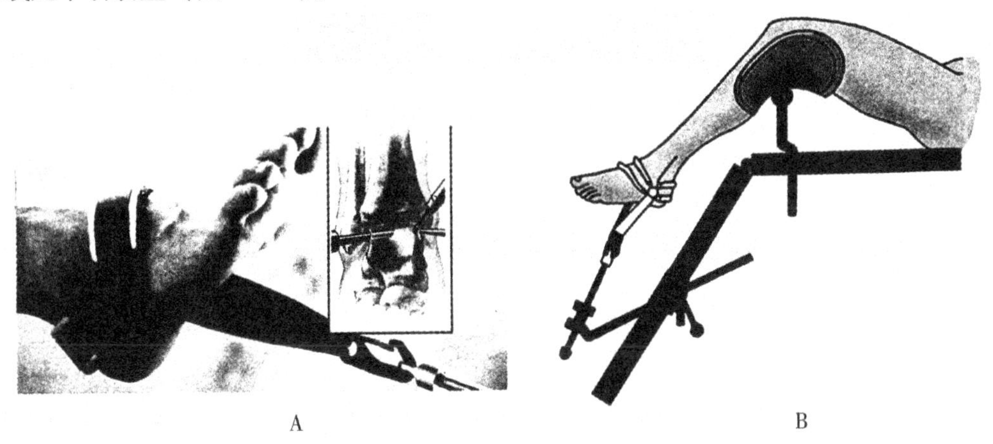

图22－2　踝关节无创性牵引方法

A. 牵引带牵引法；B. 牵引架牵引法

（3）由于侵入性牵引有较多的并发症，而且视野增加并不很多，所以我们不推荐侵入性牵引法。使用非侵入性牵引更加安全。作者一般采用助手徒手牵引法，手握住足跟，另一手握住足背向远端牵拉，该方法简单有效，助手牵引还能同时调整踝关节的跖屈角度，保证病灶位于视野中。

（4）如果患者踝关节比较松弛，在充分牵引后用4.0mm的关节镜也能进入踝关节后部，必要时则加用后外入路探查踝关节后部。

（5）采用前外侧入路，注射器针头穿刺注入含有肾上腺素的生理盐水30～40ml使踝关节充盈。切开皮肤5mm，然用小弯钳钝性分离进入关节腔，见液体溢出，然后用钝头穿刺锥及套管进行踝关节穿刺，穿刺锥进入踝关节前侧间室。

（6）做前侧入口时可跖屈内翻足背并牵拉，避免损伤神经。

(7) 穿刺和置入关节镜应注意避免损伤关节软骨。用同样的方法做前内入口，或用关节镜透光下观察内侧肌腱、神经和血管的走行，交替使用这两个入路。

(8) 踝关节检查分为前后2个间室的内、中、外各3个部分，全面检查踝关节各个部位。内侧距踝关节及胫距关节和前内侧间室，主要观察胫距韧带的深层。

(9) 前中央间室观察胫-距关节（图22-3）及胫骨前唇和距骨颈的骨赘。通过距骨的跖屈背伸运动，使观察更加充分。

(10) 前外侧间室主要是观察外侧距-踝关节、胫距关节和距腓前韧带。

(11) 后侧间室要全面观察胫距关节的后部，确定下胫-腓后韧带是否松弛和有无损伤。

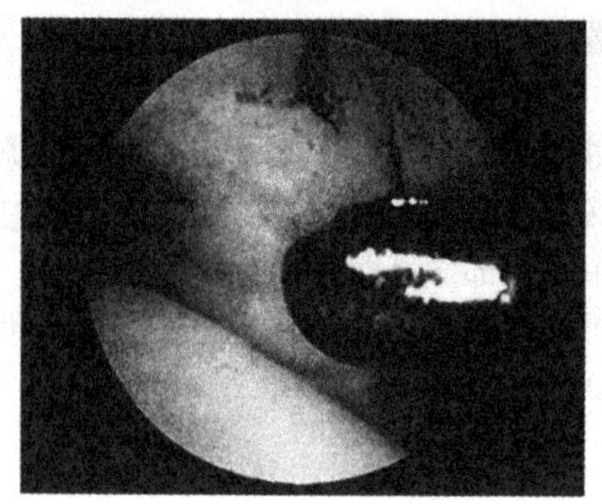

图22-3 胫-距关节间隙

（陈明伟）

第二节 踝关节撞击征清理术

一、损伤机制

1957年，O'Donoghue首先报道了踝关节胫骨前唇与距骨颈骨赘相互撞击，故此病被命名为踝关节前部撞击综合征。踝关节撞击综合征，分为踝关节骨性撞击和软组织撞击，两者均可以造成前踝关节疼痛和踝关节背屈活动受限。X线检查骨赘多发生于胫骨或距骨颈处。

1. 踝骨关节性撞击综合征　多见于运动员或体育爱好者，由于足部反复强力背伸，距骨颈与胫骨发生直接撞击，本病又称为足球踝。由于创伤因素，造成局部骨赘或软组织瘢痕束带形成，使胫骨和距骨发生撞击，发生一系列临床症状。踝关节撞击综合征多数有骨性关节炎的临床症状。有的发生于踝关节扭伤后，症状迁延不愈，反复出现踝关节前外侧肿痛，活动后加重，休息后缓解。van对34例踝关节扭伤骨折后合并骨性关节炎的患者进行关节镜检查，发现41%的患者有骨赘形成，他认为与踢足球、外踝扭伤有关。根据骨赘大小和踝关节受累的程度，Scranton将其分为四型，Ⅰ型：滑膜撞击，X线片显示有炎性反应，骨刺大小为3mm；Ⅱ型：骨软骨反应性骨赘>3mm；Ⅲ型：严重的外生骨赘可伴有或不伴有碎裂，在距骨背侧可见继发性骨赘常伴有骨赘的碎裂；Ⅳ型：距骨和胫骨关节骨性关节炎改变。

2. 软组织撞击征　1950年，Wolin等进行踝关节造影发现，从距腓关节囊前下方伸出一束状组织进入关节，引起疼痛症状。1990 年 Fekel 等进行关节镜检查发现束带状软组织突入关节内嵌压于腓骨和距骨之间。病理检查证实为肥厚的滑膜组织伴炎性反应。他提出了踝关节前外侧软组织撞击综合征的概念。其发生机制主要是由于踝关节慢性损伤或骨折，反复刺激引起滑膜增厚和瘢痕化，束带状组织呈半月板状嵌入关节内引起疼痛肿胀。另外，踝关节扭伤时关节囊及韧带撕裂，损伤的组织嵌入前外侧踝穴间隙，发生嵌压引起症状。有的患者是由于踝关节扭伤，引起下胫腓前韧带的远侧束损伤，滑膜组织发生增生肥厚，踝关节活动时与距骨软骨外侧面摩擦引起症状。此外，由于踝关节内侧三角韧带深层撕裂，嵌入前内侧间室，亦可引起踝关节前内侧的软组织撞击综合征。随着踝关节镜的应用，人们对踝关节软组织撞击综合征的认识越来越深入。

二、临床表现

（1）踝关节软组织撞击综合征临床主要表现为有扭伤史。

（2）早期踝关节撞击综合征，以踝关节肿胀疼痛为主，踝关节强力背伸和跖屈位踝前疼痛，活动后症状加重。骨赘常影响踝关节背屈活动，特别是下蹲障碍。

（3）查体发现踝关节背伸活动受限，前外侧压痛明显，可触及增生的骨嵴。X 线侧位片显示胫骨远端前唇增生失去原有的圆滑外形，在距骨颈的背面骨赘向前突出（图 22 –4）。术前拍摄踝关节侧位背屈位 X 线片，可进一步了解距、胫骨骨赘撞击的情况。

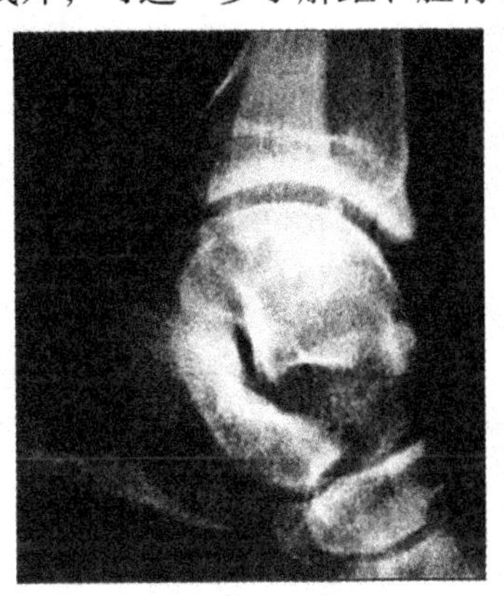

图 22 –4　踝关节骨赘增生

（4）侧位 X 线片显示胫距角改变，正常角度大于或等于 60°，如果角度 <60°说明存在骨性撞击。软组织撞击，普通 X 线片多无明显异常，关节造影或 MRI 检查有助于诊断该病，关节镜检查可明确诊断。

三、体位

仰卧位，术前将踝关节骨性标志、血管神经走行及入路用记号笔标出。

四、麻醉

可采用局麻下手术，其疗效确切，患者痛苦小，费用低，不良反应少，对患者呼吸循环影响小，尤其适合于年老体弱、全身情况欠佳、不能耐受全麻或硬膜外麻醉的患者。局麻可免用止血带，消除止血带压迫引起的血管和肌肉反应性水肿，防止静脉血栓形成。局麻药配制：2%利多卡因20ml稀释成60ml，加入0.1ml肾上腺素分别注射于内、外侧踝穴关节镜入口处皮肤各10ml，关节腔内浸润麻醉30ml。关节腔内灌注液为生理盐水3 000ml +0.1%肾上腺素1ml，术中持续灌注，保持视野清晰。

五、手术步骤

（1）用12号尖刀切开皮肤4mm，止血钳分离皮下组织，将钝性穿刺锥及套筒插入关节腔，置入关节镜，由助手徒手对抗牵引，按顺序系统行关节镜检查。

（2）关节内撞击可造成滑膜组织出血后含铁血黄素沉着，滑膜为褐黄色絮状绒毛样增生。

（3）软组织撞击多在前踝间隙，用篮钳将其咬除，胫、距关节软骨面退变呈斑片状剥脱，有的软骨下骨裸露，凹凸不平。

（4）关节镜下术中踝关节动态背伸和跖屈位，观察距骨和胫骨骨赘撞击情况与关节软骨磨损后的改变，胫骨下端前唇骨赘与距骨相对应的骨赘发生撞击（图22 -5A）。

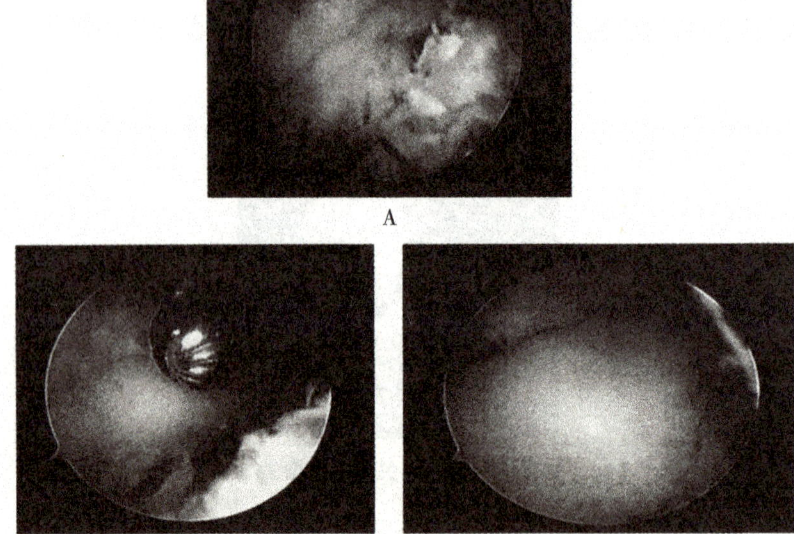

A

B　　C

图22 -5　踝关节镜下所见

A. 胫骨与距骨赘撞击损伤；B. 关节镜下磨削增生的骨赘；C. 关节镜下骨赘磨削后间隙增宽

（5）关节镜下磨削增生的骨赘（图22 -5B），沿着胫骨前唇的弧面将其基底部磨平。注意磨钻的鞘背对皮下组织，防止损伤足背血管神经束。关节镜下刨削增生肥厚的滑膜组织和瘢痕，骨赘磨削直到不发生撞击，踝关节间隙增大，背伸活动自如为止（图22 -5C）。

（6）关节镜下清理软骨碎屑，采用射频技术清理滑膜组织及出血点。

（吴志明）

第三节 踝关节软骨损伤手术

一、损伤机制

距骨软骨损伤包括剥脱性骨软骨炎和距骨软骨损伤。前者多因软骨下骨缺血致软骨与软骨下骨分离。软骨下骨损伤多为创伤所致，距骨的软骨损伤约占距骨骨折的1%，成年男性多于女性。距骨软骨骨折是由于创伤引起的骨软骨切线骨折，多因踝内翻损伤引起，特别是当踝关节背伸内翻和距骨外旋时，距骨的上关节面外缘与腓骨的关节面发生撞击，导致距骨外侧软骨损伤。当踝关节跖屈内翻时，距骨后部进入踝穴，距骨上关节面内缘与胫骨关节面撞击，导致距骨内侧的骨软骨损伤。文献报道内侧病损多于外侧，外侧病损多位于关节面中1/3处，创面呈浅碟状。内侧病损多位于关节面的后1/3部，较深呈杯状，较少移位，因此临床症状较外侧病损少。Berndt 和 Harty 将距骨软骨损伤分为四级。一级：小面积的软骨下骨压缩；二级：骨软骨片部分分离；三级：骨软骨片完全分离，但无移位；四级：骨软骨片完全分离并移位。

二、临床表现

（1）多数有踝扭伤史，伤后踝关节疼痛，肿胀迁延不愈，常伴僵硬、无力甚至绞锁。

（2）体检发现，踝关节伸屈活动疼痛，活动度减少，距骨内外缘压痛。

（3）X 线片难以发现阳性改变，随着高分辨率 CT 和 MRI 的应用，能够较准确地判断病损的范围和深度（图 22－6），为治疗提供依据。

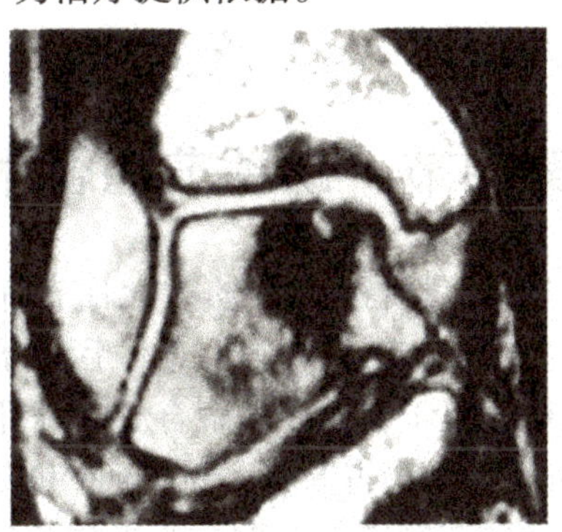

图 22－6 MRI 显示距骨软骨损伤

三、适应证

一般软骨损伤面积＜1cm，骨折块无移位，骨骺发育未成熟的患者实施非手术治疗。非手术治疗多采用支具或石膏固定制动为主。适应非手术治疗效果不好者。

四、麻醉

腰麻或硬膜外麻醉。

五、手术步骤

（1）由前内侧入路置入关节镜观察，通过前外侧入路置入器械进行关节清理。关节镜下用1.6mm的克氏针，间隔3mm，深约3mm进行关节镜下微骨折术（图22-7）。文献报道距骨软骨损伤，关节镜下采用钻孔微骨折术效果良好。

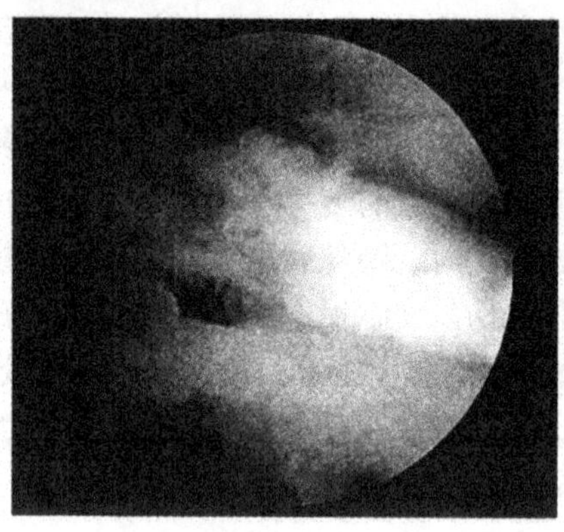

图22-7　距骨软骨损伤关节镜下手术

（2）对于骨软骨损伤范围较大者，关节镜清理后，进行自体骨软骨移植和自体软骨细胞移植。文献报道近期效果良好，但还没有长期、大宗病例的报道。

（3）对于距骨后内侧病灶，一般采用前外侧入路置入2.7mm的小关节镜以便于观察，从前内和后内入路置入器械操作，如果用该方法无法达到病灶部位可以选用经内踝入路进行钻孔治疗。

（吴志明）

第四节　踝关节融合术

踝关节严重的创伤性骨关节炎、退行性关节炎、大骨节病和扁平足伴距舟关节炎，由于软骨损坏较重，常引起足踝关节疼痛和功能障碍，对非手术治疗无效者，关节镜辅助下足踝关节融合术仍是一种有效的方法，优于开放手术融合。Glick和Parisien报道39例关节镜下踝关节融合术，融合率为97%，优良率占88%。Myerson和Quill报道并比较了切开踝关节融合与关节镜下融合的结果，经关节镜踝关节融合组平均8.7周有94%的愈合率；踝关节切开组平均14.5周达100%的愈合率。Corso和Zimmer为16例骨性关节炎和类风湿关节炎患者进行关节镜下踝关节融合术，平均9.5周达到融合。关节镜辅助下踝关节融合术与传统的开放手术相比，切口小、手术视野清晰开阔，不遗漏软骨和病变死角，手术痛苦小，对踝关节周围组织干扰少，不破坏局部组织血供，有利于骨性融合。

一、适应证

（1）重度踝关节骨关节炎（图22-8A）、踝关节粉碎性骨折伴创伤性骨关节炎。

（2）踝关节骨折伴皮肤条件不好，有严重的瘢痕，不利于开放手术者。

（3）地方性大骨节病（图22-8B）、周围血管疾病或类风湿关节炎，皮肤愈合有困难者。均适合于关节镜手术。

（4）扁平足伴距舟关节炎（图 22 - 8C），行走疼痛，非手术治疗无效，可行距舟关节融合术。

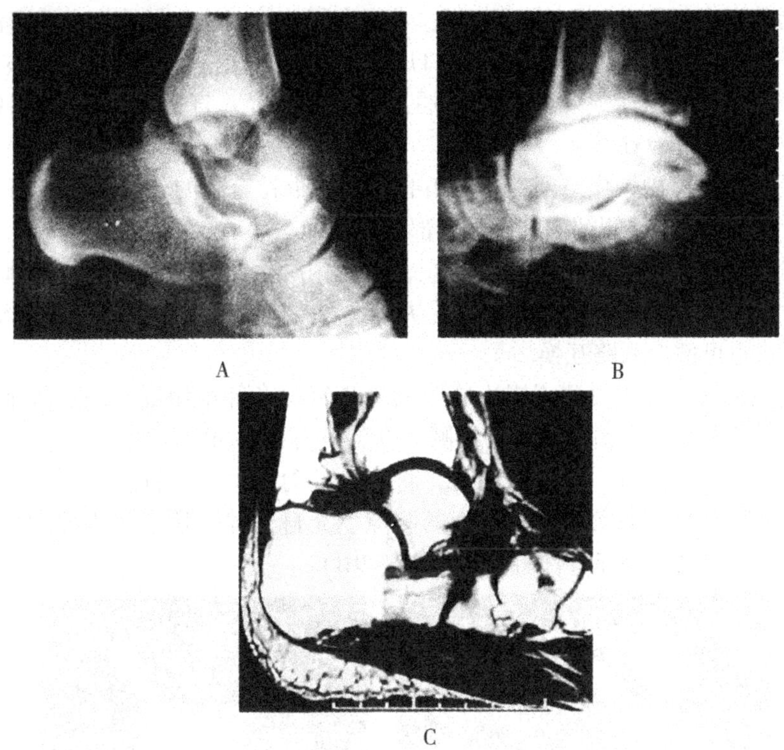

图 22 - 8 常见足踝疾病

A. 踝关节骨关节炎；B. 地方性大骨节病；C. 扁平足伴距舟关节炎

二、禁忌证

（1）踝关节融合不适合踝内翻或外翻畸形 > 15°，前后成角畸形超过 15°。

（2）距骨缺血坏死并塌陷，继发性骨缺损，关节内结构显著不匹配者。

三、体位

卧于手术台上，也可以手术台尾端折下，膝关节屈曲下垂，采用 15 ~ 20 磅重量牵引。

四、麻醉

选用硬膜外麻醉或全麻。

五、切口设计

术前将踝关节骨性标志、血管神经走行及踝穴前内、前外关节镜入口标记，备气囊止血带。

六、手术步骤

1. 踝关节融合术

（1）生理盐水 3 000ml + 肾上腺素 1ml，术中进行持续灌注，保持术中视野清晰。

（2）前外、前内及后外入路，后外入口用于注水及后踝清理。尖刀切开皮肤 5mm，止血钳分离皮下组织，将钝性穿刺锥及套筒插入关节腔，置入直径 2.7mm 或 4.0mm 的关节镜，按顺序进行踝关节检查。

（3）为了扩大关节内操作空间，首先用磨钻切除距骨穹隆的软骨和软骨下骨（图 22－9A），再将胫骨端和内、外侧踝穴的软骨全部清理干净。

（4）通过前内入路用刨刀切除游离组织，显露内踝、距骨内侧。用刨刀和打磨钻头去除距骨和胫骨的关节软骨和软骨下骨，然后从外置入关节镜，从前内侧入路置入弯刨刀，清理踝关节后部，也可两个入路互换。

（5）用刨削刀或等离子刀清理增生肥厚的滑膜组织及纤维瘢痕组织，刨削踝关节滑膜病变时，刨削器的刀口不要朝向皮下组织侧，以免损伤足背动脉及神经。

（6）用克氏针贯穿跟骨、距骨和胫骨，将空心拉力螺钉沿导针拧入，融合时踝关节位于中立位，保证跟骨 5°外翻角位。将缺损的腔隙填充自体碎骨块后再进行加压固定，使胫骨和距骨之间嵌压紧密，确保骨性融合（图 22－9B）。

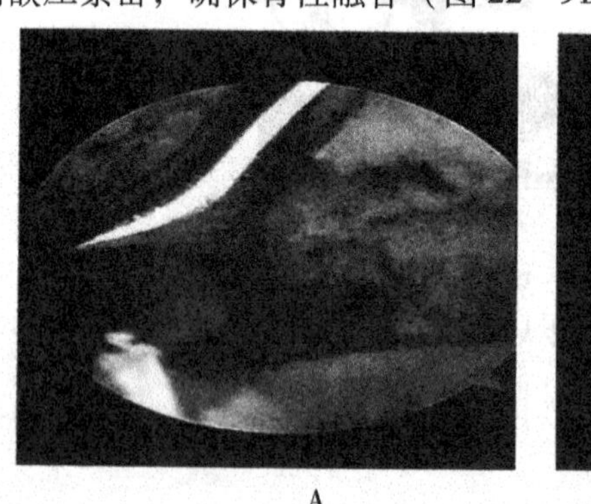

A

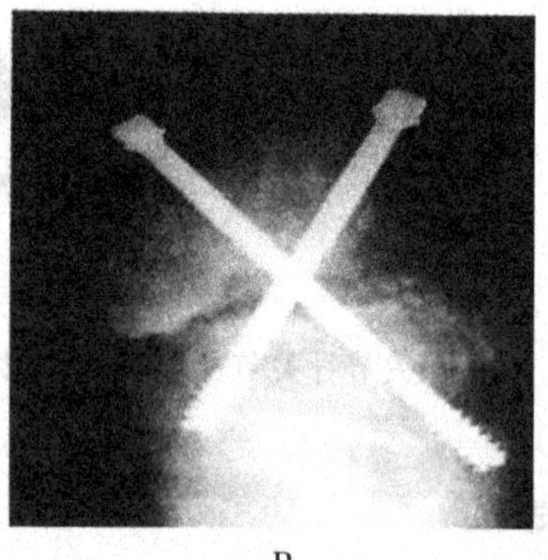

B

图 22－9　手术要点

A. 清理胫距关节间隙软骨；B. 空心螺钉交叉固定融合踝关节

（7）也可以采用克氏针作为导针，与胫骨的矢状面成 45°，向前、向内 40°进入踝关节和距骨，经胫骨打入另一枚导针，在关节镜下观察导针的位置，位置满意后分别拧入 2 枚空心螺钉固定加压固定踝关节，注意螺钉不要穿入距下关节。拧入螺钉后透视下观察踝关节的位置是否正确。

（8）术后处理：术后用石膏或支具制动踝关节，并允许部分负重，逐渐增加负重，1 个月后可完全负重行走，直至骨性融合。

2. 距舟关节融合术

（1）经足背皮下潜行分离达距舟关节插入关节镜，在距舟关节平面切开一小口，置入刨削器或射频汽化电极，清理距舟关节滑膜组织，清理关节内软骨组织。

（2）用刨削、咬钳或刮匙清除距舟关节软骨面，将距舟关节软骨下骨磨削（图 22－

10A）。扁平足患者将距舟关节间隙嵌入自体松质骨块呈 V 形植骨（图 22－10B），以便恢复足的纵弓，用嵌入器夯实，术后石膏固定在功能位，复查 X 线片（图 22－10C）。

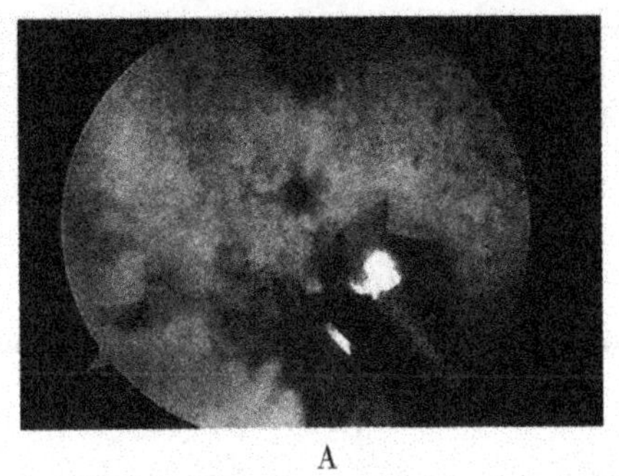

A

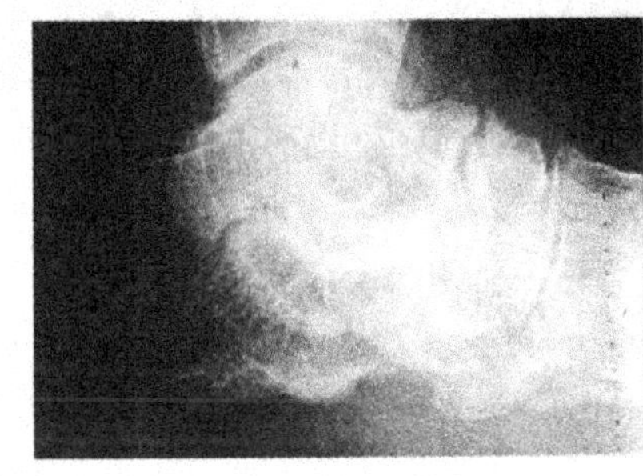

B

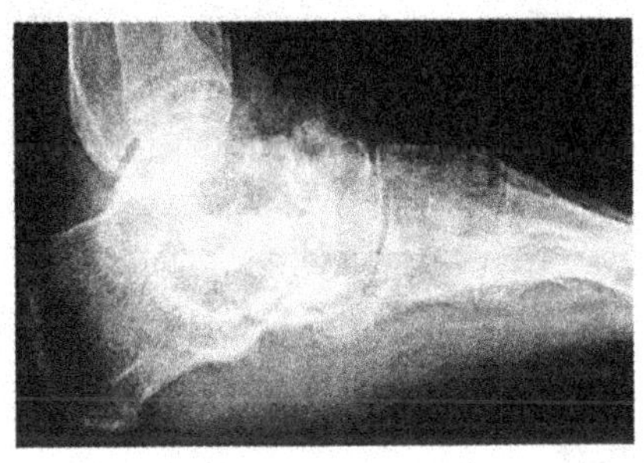

C

图 22－10　手术要点

A. 磨削距舟关节软骨；B. 扁平足术前距舟关节炎；C. 术后植骨愈合，足弓恢复

（姜雪峰）

第五篇

麻醉

第二十三章　现代临床麻醉范畴

第一节　临床麻醉

一、概述

临床麻醉的工作场所在手术室内，规模较大、条件较好的麻醉科，可在临床麻醉中建立分支学科（或称为亚科），如产科、心脏外科、脑外科、小儿外科麻醉等。临床麻醉的主要工作内容如下：

（1）为手术顺利进行提供安全、无痛、肌松、合理控制应激以及避免不愉快记忆等基本条件。

（2）提供完成手术所必需的特殊条件，如气管、支气管麻醉，控制性降压，低温，人工通气及体外循环等。

（3）对手术患者的生理功能进行全面、连续和定量的监测，并调控在预定的范围内，以维护患者的生命安全。应当指出，对患者生理功能进行监测与调控已成为临床麻醉的重要内容。这不仅涉及到仪器与设备的先进性，更涉及到麻醉医师的素质。

（4）预防并早期诊治各种并发症，以利术后顺利康复。

（5）向患者家属交代病情，危重疑难患者及大手术的麻醉处理必须征得家属的同意与签字后才能施行，必要时还需经院医务管理部门批准后实施。

二、麻醉前病情估计与准备

所有麻醉药和麻醉方法都可影响患者生理状态的稳定性；手术创伤和失血可使患者生理功能处于应激状态；外科疾病与并存的内科疾病又有各自不同的病理生理改变，这些因素都将造成机体生理潜能承受巨大负担。为减轻这种负担和提高手术麻醉的安全性，在手术麻醉前对全身情况和重要器官生理功能作出充分估计，并尽可能加以维护和纠正，这是外科手术治疗学中的一个重要环节，也是麻醉医师临床业务工作的主要方面。

全面的麻醉前估计和准备工作应包括以下几个方面：①全面了解患者的全身健康状况和

特殊病情；②明确全身状况和器官功能存在哪些不足，麻醉前需要哪些积极准备；③明确器官疾病和特殊病情的危险所在，术中可能发生哪些并发症，需采取哪些防治措施；④估计和评定患者接受麻醉和手术的耐受力；⑤选定麻醉药、麻醉方法和麻醉前用药，拟定具体麻醉实施方案。

三、麻醉前用药

麻醉前用药（也称术前用药）是手术麻醉前的常规措施，主要目的是：①解除焦虑，充分镇静和产生遗忘；②稳定血流动力学；减少麻醉药需求量；③降低误吸胃内容物的危险程度；④提高痛阈，加强镇痛；抑制呼吸道腺体分泌；⑤防止术后恶心、呕吐。针对上述用药目的，临床上常选用五类麻醉前用药：神经安定类药；α_2 肾上腺素能激动药；抗组胺药和抗酸药；麻醉性镇痛药；抗胆碱药。

四、吸入全身麻醉

吸入全身麻醉是将麻醉气体或麻醉蒸汽吸入肺内，经肺泡进入血液循环，到达中枢神经系统而产生的全身麻醉。

吸入麻醉药在体内代谢、分解少，大部分以原型从肺排出体外，因此吸入麻醉容易控制，比较安全、有效，是现代麻醉中常用的一种方法。

五、静脉全身麻醉

将全麻药注入静脉，经血液循环作用于中枢神经系统而产生全身麻醉的方法称为静脉全身麻醉。静脉全身麻醉具有对呼吸道无刺激性，诱导迅速，苏醒较快，患者舒适，不燃烧，不爆炸和操作比较简单等优点。但静脉麻醉药多数镇痛不强，肌松差，注入后无法人工排除，一旦过量，只能依靠机体缓慢排泄，为其缺点。因此，使用前应详细了解药理性能，尤其是药代动力学改变，严格掌握用药指征和剂量，以避免发生意外。

六、气管、支气管内插管术

气管、支气管内插管术是临床麻醉中不可缺少的一项重要组成部分，是麻醉医师必须掌握的最基本操作技能，不仅广泛应用于麻醉实施，而且在危重患者呼吸循环的抢救复苏及治疗中也发挥重要作用。

七、局部麻醉

局部麻醉是指患者神志清醒，身体某一部位的感觉神经传导功能暂时被阻断，运动神经保持完好或同时又程度不同的被阻滞状态。这种阻滞应完全可逆，不产生组织损害。

常用的局部麻醉有表面麻醉、局部浸润麻醉、区域阻滞、神经传导阻滞四类。后者又可分为神经干阻滞、硬膜外阻滞及脊麻。静脉局部麻醉是局部麻醉另一种阻滞形式。

八、神经及神经丛阻滞

神经阻滞也称传导阻滞或传导麻醉，是将局麻药注射至神经干旁，暂时阻滞神经的传导功能，达到手术无痛的方法。由于神经是混合性的，不但感觉神经纤维被阻滞，运动神经纤维和交感、副交感神经纤维也同时不同程度地被阻滞。若阻滞成功，麻醉效果优于局部浸润麻醉。

九、椎管内麻醉

椎管内麻醉含蛛网膜下腔阻滞和硬膜外阻滞两种方法，后者还包括骶管阻滞。局麻药注入蛛网膜下腔主要作用于脊神经根所引起的阻滞称为蛛网膜下腔阻滞，统称为脊麻；局麻药在硬膜外间隙作用于脊神经，是感觉和交感神经完全被阻滞，运动神经部分地丧失功能，这种麻醉方法称为硬膜外阻滞。

十、针刺麻醉的方法

针麻创用以来，种类较多，按针刺部位分，有体针、耳针、头针、面针、鼻针、唇针、手针、足针及神经干针等法；按刺激条件分，有手法运针、脉冲电针、激光照射穴位、水针和按压穴位等法。临床上以体针或耳针脉冲电刺激针麻的应用最为普遍。

（唐玲玲）

第二节　急救与复苏

一、急救

（一）严重心律失常

麻醉和手术期间心律失常的发生率为16%～62%不等，心脏患者可高达60%，而非心脏患者仅37%。重危患者和各类大手术，以及心脏患者施行心脏或非心脏手术，严重心律失常是常见的并发症之一。因此，在麻醉手术期间及ICU中应加强心电图监测，以便迅速和正确地做出诊断，明确诱发因素，采取积极有效的防治措施，避免影响手术成功率和患者预后。

（二）急性肺水肿

急性肺水肿是指肺间质（血管外）液体积聚过多并侵入肺泡内。两肺听诊有湿性啰音，咳出泡沫样痰液，表现呼吸困难，可出现严重低氧血症。若不及时处理，后果十分严重。有许多疾病如急性左心衰竭等都能引起急性肺水肿，其发病机制不一，病理生理变化亦各异，研究和了解急性肺水肿形成的机制，将有助于肺水肿的早期诊断和预防，以便采取有效措施，使肺水肿迅速缓解。

（三）心力衰竭

心力衰竭是由多种原因引起的心功能不全综合征。因此，其治疗的关键是纠正基础病因及诱因，特别对非心脏性病因或诱因的控制是相当重要的。但是，对心力衰竭的控制也很重要，特别是急性心力衰竭，如不及时治疗，可危及患者生命。对心力衰竭治疗的基本原则是：①减轻心脏负荷，包括前负荷和后负荷。②增强心肌收缩力，使心输出量增加。③维持心肌供氧与耗氧的平衡，供氧主要取决于血液的氧合状态和冠状动脉血流，耗氧则主要与动脉压、心率、前负荷及心肌收缩性有关。

（四）急性肾功能衰竭

急性肾功能衰竭是由各种原因引起的肾功能急剧减损，导致水潴留、氮质血症、电解质及酸碱平衡紊乱等急性尿毒症的临床综合征。急性肾衰如能早期诊断、及时抢救和合理治疗，多数病例可逆转，是目前能得到完全恢复的重要器官功能衰竭之一。

二、复苏

在患者心跳呼吸停止时所采取的抢救措施称复苏术，抢救的目的不仅要使患者存活，而且要使患者意识恢复，此称为复苏。心肺脑复苏在临床上大致分为三个既有区别又有联系的阶段：基础生命支持→继续生命支持→长期生命支持。

（一）临床表现

心搏停止的患者表现为突然的心音和大动脉搏动消失，继而呼吸、神智消失。如不及时抢救即出现瞳孔散大、固定、肌肉软瘫、脊髓和基础防御（如咳嗽）反射消失；手术的患者则发生术野渗血停止；枕骨大孔疝的患者则首先表现为呼吸骤停。

经复苏治疗的病例，原发病不严重或初期复苏及时且有效者，呼吸功能和循环功能可逐渐恢复，原发病较重或初期复苏不及时者，循环功能即使基本稳定后，呼吸可能还未恢复或未完全恢复，心、肺、脑、肾等重要器官的病理生理状态不仅未必恢复，而且可能继续恶化。但经复苏后对这些重要器官功能进行严密的观察和必要的处理，部分患者可得以逐步康复。研究表明：4 分钟内开展初期复苏，8 分钟内后期复苏，患者存活率为 43%；8～16 分钟内开始后期复苏，存活率仅为 10%；8～12 分钟内开始初期复苏，16 分钟后期复苏，存活率为 6%。

（二）检查方法

心搏停止后，心电图可见三种情况：①心电活动消失，心电图呈直线。②室颤。③仍有生物电活动存在，但无有效机械收缩。

（三）诊断标准与诊断

A. 神智突然消失，大动脉搏动触不到。

B. 听不到心音，测不到血压。

C. 呼吸停止或呈叹息样呼吸，面色苍白或灰白。

D. 手术创面血色变紫、渗血或出血停止。

E. 瞳孔散大，无任何反射。应注意脑挫伤、颅骨骨折、颅内出血儿茶酚胺效应、安眠药中毒或使用阿托品类药物者瞳孔也会散大，应予以鉴别。

诊断：符合 A、B 与 C、D、E 即可确诊。在现场复苏时，为不延误抢救时机，据 A 即可确诊。

（四）复苏治疗效果判定标准

治愈：给予复苏治疗后，自主循环、呼吸恢复，瞳孔对光反射敏感，神志逐步清醒，智力恢复，参加正常工作。

有效：心肺复苏后遗留一定的精神行为或神经障碍，或者仅呈皮质下存活（持续的植物人状态）。

无效：心肺复苏后再度衰竭，在短期内死亡，或给予持续复苏治疗 30 ~ 60 分钟后仍无自主循环、呼吸出现者。

（五）复苏治疗原则

维持通气和换气功能；心脏挤压以触及颈动脉或股动脉搏动；利用各种措施诱发心搏；维持循环功能、肾功能；维持水、电解质、酸碱平衡；贯穿始终的脑保护，防止或缓解脑水肿（和脑肿胀）的发展。

复苏可分为三个步骤：初期的通畅气道，恢复呼吸循环功能及实施脑保护；中期的药物治疗，电除颤、纠正内环境及进一步脑保护；后期的脑复苏及循环功能的维持。

（六）复苏治疗中应注意的问题

（1）一旦发现患者神智呼吸及大动脉搏动消失，应立即进行复苏，不应反复听心音或等心电图诊断而延误抢救。

（2）口对口人工呼吸的潮气量应为正常呼吸时的 2 ~ 3 倍，形成过度通气，以弥补吹入气氧含量低、二氧化碳含量高的缺陷。

（3）心包填塞、张力性气胸、新鲜肋骨骨折及心瓣膜置换术后的患者不应采用胸外心脏按压，宜开胸胸内挤压。老年人骨质较脆，胸廓缺乏弹性，易发生肋骨骨折，胸外心脏按压时应加倍小心。

（4）电除颤失败时，不宜无限制地增加电能，应纠正其他因素，如心肌缺血、血钾过低、心脏温度过低、高碳酸血症等。

（5）脑复苏中不应用硫喷妥钠，因此药虽可抑制惊厥，但负荷量的硫喷妥钠有明显的负性肌力作用及负性血流动力学作用。

（6）应用甘露醇要防止过度，使血容量不足、血液黏度增加、脑血流减少和电解质紊乱。

（唐玲玲）

第三节　重症监测治疗

ICU 是在麻醉后恢复室（postanesthesia recovery room，PARR）的基础上发展起来的，真正具有现代规范的 ICU 建立于 1958 年美国 Baltimore City Hospital，属麻醉科管辖。ICU 在英国改名为 ITU（intensive therapy unit）。中文的意思是将患者集中加强监测治疗的单位。因此，国内有些单位称之为“加强医疗病房”，中华医学会麻醉学会则建议称为“重症监测治疗病房”。ICU 的特点有以下几方面：①是医院中对危重患者集中管理的场所。②具有一支对危重病症进行紧急急救与诊治的医师、护士队伍。③配备有先进的监测技术，能进行连续、定量的监测，可为临床诊治提供及时、准确的依据。④具有先进的治疗技术，对重要脏器功能衰竭可进行有效、持久的治疗。ICU 的宗旨是对危重患者提供高水准的医疗护理服务，最大限度地抢救患者。其主要任务是对危重患者进行抢救和实施监测治疗。通过精心地观察护理，对患者内环境及各重要脏器功能的全面监测和及时有效的治疗，从而减少并发症的发生率，降低病死率和提高抢救成功率和治愈率。ICU 的建立促进了危重病医学的崛起。

一、体制

综合来讲，ICU 的建制大致可分为专科 ICU、综合 ICU 和部分综合 ICU 三种形式。

（一）专科 ICU

专科 ICU 是各专科将本专业范围内的危重患者进行集中管理的加强监测治疗病房。例如，心血管内科的 CCU（cardiac care unit），呼吸内科的 RCU（respiratory care unit），儿科的 NCU（neonatal care unit），心胸外科的 TCU（thoracic care unit）等，此外烧伤科、神经科、脏器移植等都可设立自己的 ICU。不同专科的 ICU 有各自的收治范围和治疗特点，留住的时间等方面也不尽相同。专科 ICU 由专科负责管理，通常指派一名高年资的专科医师固定或定时轮转全面负责。专科 ICU 的特点与优势是对患者的原发病、专科处理、病情演变等从理论到实践均有较高的水平或造诣，实际上是专科处理在高水平上的延续。但其不足之处是对专科以外的诊治经验与能力相对不足，因而遇有紧急、危重情况，常需约请其他专科医师协同处理，如气管切开、气管插管、呼吸器治疗、血液透析等。麻醉科是最常被约请协助处理的科室之一。此外，建设 ICU 需要投入大量的财力、物力。因此，即使在经济相当发达国家的医院中，至今仍是根据各医院的优势即重点专科建立相应的专科 ICU。

（二）综合 ICU

是在专科 ICU 的基础上逐渐发展起来的跨科室的全院性综合监护病房（general ICU 或 multi - disciplinary ICU），以处理多学科危重病症为工作内容。综合 ICU 归属医院直接领导而成为医院中一个独立科室；也可由医院中的某一科室管辖，如麻醉科、内科或外科。综合 ICU 应由有专职医师管理，即从事于危重病医学的专科医师。这样的专职医师需要接受专门的培训和学习，取得资格才能胜任。在 GICU，专职医师全面负责 ICU 的日常工作，包括患者的转入转出，全面监测，治疗方案的制订和监督协助执行。以及与各专科医师的联络和协调等。原专科的床位医师每天应定期查房，负责专科处理。

综合 ICU 的特点与优势是克服了专科分割的缺陷，体现了医学的整体观念，也符合危重病发展的“共同通路”特点，其结果必然是有利于提高抢救成功率与医疗质量。但是，另一方面的难度是，要求一个 ICU 专职医师，对医学领域中如此众多的专科患者的专科特点均能有较深入、全面的了解是相当困难的，因而在这种 ICU 中，与专科医师的结合十分重要。

（三）部分综合 ICU

鉴于上述两种形式的优缺点，部分综合 ICU 的建立有利于扬长避短，部分综合 ICU 系指由多个邻近专科联合建立 ICU，较典型的例子是外科 ICU 或麻醉科 ICU（或麻醉后 ICU，PAICU）。两者主要收治外科各专科的术后危重患者，这些患者除了专科特点，有其外科手术后的共性。因此，综合性 ICU 的成立不应排斥专科 ICU 的建立，特别是术后综合 ICU 的建立具有重要价值，也是现代麻醉学的重要组成部分，本章将以此为重点进行介绍。

二、建设

（一）病房与床位要求

PAICU 的位置应与麻醉科、手术室相靠近，专科 ICU 则设置在专科病区内，在有条件的医院内所有的ICU应在同一个区域里，共同组成医院的危重病区域。ICU病床设置一般按医院总床位数的1% ~2%。每张危重病床应有15~18m^{2}的面积；除此以外，还要有相同面积的支持区域，作为实验室、办公室、中心监测站、值班室、导管室、家属接待室、设备室、被服净物和污物处理室等。病房应是开放式，一般一大间放置6~8张床位，每张床位之间可安置可移动隔档，另设一定数量的单人间，病房内设有护士站，稍高出地面，可看到所有病床，中心护士站应设有通讯联络设备和控制室内温度、光线和通气以及管理控制药物柜的操纵装置。每个床位至少要有8~10个10~13安培的电源插座，分布于床位的两边。电源最好来自不同的线路，在一旦发生故障时更换插座仍可使用。所有电源应与自动转换装置连接，电源中断时可自动启用备用系统。每个床位至少要两个氧气头，两个吸引器头，还要有压缩空气、笑气与氧的等量混合气体。

（二）仪器配备

ICU需购置许多贵重仪器，选择仪器应根据ICU的任务，财力及工作人员的情况而定，一般仪器设备包括以下三方面：监测和专项治疗仪器设备；诊断仪器设备；护理设备。

（三）建立科学管理

ICU的医护人员除执行卫生部颁发的有关医院各级人员职责，为了保证工作有秩序地进行，还需要建立和健全自身的各项制度，包括：早会制度、交接班制度、患者出入室制度、抢救工作制度、保护性医疗制度、死亡讨论制度、医疗差错事故报告制度、会诊制度、护理查房制度、药品管理制度、医嘱查对制度、用药查对制度、输血查对制度、仪器保管使用制度、消毒隔离制度、病区清洁卫生制度、财物管理制度、学习进修制度以及家属探视制度。同时还需要建立健全各种常规，包括体外循环术后监护常规、休克监护常规、呼吸器支持呼吸监护常规、气管造口护理常规、各种导管引流管护理常规和基础护理常规等。

三、人员配备

ICU中专职医师的人数视病房的规模和工作量需求而定。不同形式的ICU应有所区别，医师与床位的比例一般为0.5~1.0。ICU设主任一名（专科ICU可由专科主任兼任），主治医师、住院医师按床位数决定。如隶属于麻醉科等一级科室（如内科、外科、急诊科等）管理，则低年资主治医师和住院医师可轮转，高年资主治医师应相对固定，ICU主任可由一级科室的副主任兼任。ICU的护士是固定的。不论何种ICU，均应设专职护士长1~2名，护士人数根据对护理量的计算而确定，一般与床位的比例为3.0 ：1。护理量根据患者轻重程度一般分为以下四类。

第1类：病危，此类患者至少有一个脏器发生功能衰竭随时有生命危险，每日护理量在24小时甚至更多，即患者床边不能离开人。第Ⅱ类：病重，主要是术后高危、病情较重，有脏器功能不全或随时有可能发展成为衰竭的患者，每日护理工作量在8~16小时，即每24小时至少有1~2个护士在床边监护。第Ⅲ类：一般，每日护理量在4~8小时。第Ⅳ类：自理，每日护理量在4小时以下。在以上各类患者中ICU只收治第Ⅰ、Ⅱ类患者，根据各医院ICU收治患者的特点计算所需护士人数，计算方法是：以每个患者每周所需护理工作时间，病房每周所需总护理小时数，除以一个护士每周可能提供的工作时间数按40小时计算，得出所需护士人数。这样的计算结果，加上周末、节假日等，一般ICU的床位与护士之比如前所述约为1 ：3.0。

除医师、护士外，ICU还需要多种专门人才，如呼吸治疗师、管理仪器设备的医学工程师、放射科诊断医师和技术员。营养治疗师、院内感染管理人员、药剂师、实验室技术员、计算机工作人员、护理员、清洁工等。

四、收治对象

ICU的收治对象来自各临床科室的危重患者如呼吸、循环等重要脏器和代谢有严重功能不全或可能发生急性功能衰竭随时可能有生命危险的患者。在ICU收治患者的选择上要明确以下两点：①患者是否有危重病存在或有潜在的危重病或严重的生理扰乱。②患者的危重程度和严重生理紊乱经积极处理后是否有获得成功的可能。

五、日常工作内容

（一）监测

包括呼吸、心血管、氧传递、水电解质和酸碱平衡，血液学和凝血机制、代谢、肝肾功能、胃肠道、神经系统和免疫与感染等。对不同病种的监测应有不同的侧重。

（二）治疗

ICU治疗的重点是脏器功能支持和原发病控制，有以下几个特点。

1. 加强与集中　加强指对患者的监测、治疗等各方面都要强而有力。集中就是集中采用各种可能得到的最先进医疗监测和治疗手段，各专科的诊疗技术和现代医学最新医疗思想和医学工程最新成果。危重患者的病情有自然恶化的趋势，也有好转的可能，只有经过早期强而有力的治疗，才可能阻断恶化的趋势而争取好的可能。

2. 共同特点　病程的危重期，不论原发病来自哪里，患者都可能表现出许多共同特点，称为各种疾病危重期发展的共同道路。这时的患者不但表现各单个脏器的功能障碍，而且还突出地表现为脏器功能间的相互不平衡，表现为互相联系、互相影响和互为因果。因此对多脏器功能的全面支持成为临床上突出的工作内容。这种支持涉及到各专科的医疗技术的运用，但不是它们的简单相加，而是要特别注意各脏器功能支持的平衡协调，阻断恶性循环，使患者转危为安，应当指出的是所有的治疗措施都可能会影响机体的平衡，越是强有力的治疗措施对平衡的影响也越大。患者的病情如仍集中在某一个脏器，则在支持这个脏器的基础上兼及其他脏器功能，就抓住了恢复平衡的大方向。如果患者的主要问题已突破了某一脏器的范围，而以多脏器功能损害为临床突出表现时，脏器支持的均衡性就成为十分突出的问题。

3. 整体观念　近代医学的进步使分科越来越细，有利于专科治疗成功率的提高，也带来了完整整体被分割的弊端。ICU的患者其疾病涉及多个脏器，问题就复杂起来，对各个脏器的治疗原则可能是相互矛盾的。这就要求我们的治疗从整体的观念出发，注意各项脏器支持的相互协调。

4. 确定治疗的先后缓急　根据病情轻重缓急，拟订治疗方案，明确哪些病情需要紧急处理，哪些需要稍次之，在病情的发展中，当一个主要的紧急的问题获得缓解或解决，另一个问题可能会上升为主要矛盾，因此对病情作出动态估计并识别特定病变的病理生理影响在治疗中十分重要，也需有相当的经验和较高的临床判断力。

5. 区分和监测原发性治疗和继发性治疗　原发性治疗指针对原发疾病的处理措施，继发性治疗则对受继发影响的其他生命器官和系统，旨在对这些器官功能进行保护。两者在治疗上是既有紧密联系而又有区别的。

6. 区分支持治疗和替代治疗　支持治疗是针对重要器官系统发生严重功能不全，但尚属可逆性病变，旨在努力恢复重要器官系统自身功能的支持措施。若病变不可逆，重要器官系统功能达到不可恢复的程度，需用替代治疗。两种治疗在一定条件下可以互相转化。

六、与一般治疗病室的关系

（1）危重患者转到 ICU 后，ICU 医师应和原病房医师保持联系，使患者不但得到 ICU 的严密监测和积极治疗，同时也得到原病房医师的治疗意见。

（2）有关治疗的重要医嘱及患者转回原病房的决定，应在每日晨间查房或在急诊时与原病房医师共同商定。

（3）原病房医师每日应定期查房，并提出处理意见，非查房期间，原病房医师需更改医嘱时，应征求值班医师的意见，商讨决定。

（4）除执行会诊商定的医嘱外，ICU 值班医师在病情变化时有权作紧急处理。

（唐玲玲）

第四节　疼痛治疗与研究

一、疼痛诊断的思维方法

临床镇痛的根本目的是消除患者的疼痛，解除患者的疾苦。而有效的疼痛治疗必须建立在明确诊断的基础之上，即对疼痛的来源有一个准确的判断。

疼痛是一个主观感觉，目前人们对疼痛的诊断也主要是根据这种主观感觉来进行。

因此，医生必须将收集的全部临床资料（主要来自三个方面，即病史采集、体格检查及辅助检查）进行分析，去粗取精，去伪存真，弄清它们之间的关系。这样，就需要一个适合疼痛诊断特点的思考方法，并且始终贯穿于诊断的全过程中。

在疼痛诊断时首先应明确以下五个方面：

1. 明确病变的原因和性质　即明确引起疼痛的病变是属于损伤、炎症、畸形、肿瘤，对肿瘤还要分清是良性的还是恶性的；炎症要分清是感染（一般、特殊）性的还是无菌性的；损伤要分清是急性外伤还是慢性劳损；畸形属于哪一种。明确病变的性质非常重要。除直接关系疼痛治疗的效果外，还可避免一些医疗意外和纠纷的发生。

2. 明确病变的组织或器官　即明确病变存在于哪个系统，哪个脏器。如软组织、骨关节、神经系统或内脏器官等。在软组织中还要明确是在肌肉、筋膜、韧带或滑囊等。

3. 明确病变的部位和深浅　病变部位是指病变在皮肤表面的投影，深浅是指病变的组织层次。只有对病变作准确地平面定位和立体定位，才能使治疗措施（包括药物）真正在病变局部和病变组织发挥作用，取得好的疗效：

4. 明确病程的急缓　发病的急缓，病程的长短，对治疗方法的选择有密切关系。如急性腰扭伤引起的后关节半脱位、滑膜嵌顿，用手法矫治可收到立竿见影的效果。但若已形成慢性病变，则需行神经阻滞、理疗和针刀等疗法。

5. 明确患者体质、重要生命器官的功能　疼痛的诊断，始终是围绕临床镇痛的根本目的而进行的。疼痛治疗的一些主要方法如神经阻滞疗法，有一定的危险性。因此，在疼痛的诊断过程中，应始终强调对全身状态即患者体质和重要生命器官功能的判定。年老、体弱、合并重要生命器官功能低下的患者，对阻滞疗法的耐受性差，应严格掌握适应证，控制麻醉药的用量。

在明确了以上五个方面的问题之后，就可以有针对性地选择一些治疗方法，在保证患者安全的前提下，争取最好的治疗效果，从而也就达到了诊断的根本目的。

二、疼痛的分类

由于疼痛涉及临床各个科室，而且千差万别，往往是同症异病或同病异症。许多疼痛既是一组典型的症候群或综合征，又是某些疾病的一组症状，况且疼痛又随着疾病的过程而千变万化，所以疼痛的分类至今尚难统一标准。许多学者多依其论著的主要论点而列及题类。近年，国际头痛学会和头痛分类委员会编著了头、颈、面疼痛的分类和诊断标准，虽具有一定的权威性，但作为统一的分类标准尚需实践的反馈。

三、疼痛治疗的方法

疼痛治疗的目的主要是通过消除或减轻疼痛的感觉和反应，改善血液循环，特别是局部小血管功能和微血管循环，解除骨骼肌或平滑肌痉挛，松解局部挛缩组织，改善神经营养，恢复正常神经功能，改善全身或主要脏器的功能状态，进行精神心理性治疗。

（一）药物治疗

1. 麻醉性镇痛药　最多用药为阿片类如吗啡及哌替啶、芬太尼等药，均有良好的镇痛作用，常用于急性剧烈疼痛，有成瘾性，因此应用受到限制。

2. 解热镇痛药　有水杨酸盐类（如阿司匹林），吡唆酮类（如氨基比林等），有解热消炎镇痛作用，对中等度急慢性疼痛有效，如肌肉痛、关节痛、头痛及风湿性疼痛效果较好，这些药物无成瘾性，但可出现胃肠反应等副作用。

3. 安定药　如安定、氯丙嗪等药，有抗焦虑、遗忘和镇静作用，和镇痛药合并应用可增强镇痛效果。

（二）神经阻滞

神经阻滞是疼痛治疗广泛应用的一种方法。通过神经阻滞可以达到治疗和诊断的目的，其治疗作用有阻断疼痛的神经传导通路，阻断由于疼痛引起的恶性循环，如解除由于疼痛刺激引起的血管收缩和肌肉痉挛而导致局部缺血、缺氧，进一步使疼痛加重的恶性循环；预防胸腹部手术后由于疼痛患者不敢咳嗽，而引起的肺部并发症；鉴别产生疼痛病变的部位，判断某些治疗措施的效果等。

1. 常用的药物

（1）局麻药：常用的有普鲁卡因、利多卡因和布比卡因等。普鲁卡因一般用1%～2%浓度，一次量10～30ml，适用于浅层组织神经阻滞；利多卡因发挥作用快，组织穿透性好，弥散范围广，一般采用0.5%～1%浓度10～15ml；布比卡因作用时间长达2～4小时，适于作疼痛治疗神经阻滞，用0.25%～0.5%浓度一次量10～20ml。

（2）肾上腺皮质激素：具有明显抗炎减轻炎症反应作用，一般用于慢性炎症性疼痛，常用药物有醋酸可的松、强的松龙、地塞米松等药物，常用混悬液针剂进行局部组织、关节腔内或硬脊膜外腔注射，每次剂量0.5～1ml，每周1次，2～3次为一疗程，与局麻药混合注射。高血压、糖尿病、溃疡病和急性化脓性炎症忌用。

（3）维生素：适用于周围神经炎、多发性神经炎等症引起的疼痛，常与局麻药、肾上腺皮质激素药合并应用，一般常用维生素$B_6$10～25mg，维生素B_{12}0.5～1.0mg，其疗效如何，尚需深入观察了解。

（4）神经破坏药：注射后主要使神经纤维产生变性，破坏对疼痛的传导，同时也可以引起神经感觉运动功能障碍，只应用于采用一般神经阻滞效果不佳的患者，常用的药物有10%～20%生理盐水，95%以上酒精或5%～10%酚甘油，行周围神经阻滞、蛛网膜下腔或硬膜外腔阻滞，临床均应严格应用指征。

2. 神经阻滞方法　根据不同的病情部位，采用不同的神经阻滞。

（1）脑神经阻滞：如头面部三叉神经阻滞、面神经阻滞等。

（2）脊神经阻滞：如枕部神经阻滞、颈丛及臂丛神经阻滞、肩胛上神经阻滞、肋间神经阻滞、椎旁神经阻滞、坐骨神经阻滞、腓神经阻滞等。

（3）椎管内神经阻滞：如蛛网膜下腔阻滞、硬膜外腔阻滞、骶管神经阻滞等。

（4）交感神经阻滞：如星状神经节阻滞、腹腔神经节阻滞、胸部腰部交感神经节阻滞等。

（5）局部神经阻滞：一般在患处找出压痛点，行局部神经阻滞。还有胸膜间镇痛用于术后镇痛。

（三）物理疗法

包括各种物理因素如冷、热、光、电、超声、振荡等物理治疗方法。

（四）外科手术

如三叉神经切断术、经皮脊髓束切断术，经鼻垂体破坏术、丘脑切除术等神经外科手术。

（五）精神心理疗法

如催眠术、松弛术、生物反馈疗法、行为疗法等。

（唐玲玲）

第五节　麻醉门诊及其他任务

一、麻醉科门诊

麻醉科门诊的主要工作范围：

1. 麻醉前检查与准备　为缩短住院周期，保证麻醉前充分准备，凡拟接受择期手术的患者，在入院前应由麻醉医师在门诊按麻醉要求进行必要的检查与准备，然后将检查结果、准备情况、病情估计及麻醉处理意见等填表送到麻醉科病房。这样一来，患者入院后即可安排手术，缩短住院日期，可避免因麻醉前检查不全面而延期手术，麻醉前准备比较充裕，而且在患者入院前麻醉医师已能充分了解到病情及麻醉处理的难度，便于恰当的安排麻醉工作。

2. 出院患者的麻醉后随访　尤其是并发症的诊断与治疗由麻醉医师亲自诊治是十分必要的，因为某些并发症（如腰麻后头痛）由神经内科或其他科室诊治而疗效不够理想，而在麻醉医师不在场的情况下，把大量责任归咎于麻醉医师，也是对医疗及患者不负责任的表现。

3. 接受麻醉前会诊或咨询　如遇特殊病例，手术科室应提前请求会诊，负责麻醉医师应全面了解患者的疾病诊断，拟行手术步骤及要求，患者的全身状况，包括体检和实验室检查结果及主要治疗过程，麻醉史，药物过敏史，以及其他特殊情况等，从而估价患者对手术和麻醉的耐受力；讨论并选定麻醉方法，制定麻醉方案；讨论麻醉中可能发生的问题及相应的处理措施，如发现术前准备不足，应向手术医师建议需补充的术前准备和商讨最佳手术时机。麻醉科也应提前讨论并做必要的术前准备。

4. 麻醉治疗　凡利用麻醉学的理论与技术（包括氧疗及各种慢性肺部疾患患者的辅助呼吸治疗）进行的各种治疗可称麻醉治疗，麻醉治疗是麻醉科门诊的重要内容。

二、麻醉恢复室

麻醉恢复室是手术结束后继续观测病情，预防麻醉后近期并发症，保障患者安全，提高医疗质量的重要场所。此外，可缩短患者在手术室停留时间，提高手术台利用率。床位数与手术台比例约为1∶1.5～1∶2。麻醉恢复室是临床麻醉工作的一部分，在麻醉医师主持指导下由麻醉护士进行管理。

（1）凡麻醉结束后尚未清醒（含嗜睡），或虽已基本清醒但肌张力恢复不满意的患者均应进入麻醉恢复室。

（2）麻醉恢复室收治的患者应与ICU收治的患者各有侧重并互相衔接。

（3）麻醉恢复室应配备专业护士，协助麻醉医师负责病情监测与诊治，护士与床位的比例为1∶2～1∶3，麻醉医师与床位的比例为1∶3～1∶4。

（4）待患者清醒、生命及（或）重要器官功能稳定即可由麻醉恢复室送回病房，但麻醉后访视仍应有原麻醉者负责。

（5）凡遇到患者苏醒意外延长，或呼吸循环等功能不稳定者应及时送入ICU，以免延误病情。

三、麻醉学研究室或实验室

麻醉科实验室一般可附属在麻醉科内。为了科研工作的需要可成立研究室，成立研究室时必须具备以下条件：①要有学术水平较高、治学严谨，具有副教授以上职称的学科或学术带头人；②形成相对稳定的研究方向并有相应的研究课题或经费；③配备有开展研究所必需的专职实验室人员编制及仪器设备；④初步形成一支结构合理的人才梯队。

（唐玲玲）

第二十四章 骨科手术麻醉

第一节 术前评估与准备

越来越多的老年人患有“老年性”骨关节炎，这意味着伴随多种并发症的老年患者将越来越多地接受更多的骨科手术，骨质疏松患者松质（结构）骨不成比例地减少，因而存在发生应力性骨折的风险。尽管理论上所有的骨骼都存在这种风险，但是胸段与腰段脊椎、股骨近端、肱骨近端和腕部发生骨折的风险最大，也常见胸段与腰段脊柱压缩性骨折，需要手术治疗。但围术期死亡的主要危险因素是高龄，最常见的并发症为心脏并发症。

一、心血管系统评估

美国心脏学院/美国心脏协会（ACC/AHA）指南中推荐指出应根据临床风险预测、心功能储备能力和手术类型对心脏风险增高的患者进行术前心脏检查。ACC/AHA 将骨科手术列到中危手术类别内，因为大多数情况下这类手术为心脏中危患者。老年患者骨科手术后围术期心脏并发症的发生率和死亡率增加。风险增加的可能原因包括：①许多老年患者伴有多种内科并发症；②老年患者器官功能储备有限；③一些骨科手术可能引发全身炎症反应综合征；④一些骨科手术可能引起显著的失血和体液转移；⑤骨科手术后疼痛是一个主要的问题。上述所有因素均能触发应激反应，导致心动过速、高血压、需氧量增加和心肌缺血。

由于骨科手术后患者心脏并发症的发病率显著增高，并且骨科疾病的限制使这些患者功能状态难以得到评估，因此这些患者需要做术前心脏检查。

二、呼吸系统与气道评估

年龄增长引起的呼吸系统改变可能使老年患者更易发生术后肺部并发症。这些改变包括进行性动脉血氧分压下降、闭合容量增加，以及年龄每增加 10 岁第 1 秒用力呼气量下降约 10%，这在老年关节炎患者更为严重。长时间髋关节骨折的老年患者肺泡氧分压（PAO_2）明显低于同龄的其他手术患者。这些患者的低氧可能反映年龄所引起的上述呼吸系统变化，可能来源于卧床引起的肺不张、积坠性肺炎，充血性心力衰竭导致的肺淤血、肺实变。

脊柱手术中，胸椎侧凸可引起胸腔狭小，从而引起胸壁顺应性下降和限制性肺疾病。Cobb 角大于 65°通常可引起肺容量显著下降。尽管运动耐量是反映脊柱弯曲程度对呼吸功能影响的一项重要指标，但是术前还应进行正规的肺功能检测。肺活量低于正常值的 40%，预计术后需要通气支持。动脉血气分析的主要异常为低氧血症，它是由于肺泡过度通气造成通气/血流比失调所致。慢性低氧血症可引起肺血管阻力升高，严重可导致肺源性心脏病。需行超声心动图检查以排除肺动脉高压和右心室肥大。肺动脉高压患者的心电图可出现右室肥大和右房增大的表现。

类风湿关节炎和强直性脊柱炎患者还经常存在困难气道的风险。在手术前应注意是否存在颈椎稳定性异常或颈椎活动受限等问题。成年类风湿性关节炎易造成寰枢关节不稳定，当类风湿病侵及 C_2 齿突外的滑膜囊时可累及韧带，导致寰枢关节半脱位。麻醉过程中需防止颈椎屈曲并保持颈椎的稳定性。强直性脊柱炎好发于男性，主要为骨连接处韧带骨化，进行性骨化常累及中轴骨的关节软骨和椎间隙，后期发展至强直。由于此类患者常存在脊柱骨折和颈椎不稳定的风险，术中合理摆放手术和插管时的体位保护尤为重要。采用表面麻醉下纤支镜气管插管，并在清醒状态下安放患者体位可有效防止并发症。预计气管插管困难的骨科患者类型（见表 24－1）。

表 24－1　预计气管插管困难的骨科患者类型

诊断	困难原因
强直性脊柱炎	颈椎融合
青少年类风湿性关节炎	颈椎强直
	下颚发育不全
成人类风湿性关节炎	多发畸形
	颈椎强直和不稳定
脊柱融合术后	颈椎强直和伸展受限
先天性颈椎畸形	
骨骺发育不全	
侏儒症（软骨发育不全）	活动受限
颈椎骨折	有四肢瘫痪的风险

三、神经系统评估

除了心肺并发症以外，意识模糊或谵妄是老年患者骨科手术后第三大最常见的并发症，因此术前应注重神经系统检查与评估，包括患者是否存在脑梗史、颈动脉粥样硬化斑块、椎动脉狭窄程度的判断。谵妄可导致住院时间延长、功能恢复不良，可发展成痴呆并导致死亡率升高。术后谵妄的主要危险因素包括高龄、酗酒、术前痴呆或认知功能损害、精神药物治疗以及伴有多种内科并发症。围术期可能诱发谵妄的因素包括低氧血症、低血压、高血容量、电解质紊乱、感染、睡眠剥夺、疼痛以及使用苯二氮䓬类药物和抗胆碱能药物。降低术后谵妄发生率的策略包括：早期判别危险因素以及易感人群和患病患者、保护定向功能、早期活动、充分镇痛、保持正常睡眠周期，以及避免使用精神治疗性药物。

四、骨科手术患者血栓栓塞风险评估

血栓栓塞性并发症仍是决定骨科手术后患者并发症发生率与死亡率的主要因素之一。全髋关节置换术（THA）、全膝关节置换术（TKA）以及髋部与骨盆骨折手术患者静脉血栓性栓塞的发生率最高，包括深静脉血栓（DVT）和肺栓塞（PE）。有症状的 PE 患者的死亡风险比单纯 DVT 患者高 18 倍。急性 DVT 和 PE 存活者的短期并发症包括住院时间延长、与 DVT 和 PE 治疗有关的出血性并发症、DVT 局部扩大及发生新的栓塞。远期并发症包括血栓后综合征、肺动脉高压和复发性 DVT。手术后发生 PE 的危险因素包括高龄、肥胖、既往有 PE 和 DVT 病史、癌症及长期卧床患者。

由于静脉血栓由纤维蛋白多聚体组成，因此 DVT 的预防和治疗应使用抗凝药物。DVT 和 PE 初始治疗推荐使用低分子量肝素（LMWH），其作用优于普通肝素（静脉或皮下给药）。应用 LMWHs 不需要监测凝血功能。虽然术前开始 DVT 预防性治疗可能更有效，但是手术出血的风险也增加。术后 6h 开始使用 LMWH 对预防 DVT 有效，也不增加出血；术后 24h 再延迟性使用 LMWH 则效果下降。尽管抗凝的理想疗程尚不明确，但是对于常规骨科手术患者和非高危患者，LMWH 的疗程应持续至少 10h。对于有 DVT 证据或较高危的患者，则应将预防性疗程延长至 28～35d。华法林通常用于 DVT 的长期治疗，治疗期间应将国际标准化比率（INR）维持在 2.5。在美国，LMWH（依诺肝素）用法为每 12h 给予 30mg；而在欧洲为每日给予 40mg。美国胸科医师学会指南不推荐单独使用阿司匹林来预防 THA、TKA 和髋骨骨折手术后的 DVT。但是新近研究认为，使用阿司匹林、充气加压和早期活动是 THA 和 TKA 术后预防 DVT 发生的有效措施。

围术期抗凝剂的使用对区域麻醉的应用有重要的影响，特别是椎管内麻醉时有导致硬膜外血肿的风险。美国区域麻醉学会已发表和更新了关于使用抗凝剂与区域麻醉的会议共识性推荐意见。全量抗凝剂的使用是区域麻醉的禁忌证。使用 LMWH 的情况下硬膜外血肿的风险显著增加，因此制订了以下推荐建议：①使用常规剂量 LMWH 后与施行椎管内阻滞的间隔时间之间应为 12h；②使用较大剂量 LMWH（依诺肝素 1mg/kg，每 12h 一次）的患者，应将区域麻醉阻滞时间推迟至 24h 后；③拔除硬膜外导管应在最后一次使用 LMWH 后至少 8～12h 或在下次使用 LMWH 前 1～2h 进行。阿司匹林和 NSAIDs 似乎并不会增加椎管内麻醉后硬膜外血肿的风险。美国区域麻醉学会还推荐对于使用华法林的患者，在实施椎管内麻醉前应检测凝血酶原时间和 INR；如果 INR 大于 1.5，则不应拔除硬膜外导管。

（唐玲玲）

第二节　骨科手术面临的特殊问题

一、脂肪栓塞综合征

脂肪栓塞是骨骼创伤和股骨骨髓腔内器械操作后出现的并发症。脂肪栓塞综合征（fat embolism syndrome，FES）是机体对体循环中脂肪的生理性反应。脂肪栓塞和 FES 并非同义词。在几乎所有骨盆或股骨骨折的患者中都能检测出脂肪栓塞，但是 FES 的发病率低于 1%，一旦发生则死亡率很高，高达 10%～20%。FES 的临床表现包括呼吸系统、神经系统、血液系统和皮肤方面的症状与体征，表现为呼吸困难、烦躁、瘀斑三联征。其发病可呈渐发型，在 12～72h 内逐渐出现；也可呈暴发型，导致急性呼吸窘迫和心搏骤停。Gurd 和 Wilson 在 1974 年提出了用于诊断 FES 的主要和次要标准，诊断 FES 至少需要符合任何一条主要标准和四条次要标准，同时有脂肪巨球蛋白血症的证据。瘀点性皮疹是 FES 的特征性体征，皮疹通常出现在结膜、口腔黏膜以及颈部与腋窝的皮肤褶皱处。全麻时 FES 的临床征象包括呼气末二氧化碳（$ETCO_2$）降低、动脉血氧饱和度下降、肺动脉压增高等，心电图可能出现缺血性 ST 段改变及右心负荷过重。

FES的病理生理机制尚不明了，但是可能与下述两个过程有关：脂肪与“骨髓残片”的栓塞，两者能机械性堵塞远端器官的毛细血管；诱发全身性炎症反应。大多数情况下，THA期间的栓塞性事件在临床上并无危险，但是一些患者仍可进展到FES。这种炎症反应包括炎症细胞的浸润、细胞因子的释放，在肺部造成肺内皮细胞损害并诱发急性呼吸窘迫综合征。

FES的治疗以支持治疗为主，包括早期复苏并使病情稳定，以最大程度地降低低氧血症（提高吸氧浓度和持续正压通气等）、治疗低血压和降低远端器官灌注，减少所带来的应激反应。濒临发展为FES的危险患者应监测脉搏氧饱和度，在患者发展为呼吸衰竭前应进行气管插管和机械通气。尽管10%的FES患者可能需要机械通气，但是其中大多数患者的症状在3~7d内逐渐缓解。人们对皮质类固醇激素用于治疗FES进行了广泛的研究，许多研究认为有益，但是也有一些相悖的结果。

二、骨水泥反应

置入水泥型股骨假体时，骨水泥填充所引发的血压急剧下降可直接导致心搏骤停甚至猝死，而该并发症不发生于无需骨水泥填充的假体植入，因此该血压波动与骨水泥有直接相关性。骨水泥固定股骨假体可并发“骨水泥植入综合征”，表现为术中出现低血压、低氧血症、心搏骤停以及术后FES。其机制可能是：①股骨髓腔内加压时骨髓碎片进入循环造成栓塞；②循环中甲基丙烯酸甲酯单体的毒性作用；③股骨髓腔钻孔扩大时细胞因子释放促使微栓子形成及肺血管收缩。犬静脉注射骨水泥单体可引起体循环低血压，但是无心肌抑制作用。最可能的解释是骨髓内碎片栓塞作用，因为应用经食管超声在右心能发现这种碎片，且有报道在置入股骨假体后心脏超声发现巨大栓子，因此认为血压骤降是由栓塞而非甲基丙烯酸甲酯单体的毒性作用所致。股骨扩髓腔、置入含骨水泥的材料以及髋关节复位时超声下均可见栓子，大栓子在右室流出道处形成阻塞，可引起右心衰竭和低血压心搏骤停，小栓子通过右心到达肺静脉，形成肺栓塞，造成肺动脉压增高。

这种并发症的危险因素包括施行翻修手术、植入长干股骨假体、病理性骨折后行THA、原有肺动脉高压以及骨水泥用量大。这些患者应行动脉和中心静脉置管监测。低血压事件应该使用肾上腺素（4~50μg）来治疗。低氧血症可自股骨水泥假体置入即刻一直持续至术后第5天，主要的处理为吸氧、脉搏氧饱和度监测、适当镇痛、维持适量的液体负荷及利尿。通过高压脉搏动性冲洗股骨髓腔、假体植入前股骨钻侧孔减压能减轻一些血流动力学影响。

三、手术体位

骨科手术中患者的体位复杂多样，术中体位摆放不当会造成术中或术后出现各种问题。当手术部位高于心脏位置时可能发生空气栓塞，如坐位行颈椎或肩部手术、侧卧位行全髋关节置换术或俯卧位行腰椎手术等。虽然空气栓塞并不多见，但上述手术过程中如果出现顽固性循环障碍则应警惕空气栓塞的风险。

麻醉过程中可能发生关节牵拉和体位摆放不当，以致术后肩背部和四肢出现一系列非特异性的不适。对于患有风湿性关节炎、骨质疏松、成骨不全或肌挛缩症的患者，在摆放体位时尤其应谨慎，以防骨和韧带受损。类风湿患者术中体位十分重要，要竭力防止颈部过度屈曲，骨突出部位易于受压，可造成组织缺血甚至坏死，但也与手术时间较长或术中采用控制性降压相关。全麻状态下安置患者体位尤其应该小心，可因过度活动引起术后神经麻痹性角膜炎、关节脱位或过度牵拉肌肉损伤等并发症。而俯卧位极易造成各种损失，还可通过各种机制导致失明。肢体摆放不当可引起不同程度的肢体牵拉损伤或压迫性神经麻痹。

四、止血带的问题

四肢手术使用止血带能使术野保持清晰，极大地方便手术操作。但止血带本身存在一些潜在问题，包括血流动力学改变、止血带疼痛、代谢改变、动脉血栓栓塞，甚至肺栓塞。

止血带充气 8min 内线粒体氧分压降至 0，继而出现无氧代谢。半小时到一小时后，细胞内迅速出现酸中毒，低氧和酸中毒导致肌红蛋白、细胞内酶和钾离子释放，组织细胞水肿。长时间充气（超过 2h）将会导致一过性肌肉功能障碍，并可引起永久性周围神经损伤甚至横纹肌溶解。随着时间的延长，肢体热量逐渐丧失并接近室温。止血带松开后出现肢体再灌注，大量代谢产物被冲洗出来，下肢止血带放气后 90s 内，机体的核心温度降低 0.7℃，30～60s 内静脉血氧饱和度下降 20%，$ETCO_2$、血清乳酸和钾离子水平通常会增加。

止血带充气时间过长（超过 2h）或充气压力过大，可损伤外周神经。止血带充气 30min，神经传导停止，临床上需要每 90～120min 放松一次止血带，以防止术后出现神经功能障碍，或可使止血带压力低于 250mmHg，同时体循环收缩压维持于 90～100mmHg，以保持止血带压力与收缩压之间 150mmHg 左右的压差，足以维持驱血后肢体所需。

止血带充气后血流动力学表现出中心静脉压和动脉压轻度增高，放气后则出现中心静脉压和动脉压降低。但止血带充气后 45～60min，全麻患者还会产生全身性的高血压，但该现象的机制尚不清楚，可能肌肉或神经内细胞缺血达到一定临界值，通过加深麻醉降压通常不能奏效，需要血管活性药降压。但止血带松解 10～15min 后再充气可纠正这种高血压。

在椎管内麻醉下，下肢止血带充气 1h 后远端肢体可出现边界模糊的疼痛或烧灼感，并且止血带疼痛会随着使用时间的延长而逐渐加重，静脉给予麻醉性镇痛药通常效果也不佳，但止血带松解 10～15min 后再充气可使疼痛缓解，并可纠正疼痛伴随的高血压，估计与细胞内酸中毒的纠正有关。

五、术中失血与血液保护

骨科手术常常伴随大量失血，手术中综合运用几种血液保护措施可减少异体血输注，包括术前采集自体血、控制性降压、术前使用红细胞生成素或血液稀释等技术。当出血量预计超过 1L 时，可在手术中使用血液回收技术。

有关全髋关节置换术中和术后的大量研究表明，控制性降压和区域麻醉能减少失血 30%～50%，平均动脉压降至 50mmHg 与降至 60mmHg 相比，虽总失血量并无显著差异，但能更有效减少术中血液丢失。老年患者（平均 72 岁）能耐受这种程度的低血压，而不出现认知功能、心脏和肾脏并发症。除了减少术中出血，控制性低血压麻醉通过减少股骨髓腔出血，可能促进水泥假体与骨的固定。控制性低血压麻醉已常用于青少年特发性脊柱侧凸矫正术中，以减少术中失血，但是在老年患者必须慎用。年轻健康患者可很好地耐受 50～60mmHg 的平均动脉压，而成年心血管疾病患者则需要较高的平均动脉压。此外，脊柱畸形矫正术中脊髓血流量可能对低灌注压非常敏感。通过有创监测、尿量 0.5～1ml/（kg·h）、定期血气分析寻找代谢性酸中毒的证据等方法能评估末梢器官灌注是否足够。另外，中心静脉血氧饱和度分析可作为评价患者氧利用的一项指标。

六、区域麻醉与全身麻醉的选择

区域麻醉技术很适用于许多骨科手术。区域麻醉是否优于全身麻醉的争论已持续几十年而仍无定论。但是，区域麻醉可以减少某些手术患者围术期重要并发症，如深静脉血栓形成(DVT)、肺栓塞、失血、呼吸系统并发症和死亡。另外，骨科手术后疼痛处理是一个重要问题，而采用区域麻醉镇痛技术进行术后疼痛处理的镇痛效果更佳。使用长效局麻药或留置导管行外周神经阻滞可达到完善的麻醉和术后镇痛效果。区域麻醉可提供超前镇痛。另外，骨科手术后的严重急性疼痛能发展成为慢性疼痛综合征，而积极的围术期镇痛可减少其发生。

如前所述，骨科手术患者常存在困难气道问题。骨科手术患者采用区域麻醉技术的另一优点是可能会减少术中失血量。1966 年以来，17 项有关 THA 手术患者的随机试验结果显示，与进行同样手术的全身麻醉相比，区域麻醉可减少出血量。硬膜外麻醉可降低静脉压(手术切口部位测得)，这是决定手术出血量的重要因素。

（唐玲玲）

第三节　骨科手术患者的围术期管理

一、下肢手术

1. 髋关节骨折　多数行髋关节手术的患者都年老体衰，除外个别股骨和骨盆骨折的患者是年轻患者，高龄患者尤其常见于髋关节骨折者，大于 60 岁的老人发生率为 1 : 50。这种骨折后并发症发生率和病死率显著增高。初次住院死亡率为 10%，1 年病死率为 25% ~ 30%。该类患者围术期并发症发生率高与许多因素有关，包括心脏情况、肺部情况、DVT 和谵妄。术后常见意识模糊和谵妄，据报道老年患者髋部骨折修复术后的发生率为 50%，其与病死率增加有关。在许多患者中，脱水和电解质紊乱可诱发这种谵妄。一项研究显示，低钠血症的发生率为 4%，其与院内病死率增加 7 倍有关。

这些患者入院时常存在疼痛，处于严重应激状态，并可能表现出心肌缺血的症状和体征。尽管必须进行术前准备，但是延迟手术可能加重上述问题，并增加并发症的发生率。早期手术（12h 内）可降低疼痛评分、缩短住院时间并减少围术期并发症。然而，与延迟手术相比，早期手术并不能提高患者的总体生存率。但是对病情稳定的髋部骨折患者而言，治疗目标仍应是早期手术，结合早期恢复活动、康复锻炼以及积极的医护处理。

髋部骨折的患者常存在脱水和贫血，因为骨折部位能积存大量渗出的血液。由于脱水患者血容量减少，其血细胞比容数值往往正常。麻醉和手术前应将血管内血容量恢复至正常。髋关节骨折的失血量与骨折部位有关，转子下、转子间骨折 > 股骨颈基底骨折 > 经股骨颈骨折、头下骨折，因为关节囊发挥了类似止血带的作用，限制了出血。

THA 可以采用前路或侧路两种入路。麻醉医师必须注意这种体位下由于通气/血流失调可能影响氧合作用，尤其是肥胖和严重关节炎患者。另外，为防止下侧腋动脉和臂丛神经的过度压迫，必须在上胸部的下方放置保护垫或卷。

支配髋关节的神经有闭孔神经、臀上神经和臀下神经。THA 的区域麻醉最好方法是腰麻或硬膜外麻醉。尽管大多数研究提示，与全身麻醉相比，区域麻醉可降低术后并发症，尤其是 DVT、PE 以及肺部并发症，但是仍存在一些争议。当术后抗凝需要拔除硬膜外导管时，可采用腰椎旁神经阻滞进行术后镇痛。有关全髋关节置换术中和术后的大量研究表明，控制性降压和区域麻醉能减少失血 30% ~50%，除了减少术中出血，控制性低血压麻醉通过减少股骨髓腔出血，可能促进水泥假体与骨的固定。

数项研究报道，与全身麻醉相比，髋部骨折患者采用区域麻醉可改善预后。髋部骨折手术患者因 PE 而死亡的风险最高。一项股骨颈骨折修复手术患者的荟萃分析结果表明，全身麻醉患者 DVT 的发病率较区域麻醉患者几乎高 4 倍。采用 0.5% 等比重布比卡因的腰麻可为完成手术提供稳定的麻醉效果和足够的阻滞时间。由于大部分患者术后需要积极的抗凝治疗，因此通常不采用硬膜外麻醉和术后镇痛。术中使用静脉镇静时必须保证患者能维持足够的氧合。

2. 骨盆骨折　骨盆骨折通常是由躯干下部经受的严重创伤所引起，常伴有胸部（21%）、头部（16%）及肝脏与脾脏（8%）的损伤。骨盆骨折患者受伤 3 个月内的病死率接近 14%。骨盆骨折还能导致致命性腹膜后出血。低血压和腹围增加是实施急诊探查手术的指针。膀胱和尿道损伤也常与骨盆骨折有关；放置 Foley 尿管前通常应明确泌尿系统情况。由于患者发生 DVT 和 PE 的风险高，因此术前许多患者需要放置临时性下腔静脉滤网。

多数报道提示，骨盆骨折固定手术最好在受伤的第一个星期内进行，但是相关性损伤常常推迟该手术。医源性坐骨神经损伤是最常见的手术并发症（约 18%），因此许多创伤外科医师提倡在术中进行神经肌肉监测。大多数情况下，这些患者需要行动脉和中心静脉导管监测，并留置大口径静脉导管以便处理突发性术中出血。

3. 膝关节手术　随着人口的老龄化，膝关节置换术变得越来越常见。髋关节和膝关节成形术后主要不良事件的发生率为 6.4%；如前所述，最重要的危险因素是高龄。TKA 术后最常见并发症为心脏事件、肺栓塞、肺炎和呼吸衰竭以及感染。

支配膝关节的神经包括胫神经、腓总神经、闭孔神经后支和股神经。尽管在 TKA 患者能安全地实施全身麻醉，但是一项前瞻性病例对照研究发现全身麻醉和气管内插管是 TKA 术后非手术相关并发症的一项主要危险因素。区域麻醉中的椎管内麻醉（腰麻或硬膜外麻醉）或联合股神经与坐骨神经阻滞也适用于该手术。但是膝关节外翻畸形患者采用坐骨神经阻滞可能有特殊的问题，因为手术医师希望能尽早发现坐骨神经和腓神经麻痹。

TKA 术后疼痛严重，而数项研究显示采用区域镇痛处理这种疼痛可减少并发症，并改善预后。人们已应用单次注射法行股神经阻滞联合静脉和硬膜外患者自控镇痛来处理手术后疼痛，并能促进患者功能性恢复。当使用 LMWH 预防 DVT 时，则术后不能继续使用患者自控硬膜外镇痛，可用股神经置管持续阻滞的方法来代替。

TKA 术中在大腿部常规使用充气止血带，充气时间过长（大于 120min），缺血和机械损伤的共同作用可造成神经损伤。腓神经麻痹作为一种 TKA 公认的并发症（发生率在0.3% ~10%），可能是由加压性缺血和手术牵拉联合作用所致，当需要长时间充气加压时，止血带放气 30min 可能减轻神经缺血。

4. 足部与踝部手术　坐骨神经和股神经联合阻滞的区域麻醉能满足膝关节以下不需要使用大腿止血带的所有手术的需要。股神经支配小腿内侧至内踝的区域；而膝关节以下的其他区域，包括足部，则由腓总神经和胫神经支配，后两者都是坐骨神经的分支。通常在腘窝水平进行坐骨神经阻滞，以确保阻滞胫神经与腓总神经。坐骨神经可借助神经刺激针引起足内翻作为运动反应或者通过超声定位来确定。当手术操作还涉及小腿内侧区域时，在紧贴膝下方小腿内侧能阻滞股神经（隐神经）。研究表明，通过单次术前注射或连续导管输注行腘窝坐骨神经阻滞也可减轻足部与踝部手术后的疼痛，并可减少麻醉性镇痛药的需求量。

足部完全麻醉通常需要阻滞 5 支终末神经：①支配足底感觉功能的胫后神经；②支配内踝的隐神经；③支配第 1、2 趾之间区域的腓深神经；④支配足背及第 2 ~5 趾的隐浅神经；⑤支配足外侧面和第 5 趾外侧的腓肠神经。在跗骨水平以 0.75% 的布比卡因行踝部阻滞，镇痛时间较长且效果较好。

二、上肢手术

通过在不同位点阻滞臂丛神经，直到阻滞臂丛神经束支分支的外周神经，能成功地实施从肩部到手的上肢手术。

目前有多种方法用于确定臂丛阻滞的最佳位置，包括寻找异感、运动神经刺激、超声引导定位以及血管周围浸润。采用长效局部麻醉药或连续导管输注技术实施上肢区域麻醉也能提供术后镇痛。

肌间沟阻滞相关的主要急性并发症和副作用有呼吸抑制、血管内注射所致的惊厥和心搏骤停、气胸、硬膜外麻醉和蛛网膜下腔麻醉、霍纳综合征、声音嘶哑以及吞咽困难。所有行肌间沟阻滞的患者都伴有同侧膈神经阻滞，可导致半侧膈肌的轻度麻痹。由于单侧膈肌轻度麻痹可使肺功能下降 25%，因此严重呼吸系统疾病患者在无机械通气的情况下可能不能耐受肌间沟阻滞。有过对侧肺切除术病史或需行双侧手术的患者都是肌间沟阻滞的禁忌证。超声引导下锁骨上臂丛神经阻滞能提供有效的肩部麻醉，而无同侧膈神经轻度麻痹。

对于肘部至手部的手术，常采用经锁骨下入路或腋路阻滞臂丛。锁骨下臂丛神经阻滞可能是肘部手术的最佳方法。

三、脊柱手术

脊柱手术较为复杂，麻醉处理包含多个要点，如患者术前存在限制性通气功能障碍、颈部活动受限或不稳定，术中涉及体位摆放问题、术中出入量大、术中神经功能监测及术后镇痛等问题。

伴有气道异常的患者应注意气管插管时颈部的保护，并根据气道评估结果选用适合的插管工具。谨慎放置患者的体位是脊柱手术中麻醉医师和外科医师共同的重要职责。在麻醉诱导和气管插管后，患者转为侧卧位，应注意保持颈部的中立位。俯卧位时将患者头部转向一侧，但不应超出正常头部的活动范围，或将面部垫在软垫上，面部朝下。应注意避免角膜擦伤或压迫球状体引起视网膜缺血，鼻、耳、前额、颏部、女性胸部或男性生殖器等部位的压迫性坏死。

脊柱畸形矫正术通常伴随着大量失血。研究提示多种因素可影响失血量，包括手术技术、手术时间、融合椎体数量、麻醉药物、平均动脉压、血小板异常、稀释性凝血功能障碍和原发性纤维蛋白溶解。已应用数项技术来减少失血和控制异体输血，包括通过适当体位来降低腹内压、外科止血、控制性低血压麻醉、自体血回输、术中等容血液稀释、应用促进止血的药物、术前自体血液预存。

术后神经功能缺损是复杂性脊柱重建术最令人担心的并发症之一。术中唤醒的方法可用于确定脊髓功能的完整性。术中唤醒仅限于测试下肢大致的运动功能，且受麻醉药和患者认知功能完整性的影响，但应预防俯卧位患者活动时气管导管的意外脱出、深吸气时出现空气栓塞以及剧烈动作导致手术器械移位等并发症。多模式术中监测已经成为复杂性脊柱重建术的标准监测。这些监测包括体感诱发电位（somatosensory evoked potential，SSEP）、运动诱发电位（motor evoked potential，MEP）和肌电图监测。肌电图用于监测椎弓根螺钉安置和神经减压时可能出现神经根损伤。SSEP 用于评估脊髓后部—感觉部分。MEP 用于评估脊髓前部—运动部分的完整性。建议在 MEP 监测期间使用一个软牙垫以防止舌咬伤和牙齿损伤。

许多生理因素可削弱 SSEP 和 MEP 检测信号，包括低血压、低体温、低碳酸血症、低氧血症、贫血和麻醉药物。强效吸入麻醉剂呈剂量依赖性地降低信号振幅，并延长潜伏期。如果应用挥发性麻醉剂作为麻醉药，其浓度应保持在最低肺泡有效浓度的一半左右并在整个手术过程中保持不变，氧化亚氮可引起信号振幅降低，因此吸入麻醉对术中监测有一些影响。全凭静脉麻醉可成功用于 SSEP 和 MEP 监测，阿片类麻醉药物、咪达唑仑和氯胺酮对 MEPs 影响最小，丙泊酚可抑制 MEPs，然而氯胺酮可减轻丙泊酚的这种抑制作用，MEP 监测期间不能使用肌松剂。

多节段脊柱应用器械融合术后的患者会感到十分疼痛。早期对此类患者多采用阿片类药物进行镇痛，但是由于阿片类药物的副作用较多，现已推荐与其他药物联合使用的多模式镇痛。对于腰椎融合术患者，可在切口以上平面置入硬膜外导管，用于输注局麻药与阿片类药物的患者自控硬膜外镇痛。对于涉及更多脊柱平面的手术，已经证实术中鞘内注射吗啡能够提供可靠的术后镇痛效果。然而，NSAIDs 对脊柱融合可能有不良的影响。对阿片类药物耐受的患者，亚麻醉剂量的氯胺酮可减轻后路脊柱融合术后患者的疼痛。

（唐玲玲）

第四节　麻醉和手术的要求

一、骨科麻醉的特点

（一）骨科手术可见任何年龄

小儿常见先天性疾病。随着生活质量的不断提高，骨关节病、骨折的老年人越来越多，且年龄也越来越大，合并心肺疾患的病人要做好术前准备。

（二）体位

骨科手术常需要俯卧位时，胸廓受压可造成通气障碍，腹压升高致静脉回流受阻、迫使静脉血逆流到脊椎静脉丛、导致硬膜外静脉充血、加重术中出血，增大了止血难度。因此俯卧位时，应取锁骨和髂骨作为支点，尽量使胸廓与手术台保持空隙，妥善保护眼球及生殖器。全麻宜用扶助呼吸、控制呼吸时压力不宜过大，以免增加胸腔内压影响静脉回心血量而引起低血压。关节突起部还可能压迫外周神经引起神经麻痹应加预防。全麻下变动体位时，要注意气管导管有无滑脱、变位或扭曲。更要注意血流动力学变化、防止心跳骤停意外。

（三）警惕脂肪栓塞及肺栓塞

骨科手术麻醉期间，应特别注意脂肪栓塞、肺栓塞等可能发生的严重并发症。长管状骨骨折和严重创伤的病人中脂肪栓塞的发生率为1% ~5%，骨盆粉碎性骨折者的发生率可高达5% ~10%，但小儿少见。脂肪栓塞可发生在骨折12小时以后及术中，也可在术后数天发生。主要临床表现为呼吸和中枢神经功能障碍，如呼吸困难、急促。多数病人会出现原因不明的低氧血症、意识不清、神志障碍直至昏迷。主要病理改变是毛细血管内皮细胞破坏使毛细血管渗透性增加，脂肪从骨髓释放后侵及肺和脑血管，使血浆中游离脂肪酸增加。游离脂肪酸以对肺泡Ⅱ型细胞有毒性作用，释放血管活性物质如组胺、5－羟色胺，使肺毛细血管内膜破坏，肺间质水肿出血导致低氧血症。缺氧和脑水肿可出现中枢神经系统症状。严重创伤或长骨骨折后的病人出现原因不明的低氧血症、心动过速、发烧应考虑到脂肪栓塞的可能。治疗主要是防治低氧血症、保持循环功能稳定。呼吸机辅助呼吸、高压氧疗法、维持体液及离子平衡对其起着重要作用。

肺栓塞主要发生在全关节置换术后、发生率高达3.5%。血栓主要来自下肢深静脉，多于术后发生，偶有麻醉期间发生。下肢骨折后因活动受限致静脉血郁滞，深静脉炎及创伤后的应激反应引起血液高凝状态，易形成静脉血栓。临床表现为剧烈胸痛、咳嗽、发烧。有的表现为血压和心率的突然改变，甚至突然死亡。动脉血气检查常有低氧血症，进而出现低CO_2血症，心电图表现为右心扩大、房颤心律。治疗主要是气管内插管扶助呼吸、氧疗法，应用正性肌力药改善心功能。

（四）控制出血

骨手术创面渗血较多，且又不易止血，失血量可达数千毫升以上，时间愈长出血愈多，如椎体切除术失血量可在5 000 ~6 000ml，脊索瘤手术失血量最多可达10 000ml左右，因此术前对此应有充分的准备，准备充足的血源。

四肢手术时常使用止血带以求得术野无血，目前常用气囊充气止血带，上肢止血带应放在中上1/3处，充气时间不应超过1小时；下肢止血带应放在尽量靠近腹股沟部位，充气时间不应超过1.5小时，若持续超过2小时可引起神经麻痹，因此上肢每1小时，下肢每1.5小时应松开止血带10 ~15分钟，需要时可再充气，以免引起神经并发症。另外，驱血时血压上升，而松开止血带时由于驱血肢体血管床突然扩大及无氧代谢产物经静脉回流到心脏，抑制心肌收缩可出现血压下降，称“止血带休克”。此时应立即抬高肢体，静注缩血管药，待血压平稳后再缓慢松开止血带。还应注意缺血缺氧后再灌注诱发血栓素A_2（thromboxane A_2，TXA_2）释放对肺的损害。

脊柱手术为减少出血可行控制性低血压，对于那些出血量极大，而非恶性肿瘤的手术，可利用红细胞回收器进行自体血回收，经处理后将洗涤红细胞输回。

手术过程中，至少开放二条以上的静脉通路，术中连续监测动脉血压、中心静脉压和尿量以指导输血输液。

二、麻醉选择

选择麻醉方法应根据手术部位、体位、时间长短、病人的状态、麻醉医师的技术水平、设备条件及外科医师或病人的特殊要求等，选择最熟练、最可靠的麻醉方法。

（1）脊柱手术常取俯卧位、侧卧位及头低位。腰椎间盘摘除术，腰椎管狭窄减压术可用硬膜外麻醉。颈椎、胸椎手术都是在全麻下进行，颈椎骨折或脱位病人在意识清醒状态下、由于颈部肌肉痉挛强直的支持，病情比较稳定，一旦全麻诱导使意识消失或使用肌松药失去颈部肌肉支持或移动体位，或使头后仰皆可因颈椎变位压迫脊髓而损伤延髓引起呼吸肌麻痹，甚至突然死亡。因此，宜采用局部粘膜表面麻醉、严禁头后仰情况下清醒气管插管。插管途径可经鼻或经口盲探插管，气管插管困难时，纤维喉镜可以发挥独特的作用。颈椎关节强直者气管插管方法也可参照上述方法，但可用镇静药使意识消失，以减少病人的紧张和痛苦，同时应注意舌后坠可使气道梗阻。有些手术因呼吸管理困难，如俯卧位手术、呼吸道异常等也应在气管内全麻下进行。减少术中出血，可行控制性降压或血液稀释。

（2）上肢手术常选用臂丛神经阻滞，下肢选用连续硬膜外麻醉或蛛网膜下腔阻滞，药物往往选用0.5%布比卡因或0.75%罗哌卡因。仅少数肩关节等手术或小儿不能配合者选用全身麻醉，其中髋关节置换术的病人多数合并类风湿性关节炎、髋关节强直或肌骨头坏死等疾病，因长期卧床，营养极差。老年人多有脊柱骨质增生和韧带钙化，硬膜外穿刺困难时可改用全身麻醉。闭合性复位手术，如关节脱臼或长管状骨闭合性骨折常做手法复位，有时在X线下进行，手术时间暂短，但要求无痛和良好的肌松。成人可用异丙酚2mg/kg复合芬太尼50μg缓慢静脉注射，既能使病人意识消失，又能保持自主呼吸，但要严防注射速度过快而引起呼吸抑制或停止，一旦出现应立即面罩加压供氧。术前应按全麻准备。肩关节复位也可用肌间沟法臂丛麻醉。小儿可用氯胺酮4～10mg/kg肌注或2mg/kg静脉注入，使病儿意识消失又具止痛作用，术前应按全麻准备、术中注意保持气道通畅。开放性整复手术一般只需中度的肌松即可，上肢整复时对肌肉松弛的要求不及下肢整复时严格、骨髓炎及其他骨科手术时则很少需肌肉松弛。

（3）脊髓损伤或压迫致截瘫或神经干损伤引起肌肉麻痹者，全麻诱导应禁用琥珀胆碱，以免引起高血钾症而造成心律失常，甚至心跳骤停死亡。经测定麻痹侧静脉血中钾离子浓度明显高于正常侧。另外，废用性肌肉萎缩的病人用琥珀胆碱时血清钾上升虽不如前者明显，但还是选用非去极化肌松药为佳。

（唐玲玲）

第五节　骨科几种特殊手术的麻醉

一、颈椎手术的麻醉

颈椎间盘突出症常见于中年人，以神经根型最常见，其次为脊髓型。手术分前路、后路两种，以前路为主，当前路手术尚不足以解压时需加作后路手术。

颈前路手术的主要麻醉方法为颈神经浅丛麻醉，常用0.375%的布比卡因或罗哌卡因，且后者安全性大。术前应进行气管、食管推移训练。高位颈前路手术常选用气管内全身麻醉、仰卧甲状腺体位，插管时切勿使颈部向后方过伸，以防引起脊髓过伸性损伤。为方便术野，手术时需将气管、食管等拉向对侧，反复牵拉易引起气管粘膜、喉头水肿，等拔管后出现即时的或迟发的呼吸困难，此时因椎间植骨颈部制动而插管困难，严重者可危及生命。因此，可暂缓拔管，待度过喉水肿的高峰期后再拔管以确保安全。术中要注意监测血压、中心静脉压及尿量，及时补充血容量。

二、脊柱侧弯畸形手术的麻醉

脊柱畸形的矫形术是利用矫正杠撑开矫正侧弯。脊柱畸形病人因脊柱变形使胸廓、肺发育活动受限、胸肺顺应性降低，大部分病人表现为限制性通气功能障碍，也可有混合性通气功能障碍，麻醉及术中注意如下：

（一）术中脊髓功能的监测和麻醉

该手术治疗中最严重的并发症为截瘫，原因可是手术直接损伤或过度牵张脊髓。为了尽早发现手术对脊髓的损害，应对脊髓功能进行监测，主要有两种方法即躯体感觉皮质诱发电位（somatosensor cortical evoked potential，简称 SCEP）和唤醒试验。前者要求特殊的设备技术且影响因素较多，如低血压、低体温、麻醉药等。后者简便易行常用于临床，但它只是对脊髓前索的运动功能提供参考，而不能测试脊髓后索的感觉功能，并不适用于有严重心理问题或精神迟缓的患者，最理想的监测技术是对运动皮质的电磁刺激法。

手术多采用俯卧位，切口长、范围广、手术时间长，气管内全麻常用。必须保证术中清醒试验顺利进行，麻醉不宜太深，一般认为氧化亚氮 - 氧 - 麻醉性镇痛药，中短效肌松药复合麻醉较适用，尽量少用吸入麻醉药。亦可用浅全身麻醉配合硬膜外麻醉，可以减少全麻药物的用量，保证病人不痛，病人安静。

（二）控制性低血压的应用

脊柱畸形矫正手术切口长，取髂骨融合剥离脊椎可达 10 个椎体以上，创伤大而出血多，为减少出血可行控制性低血压，在保证补足容量的情况下可将平均动脉压控制在 8kPa 左右，值得注意的是，有人从 SCEP 观察到脊髓功能对动脉血压变化非常敏感，在脊柱畸形矫正同时存在低血压能加重局部缺血，影响神经功能。因此降压应在脊柱侧弯矫正前停止，使血压维持至术前水平或稍高，以防脊髓缺血。

（三）呼吸功能的维持

脊柱畸形可使胸廓、肺发育、活动受限，胸肺顺应性降低，加之俯卧位，垫枕等因素使通气功能进一步恶化，所以术中应保证通气量充足、避免发生缺氧及二氧化碳蓄积，更为重要的是在手术结束后还要注意保持足够的通气量，防止因残余麻醉药物的影响使通气功能降低。

三、椎体切除术的麻醉

因肿瘤、骨折或退行性变使椎管容积变小，造成脊髓或马尾神经受压，出现程度不同的神经功能障碍等症状，严重者可出现截瘫，手术治疗需要切除椎体。手术常取侧卧头高位或俯卧位，对呼吸、循环影响很大。经胸行椎体切除，选用气管内全麻，术中注意心肺功能，手术创伤甚大、失血很多，切除椎体时为减少失血而结扎切断部位的动静脉，但不能完全控制椎体松质骨出血，尤其是椎管前静脉丛及切除椎体后壁时静脉窦破口的出血更难以控制，这时可行控制性降压减少出血，同时使用血液回收机，补足血容量。胸段椎体切除也可通过胸腔镜完成手术，此时要求双腔气管插管，术中单肺通气。另外要注意切除椎体时发生的神经反射，如窦神经等，有时会引起严重的低血压甚至心跳骤停，应提高警惕。

四、全髋关节置换术的麻醉

主要对象为老年人、术前常合并高血压、冠心病、肺心病、慢支等老年性疾患，机体代谢功能欠佳，对于手术及各种麻醉的耐受性均明显降低，全麻则因老年人肺功能不全，术前合并肺气肿、慢性支气管炎等，术后长期卧床易发生呼吸系统及血栓等并发症，故硬膜外麻醉列为首选。以腰$_{2-3}$或腰$_{3-4}$间隙穿刺，在老年人局麻药要小剂量分次注射。对无法进行硬膜外穿刺并且肺功能差的病人选择全麻。术中应严格控制麻醉平面，及早扩容。术中使用骨水泥对血流动力学影响甚大，可出现严重的低血压甚至心跳骤停，所在应注意以下几点：①将骨水泥充分混匀，凝成“面团”时置人以减少单体或其他附加成分的吸收；②髓腔应扩大到假体能用手加压插入、避免猛力捶击；③置入骨水泥前要补足血容量，必要时可在中心静脉压和心功能监测下超量补充；④填入骨水泥前吸入高浓度氧，以提高吸入气的氧分压；⑤维持麻醉平稳，要保持循环、呼吸系统相对稳定。该手术失血量很大，尤其当修整髋臼、扩大髓腔时出血速度较快、失血量较大，应注意及时给予补充。

五、股骨颈骨折的麻醉

多发生在老年人，手术治疗复位内固定有利于早期活动，避免了因长期卧床而引起的并发症，如肺部感染，血栓形成等。硬膜外麻醉可改善下肢血流，阻断因创伤引起的应激反应而改善血液高凝状态，从而减少深静脉血栓的发生率。老年人各项生理功能均减退，心血管和呼吸的储备功能降低，全麻后易发生低氧血症，肺部的并发症也多，故不为首选。术中将阻滞平面控制在 T_{10}以下，保持通气充足，避免低氧血症。由于创伤引起的应激反应可使血液的流变性改变引起高凝状态，所以必要时应监测血细胞比容，进行适当的血液稀释、降低血液粘稠度，防止形成血栓。

六、关节镜手术的麻醉

关节镜手术需无痛和良好的肌松，这样便于下肢内收、外展、屈曲等位置变换，腰段连续硬膜外麻醉联合腰麻（腰$_{2-3}$）能充分阻滞腰骶神经、肌肉松弛使关节腔开大，利于窥测关节病变和手术操作。

（唐玲玲）

第六节　骨科不同种类微创手术麻醉后处理

一、肩部和四肢微创骨科手术后的麻醉处理

如果是短小的微创手术或局麻处理，一般麻醉后无需特殊处理。

如果采用椎管内麻醉，那么当局麻药的作用消除后，一般除了术后头痛、尿潴留、腰痛、背痛等，应该没有什么特殊情况。若有出现，对症处理完全可以解决。在术后管理过程中对于患者的一些主观感受，如下肢的酸麻或一些穿刺有关的不适应给予恰当的关心。

由于全球的老龄化趋势，接受微创手术的患者越来越老而且多病，术后须特别重视患者的安全和舒适方面的因素，如始终存在对禁食、术后的恶心和呕吐等的顾虑。安全和舒适与

术后良好的镇痛治疗一样重要。术中采用或主要采用部位麻醉的优势在术后可更好地体现出来。因为镇痛作用是由局麻药提供的。骨科的四肢及肩部的微创手术采用部位麻醉尤其是PNB，其优势比其他临床手术的更大。

1946年Ansbro阐述了连续神经阻滞的技术，以进行臂神经丛的术后镇痛，但只是到了20世纪年代中期，由于局麻药和适当导管材料的发展才导致导管技术在各种外周神经阻滞的应用增加。

临床上已经确立的导管技术是那些在脊髓近旁进行的操作。PNB导管与其相比，居于相当次要的地位。一项由Lehmann指导的、基于导管运用的术后镇痛调查发现：腰、胸硬膜外导管和蛛网膜下腔导管的使用率是85%，神经丛导管的是11.5%，其他一些操作像肋间、胸膜间导管和股神经导管在所有的病例中的使用率只有3.5%。

使患者、术者和麻醉医师高度地接受区域麻醉操作的先决条件是理想的无痛穿刺、定位神经耗时少、成功率高、PNB提供良好的手术条件（运动阻滞）、长效的术后镇痛、副作用低、并发症罕见且易于控制。

术后如果有可供使用的PNB导管，那么麻醉者、术者与康复医师一起，可以为患者制定出完全可被其接受的术后锻炼方案。

如果采用以1%利多卡因为主的复合用药（复合罗哌卡因）方案，一般术毕3~4小时患者可以控制其肢体。麻醉着和康复医师会诊后，结合术者的意见，即可调整局麻药给药速度和剂量，在无痛情况下增加患者的安全和舒适度。

准确放置外周神经阻滞的导管的操作同单次法操作，只是需从导引器留置PNB导管。所有的方法中，导管装有一个连接器和一个滤菌器，用绷带条固定，并覆以消毒纱布。在接上过滤器之前，应予回抽，以排除导管置入血管的可能。

术后镇痛，可常规使用0.2%罗哌卡因，给予方式通常是连续地输注（4~16ml/h）。也可顿挫性推注（0.2%罗哌卡因10~20ml），间隔时间约为6~8小时。决定使用某种剂量取决于该骨科中心的技术要求。局麻药连续输注的好处在于减轻了麻醉人员工作量、普通病区内的护理人员可以独立地在医嘱范围内调节剂量。0.2%罗哌卡因引起的运动神经阻滞少见。

PNB导管的禁忌证则为：穿刺部位感染；潜在的菌血症，全身感染；患者拒绝。并发症则为导管脱出；穿刺部位的伤口感染；导管断裂、打结或套成环（罕见）；毒性反应（罕见）。

大多数的PNB导管在手术过程中留置。术后，患者首先在苏醒室内接受监护。可根据以下7个方面：意识的清醒程度、身体的活动度、血流动力学的稳定度、氧合情况、术后疼痛的控制度、恶心呕吐的出现情况和呼吸系统的稳定度进行综合测评（0~2分级评分），如果患者得分至少在12分以上，没有一项的得分为零分，他（她）可以直接离开手术室，回到普通病房。

直到患者要转到普通病区时，才使用局麻药来达到镇痛所需阻滞程度。

应当给每个接受导管治疗的患者都建立一份病案。病案中包括患者个人资料；导管的类型；定位神经成功时针需要穿入的深度和导管放置的日期。应该将每一位带着镇痛导管离开苏醒室的患者资料输入已建立好的导管资料数据库，做到能够在任何时刻查看所有镇痛导管患者的当前明细记录。

最好每天进行2~3次的疼痛查房，用视觉模拟评分检查镇痛效果，看看患者的满意度，是否需要继续疼痛治疗，检查一下麻醉区域的运动和感觉反应及有无出现副作用。每天对置管部位进行触诊检查，每两天在更换敷料时检查穿刺部位，以期早期发现炎性并发症。

穿刺部位出现任何一种感染征象或停药后患者也无痛感，予以撤除导管。导管法镇痛的好处：术中阻滞的延续；有效的术后镇痛，也适合锻炼治疗；和阿片镇痛相比，没有呼吸抑制、恶心、警觉保留、镇痛的质量更佳；和脊麻/硬膜外镇痛相比，没有排尿问题、没有脊麻后头痛、没有麻药弥散平面高所致的心血管反应；患者可以活动。其缺点是：和传统的疼痛治疗相比，仪器和药物方面的费用大；取决于手术治疗团队的组成，病区内可能需要添加额外的人员。

二、脊柱微创手术后麻醉处理

（一）麻醉后拔管

术后一般即可按照拔管指征将气管插管常规拔出。但当术后有气道水肿的危险并有再次插管的可能时，可适当延迟拔管时间，如12~24小时。

患者有肺部疾患同时伴有肺功能低下者，术毕有辅助呼吸可能。此类患者拔管时除了须保证生命体征稳定外，希望肺活量超过10ml/kg，吸入力量超过20cmH_2O。

（二）术后麻醉苏醒室（PACU）阶段

麻醉医师应对患者术中脊髓损伤的可能高度警惕，而患者的反应程度的大小与术中脊髓损伤的危险成反比。麻醉医师应掌握好患者的PACU逗留指征，如果患者需直接送ICU，不应进入PACU。离开PACU的患者需能够自行呼唤别人的帮助，能够控制自己的肢体，生命体征稳定且正常，体温正常，且疼痛得到有效控制。患者再转运到ICU或普通病房前，麻醉者应再次对患者进行评估，以便及早发现问题。

（三）术后的疼痛治疗

程度适当的术后镇痛可帮助患者早期活动，积极配合治疗并降低并发症。

理想的术后镇痛为维持最低有效浓度（MEC）即保持患者有足够镇痛作用的药物浓度，以使患者舒适。静脉PCA技术目前已较为成熟，也拥有丰富的临床使用经验。静脉PCA一般有电子泵和机械镇痛泵两种。麻醉者可根据患者的病情和术中情况予以设计和不同配伍，往往设定一个基础给药量和在锁定时间范围内自我给药次数或背景输注剂量，以保证治疗浓度的按照患者自己的需要而维持相对稳定。

胸段、腰段的手术患者经椎管内给予镇痛药成功率较高。通过椎管内途径给药也有许多不同的方法。大家可参考有关疼痛治疗学的相关章节。

我们认为虽然椎管内途径有许多优点，但是毕竟是一次有创的操作。患者已经接受了一次微创的骨科操作，情感上可能不再愿意接受椎管内操作。虽然脊柱手术可以做到一定程度的微创，但毕竟也可以有一系列的相关问题。虽然为了提高脊柱手术后硬膜外镇痛管理的安全性，镇痛间隙可以高于手术切口头端1~2个椎体，但手术操作可能会破坏正常的椎旁间隙，所给药液可以渗漏入其他的结构中而造成不良反应或效果不佳。

由于硬膜外操作又是在手术切口附近进行，也是在脊柱走向上进行的操作，术后如果出现什么问题可能鉴别困难，又容易被术者推诿责任，所以静脉PCA应该是一种比较稳妥的选择。

（四）麻醉后随访

坚持术后24小时内对患者再次评估，通常可以发现许多意想不到的情况，及时地记录麻醉并发症和继发症状，对于提高麻醉质量有莫大的帮助。

三、术中相关意外情况的典型病例

骨科微创外科手术麻醉中，危险和意外情况时有发生，为了保证手术患者的生命安全，应及时掌握术中患者生命体征的各项信息，正确诊断和处理术中出现的险情。以下介绍骨科微创外科手术麻醉中相关意外情况和危险性的典型病例。

病例：女性，61岁，体重58kg，身高159cm。胸背部疼痛伴跛行1个月入院，诊断 T_6 陈旧性压缩性骨折，神经根受压，ASA Ⅱ级，拟在全麻胸腔镜下行 T_6 椎体成形术。常规术前准备，术前30分钟，肌内注射苯巴比妥钠0.1g、阿托品0.5mg。以咪达唑仑2mg，依托咪酯10mg，芬太尼0.25mg，罗库溴铵50mg快速诱导，经口明视顺利插入37F左侧Robert-shaw双腔气管导管，以麻醉机行机械通气，患者右侧卧位单肺通气时显示左右肺分隔良好。术中 CO_2 人工气胸，压力维持在16～18cmH$_2$O水平，调整呼吸参数使 $P_{ET}CO_2$ 维持在38～40mmHg范围。胸腔镜明视下穿刺器置入T6椎体，注入骨水泥7ml，5分钟后，患者面色潮红，血压60/40mmHg，心率148次/min，SaO_2 90%，气道峰值压力升高，立即分次给予麻黄碱30mg，多巴胺15mg，血压缓慢上升到75/43mmHg，心率66～70次/min。随之患者颜面潮红加重，眼睑水肿，手臂及前胸出现大片荨麻疹，诊断为骨水泥－过敏性休克。立即改行双肺通气，并同时分次静脉注射肾上腺素200μg、地塞米松20mg、异丙嗪25mg，10%葡萄糖酸钙10ml、碳酸氢钠250ml、输注万汶及平衡液各500ml，继续抗过敏、抗休克等综合治疗，调节肺通气相关参数，患者生命体征逐渐恢复正常。休克期间送检血气的结果为pH7.1、PaO_2 57mmHg、$PaCO_2$ 57mmHg。2小时后患者清醒送PACU继续观察治疗，潮气量和肌张力完全恢复后，拔除气管导管，4小时后安返病房，1周后患者出院。

病例分析：患者胸背部疼痛跛行加剧1个月，T_6 压缩性骨折，已出现极为明显的神经根受压症状，有行椎体成形术的指征。在术中双腔支气管插管单肺通气，CO_2 人工气胸后 $P_{ET}CO_2$ 维持在正常范围。在胸腔镜下穿刺器置入 T_6 椎体注入骨水泥时，出现骨水泥－过敏性休克。通过此病例提醒临床医师在椎体成形术注入骨水泥时须密切注意血压和心电图的变化应注意：

（1）填充骨黏合剂前收缩压需维持在90mmHg以上，必要时用升压药。

（2）避免低血容量。

（3）严密观察患者。

（4）吸入纯氧。

（5）为预防血压突然下降，可静脉缓慢滴注多巴胺，维持血压平稳，出现心动过缓时，分次静注阿托品。

（6）要注意异常情况的出现（如过敏性休克、肺栓塞），应当积极采取相应的措施，改进微创外科技术，同时加强监测，以减少意外情况及并发症的发生。

（唐玲玲）

第七节　四肢骨折和关节脱臼复位与麻醉

一、四肢创伤特点

四肢创伤包括开放性损伤和闭合性损伤。累及组织结构包括骨、关节、神经、血管、肌肉、肌腱及其他软组织。骨折和关节脱位是常见的创伤，关节脱位和开放性损伤均需紧急复位、手术处理。闭合性损伤除非合并重要血管神经损伤，一般可视患者全身情况决定处理时机。但近年来人们认为四肢长骨骨折主张尽早手术内固定，可避免患者长期卧床牵引，减轻伤后疼痛，为后期功能康复创造条件，也有利于减少严重并发症，降低病死率，但早期急症手术无疑增加了麻醉医生对患者的处理难度。

单纯四肢创伤手术范围多较局限，但若伤及血管、神经，修复手术要求精细，尤其是断肢再植手术需时较长，对麻醉也有特殊要求。四肢创伤常合并有胸腹内脏及颅脑等多器官损伤，手术处理宜分轻重缓急，先处理致命伤，待患者生命体征相对稳定以后，再择机处理四肢损伤，若病情允许，也可同期处理四肢损伤。

如前所述，低血容量、饱胃也是四肢创伤患者常见的问题，应该根据具体情况采取相应措施处理。

患者受伤前可能患有各种影响手术麻醉的内科疾病，伤情紧急常使麻醉医生没有足够时间充分了解患者情况，也没有充分时间来调整患者全身情况。有资料表明，急性创伤患者36%未能及时补充血容量，20%患者诊断有疏漏，13%对伤情处理不及时，10%气道处理不当。提高对急性创伤患者的处理水平，需要有效的急症组织，正确及时的急诊处理（包括合理的院前处置），麻醉医师也应学会快速评价处理创伤患者的特殊问题。

二、麻醉前准备与麻醉选择

（一）麻醉前评估和麻醉前准备

麻醉前应对患者一般情况行简要评估，包括：

（1）既往病史：详细了解患者病史，尤其应了解既往有无明显心血管、呼吸系统及与麻醉相关的其他疾病，如有合并病症应问清治疗情况，如糖尿病患者胰岛素使用情况，冠心患者发作时对药物治疗的反应情况，高血压患者抗高血压药物使用情况，近期有无呼吸道感染等。问清曾否接受过麻醉及麻醉中有无异常情况等。

（2）进食情况：急症手术应了解末次进食时间、进食内容、伤后有否呕吐。对饱胃患者尽量选择神经阻滞或椎管内麻醉，术中慎用镇静药。手术必须在全麻下进行时，应选择气管内麻醉，可在充分表面麻醉下清醒插管，也可在压迫环状软骨同时快速诱导气管插管，避免胃内容物反流误吸。术后应清醒后再拔除气管导管。

（3）合并损伤：检查是否合并有其他部位损伤，尤其注意有无气道梗阻，有无气胸、血胸和腹腔脏器损伤。如需同时手术应综合考虑手术需要决定适宜麻醉方法。

（4）失血量：尽可能准确评估失血量。对开放伤口或骨折周围血肿大量失血，机体处于低血容量状态者应在麻醉前初步纠正。红细胞压积和血红蛋白含量可大致提示失血纠正情况，血压改善、心率减慢、皮肤颜色和毛细血管充盈时间是失血纠正满意的可靠临床指标。

大量失血需快速输血补液患者应留置中心静脉导管监测中心静脉压，用以指导输血输液治疗。

（5）实验室检查：必要的实验室检查和心电图、X线检查有助于综合了解患者全身情况，对决定麻醉方法和麻醉中处理也有一定参考和指导作用。

（6）术前准备：向患者适当解释手术麻醉过程，提醒患者手术前后注意事项，如臂丛神经阻滞后患者可有短时肢体无力等。解除紧张患者的精神焦虑，必要时给予适量苯巴比妥、安定等镇静药物。

（7）监测：术中常规监测心电图、脉搏氧饱和度、无创动脉血压，全麻患者监测呼末二氧化碳浓度。危重患者最好动脉穿刺置管连续监测动脉血压变化以便及时发现血压变化并可间断采集血样进行血气分析。麻醉开始前建立可靠的静脉通路，用以输血补液并为药物治疗提供给药途径，必要时应该建立两条以上静脉通路。

（二）麻醉选择

1. 上肢手术　多数能在臂丛神经阻滞下完成。肘部以下手术选用腋入法，上臂或肩部手术选用锁骨上法或肌间沟法。臂丛神经阻滞是上肢手术最常用的麻醉方法。

神经阻滞麻醉可提供满意的镇痛、肌松和制动作用，同时对呼吸循环影响很少，术后可保持一定时间镇痛作用，伴发的缩血管神经麻痹还可增进肢体血液循环，尤其适用于断肢再植和血管修复手术，缺点是局麻药用量较大，药物误入血管内时可产生严重局麻药中毒反应。阻滞成功率受术者操作熟练程度影响较大，要求术者熟练掌握相关神经解剖和支配区域及阻滞方法，穿刺操作有出现气胸和血管神经损伤的可能。单次注射时麻醉作用时间受药物性能的限制。

2. 下肢及腰椎手术

（1）腰麻：腰麻后头痛可通过应用细针穿刺或使用改良的笔尖式测孔穿刺针，由于减轻或避免了硬膜被针尖切割损伤，腰麻术后头痛发生率明显减少。

（2）连续硬膜外阻滞：虽然起效时间慢，但是时间可控性强，是长时间手术的合适麻醉方式。

（3）腰硬联合麻醉（combined spinal - epidural anesthesia，CSEA）：CSEA综合了腰麻起效快、用药量小、药物不良反应少和硬膜外麻醉时间可控性强的优点，是长时间手术麻醉方式的理想选择。

3. 全身麻醉　对于手术时间长，手术复杂及创伤大，或破坏性手术，宜在全麻下实施。一般情况下，以下情况选择全身麻醉：①儿童或不合作患者。②术前存在严重低血容量状态，或有败血症及凝血功能障碍患者。③不适宜局麻或严重创伤强迫体位难以完成椎管内麻醉或神经阻滞操作患者。④合并其他部位损伤需同时手术或估计术中难以保持气通通畅患者。⑤长时间、操作复杂手术。

全身麻醉中是否需要气管插管决定于手术时患者的体位、术中能否维持满意的气道控制、是否需要应用肌松剂及手术时间。一般小儿短小手术不需肌松者，可不实施气管插管在静脉或吸入麻醉下完成手术。也有些短时间操作如闭合性骨折复位可在吸入麻醉下完成，优点是苏醒迅速，可提供一定程度肌松，但不宜常规应用，且应由有经验的麻醉医生实施。对于手术体位为仰卧，术中不变动体位的手术，也可以置入喉罩通气道实施全身麻醉，也是比较理想的选择。对重度软组织挤压伤患者行快诱导气管插管时，由于可能存在高血钾状态，应用琥珀胆碱有诱发心跳骤停的危险。

4. 静脉内局部麻醉　静脉内局部麻醉适用于肘部以下短小手术，可提供满意的手和前臂无痛、肌松。优点是操作简单，麻醉作用消失快适用于门诊手术，在肌腱缝合或松解术中，手术医生还可随时观察肌腱活动和手指动作情况，保证手术效果。缺点是止血带加压时间过长后患者有不适感觉，局部感染患者有使感染扩散危险，较大组织裂伤患者注药后由于部分药物可经伤口流失影响麻醉效果。

主要并发症是全身局麻药毒性反应，常因方法不当或袖带漏气导致。正确操作时也可有少量患者出现轻度中毒症状，可能由于快速注药产生较高的静脉压力和阻断前驱血不充分导致局麻药通过止血带渗漏至体循环内，肘前静脉注药时较易发生。手术结束放松加压袖带后部分患者可出现耳鸣、口唇麻木等轻微局麻药全身反应，无需特殊处理，术前应用安定有一定预防作用。局麻药中不可加用肾上腺素，避免出现缺血副作用。

本法应用中阻断时间过长患者多有不适感觉，推荐用于 1h 内短小手术。下肢简单手术偶尔也可应用。

三、四肢骨折和关节复位术的麻醉管理

（一）神经阻滞的注意事项

1. 局麻药　局麻药毒性反应肌痉挛的发生率在臂丛神经阻滞腋路 1‰～2.8‰，肌间沟和锁骨上入路 7‰～8‰，因而使用局麻药后应注意监测，一旦发现毒性反应征象出现，即刻对症处理。使用高浓度局麻药容易发生毒性反应，所以神经阻滞时尽量避免使用高浓度局麻药。

某些局麻药可通过改变药液浓度而产生感觉和运动神经分离阻滞，如布比卡因在硬膜外阻滞时应用 0.125%～0.25% 浓度阻滞交感神经而较少阻滞感觉神经，0.25%～0.5% 浓度产生最大感觉阻滞而运动神经阻滞欠佳，0.75% 浓度则产生完善的运动阻滞。麻醉作用恢复时同样先运动后感觉。运动和感觉恢复的时间差利多卡因约需 5min，布比卡因约 20min，临床可根据需要选用适宜的局麻药浓度。应注意，阻滞部位不同局麻药作用时效也不同，如布比卡因周围神经阻滞时效可达 10h 以上，但用于腰部硬膜外阻滞时效仅约 2h。

2. 缩血管药　肾上腺素与局麻药混合应用可延长后者作用时间，同时因减慢药物吸收速度，降低注药后血药峰值浓度，还可减轻药物的全身反应。加入 1 ∶ 20 万肾上腺素可使利多卡因臂丛神经阻滞时的峰值血药浓度下降 30%，但对布比卡因效果甚微，因此布比卡因麻醉可不加肾上腺素。加入肾上腺素还有助于早期发现局麻药误入血管内。1 ∶ 20 万肾上腺素注入静脉后 1min 内可使心率加快 30% 以上，神经阻滞注药期间如发现患者突然心率加快，应高度警惕血管内注射。指（趾）根阻滞时不能用血管收缩药。

3. 异感　所有神经阻滞均会遇有异感，但对异感的体验描述各不相同，有刺痛感觉，有放射性过电感，少数可能以痒为主要表现。发生异感提示麻醉医生注射针已接近、接触或刺入神经，后者临床常有温热感觉。有人认为出现异感即提示神经损伤已经发生，但异感可为麻醉医生提供神经阻滞的可信性定位指标，临床实践中一般掌握异感可以寻找，但反复刺激或加重异感不可取。注射前应向患者讲清楚异感表现，嘱其感知后立即告知医生，以便将针保持在引出异感部位，回吸试验无气、无血即可缓慢注入局麻药，注药期间严重疼痛提示神经内注药，应退针少许避免神经损伤。

（二）手术过程中注意事项

（1）镇静药：总的应用原则是适量。作为术前药或麻醉前静注适量镇静药有助于缓解患者紧张情绪，减轻局麻药中毒反应，但应以使患者不丧失合作能力为度。目前尚没有任何药物可以完全预防局麻药的全身毒性反应。镇静药使用过量使患者在意识消失状态下进行神经阻滞操作增加神经损伤的危险，麻醉医生也因不能及时得知患者有否异感而造成判断困难。待确认麻醉效果完善，手术开始后可适量应用镇静镇痛药物令紧张患者进入浅睡状态，有助于术中血流动力学稳定。但应面罩吸氧，保持患者气道通畅和有效通气量，术中应监测脉搏血氧饱和度。

（2）补充血容量：对于开放性损伤的患者，术前的失血量难以估计，对其他闭合性损伤术前的体液不足及术中失血量应该准确判断，及时补充容量，纠正麻醉期间易发生的低血压。

（3）在预计松开止血带之前，应该提前适当加快补液速度，以适应止血带突然松开引起的暂时性血容量不足。

（4）紧密关注手术进程，在涉及长骨骨髓操作、使用骨水泥等过程中要严密监测患者生命体征，警惕、预防、及时发现并处理患者所发生的改变，尤其要注意肺栓塞、脂肪栓塞等严重并发症。

（三）股骨颈骨折内固定术的麻醉

1. 特点

（1）多发生于老年人，60 岁以上者约占 80%。

（2）因创伤引起的血肿、局部水肿及入量不足，是导致术前低血容量的主要原因。

（3）对创伤的应激反应可引起血液流变学的改变，血液多呈高凝状态。

2. 注意事项

（1）多主张在连续硬膜外阻滞或腰硬联合麻醉下手术，镇痛好，失血量少，并减少术后深静脉血栓的发生率。全麻术后发生低氧血症及肺部并发症者较多。

（2）对术前的体液不足及术中失血量的估计较困难，麻醉期间易发生低血压，应及时补充容量。必要时监测 CVP、HCT 及尿量，指导术中液体治疗措施。

（3）术前血液高凝状态是引起血栓形成和肺栓塞的重要原因，术中应行适当血液稀释，避免过多输入全血。

（唐玲玲）

第八节 脊柱创伤患者的麻醉

一、脊柱创伤及其继发疾病

脊柱创伤大多由于运动、交通、工伤事故引起，可以分为单纯椎骨骨折、关节脱位以及骨折、关节脱位合并脊髓损伤两大类，脊髓损伤是由脊柱骨折、关节脱位、血肿等导致的，一旦脊柱创伤合并脊髓损伤，后果极其危险，可能导致截瘫甚至死亡，因而及时救治脊髓损伤患者对改善患者预后相当关键。

（一）脊髓损伤的临床表现

各种原因造成脊髓直接或间接性损伤，产生一系列的症状，但其临床表现早期与晚期有所不同。脊髓横贯损伤后，在损伤平面以下的运动、感觉、反射及括约肌和自主神经功能受到损害。脊髓完全性损伤或表现为脊髓休克，或表现为完全性痉挛性四肢瘫或截瘫，前者为急性发生，后者为逐渐发展起来形成的。也可表现为脊髓的不完全性横贯性损伤。

1. 感觉障碍　损伤平面以下的痛觉、温度觉、触觉及本体觉消失。

2. 运动障碍　脊髓休克期，脊髓损伤节段以下表现为软瘫，反射消失。休克期过后若是脊髓横断伤则出现上运动神经元性瘫痪，肌张力增高，腱反射亢进，出现髌阵挛、踝阵挛及病理反射。

3. 括约肌功能障碍　脊髓休克期表现为尿潴留，系膀胱逼尿肌麻痹形成无张力性膀胱所致。休克期过后，若脊髓损伤在骶髓平面以上，可形成自主反射膀胱，残余尿少于100毫升，但不能随意排尿。若脊髓损伤平面在脊髓圆锥部骶髓或骶神经根损伤，则出现尿失禁，膀胱的排空需通过增加腹压（腹部用手挤压）或留置导尿管来排空尿液，大便也同样可出现便秘和失禁。

4. 不完全性脊髓损伤　损伤平面远侧脊髓运动或感觉仍有部分保存时称之为不完全性脊髓损伤。临床上有以下几型：

（1）脊髓前部损伤：表现为损伤平面以下的自主运动和痛温觉消失。由于脊髓后柱无损伤，患者的触觉、位置觉、振动觉、运动觉和深压觉完好。

（2）脊髓中央性损伤：在颈髓损伤时多见。表现上肢运动丧失，但下肢运动功能存在或上肢运动功能丧失明显比下肢严重。损伤平面的腱反射消失而损伤平面以下的腱反射亢进。

（3）脊髓半侧损伤综合征（Brown－Sequard Syndrome）：表现损伤平面以下的对侧痛温觉消失，同侧的运动功能、位置觉、运动觉和两点辨觉丧失。

（4）脊髓后部损伤：表现损伤平面以下的深感觉、位置觉丧失，而痛温觉和运动功能完全正常。多见于椎板骨折患者。

5. 脊髓不同节段损伤的特点

（1）上颈段脊髓损伤（$C_{1\sim4}$）：此段脊髓上端与延髓相连，故损伤后部分患者可合并有延髓甚至脑干损伤的临床表现。上颈段脊髓损伤时，常有颈枕部疼痛，颈部运动受限。$C_{1\sim2}$损伤时患者大多立即死亡，$C_{2\sim4}$节段内有膈神经中枢，伤后多出现膈肌和其他呼吸肌麻痹，患者表现为进行性呼吸困难，损伤平面以下四肢上运动神经元性不完全瘫痪。

（2）下颈段脊髓损伤（$C_{5\sim8}$）：此段损伤多引起肋间神经麻痹，膈肌麻痹，四肢瘫痪，双上肢为弛缓性瘫痪，双下肢为痉挛性瘫痪，损伤平面以下感觉丧失，$C_8\sim T_1$损伤可出现尺神经麻痹的爪形手和交感神经节受损的Horner征。

（3）胸段脊髓损伤：常有根性疼痛，病变水平以下各种感觉减退或丧失，大小便出现障碍，运动障碍表现为双下肢上运动神经元性瘫痪，T_6以上损伤可出现呼吸困难。脊髓休克期中可出现交感神经阻滞综合征，即血管张力丧失，脉搏徐缓下降，体温随外界的温度而变化，脊髓休克期过后可出现总体反射。

（4）腰骶段脊髓损伤（$L_1\sim S_2$）：按其临床表现分为腰髓、圆锥和马尾损伤三部分。T_{10}以下椎体损伤致脊髓损伤时，表现为双下肢弛缓性瘫痪，提睾反射、膝腱反射消失，腹壁反射存在，Babinski 征阳性；圆锥损伤不引起下肢运动麻痹，下肢无肌萎缩，肌张力及腱反射无改变，肛门反射减低或丧失，肛周包括外阴部呈马鞍型感觉障碍，出现无张力性神经元性膀胱，常伴有性功能障碍如阳痿，直肠括约肌松弛及臀肌萎缩；L_2 以下椎体骨折或脱位，损及马尾神经，多为不完全性，表现为下腰部、大腿、小腿及会阴部的自发性疼痛，两侧常不对称，双下肢肌力弱，常伴有肌萎缩，跟腱反射消失，膝腱反射减弱，括约肌和性功能障碍及营养障碍常不明显。

（二）脊髓损伤后常见伴发疾病

1. 通气功能障碍　颈胸段脊髓损伤后，会导致肺功能不同程度受累，患者表现为呼吸困难，肺泡通气功能障碍。$C_{2\sim4}$节段内有膈神经中枢，伤后多出现膈肌和其他呼吸肌麻痹，膈肌几乎完全丧失功能，吸气时仅靠胸锁乳突肌、斜角肌和斜方肌等辅助吸气肌作功，患者表现为进行性呼吸困难，可出现反常呼吸，通气量严重不足，必须机械通气方能维持生命。$C_{5\sim6}$以下颈胸段脊髓损伤后，膈神经虽然未受累或者部分受损，但支配肋间肌的神经可能受损，影响通气功能，通气量有所降低，患者可能没有二氧化碳蓄积，但是大多数已经存在低氧血症，应严密监测呼吸功能，予以吸氧，必要时机械通气。

2. 肺水肿　肺水肿多发于脊髓损伤的急性期，由于肺毛细血管渗透性改变引起，是脊髓损伤后主要死亡原因之一。高位脊髓损伤患者颈胸段交感神经麻痹，副交感神经相对兴奋，即所谓的脊休克。在救治过程中的对策是适当的补充血容量并且使用 α－受体激动剂，以使患者的血压维持在可以维持重要脏器灌注需要的水平。而脊髓损伤后尤其是全横断损伤后心脏功能受损，肺毛细血管楔压增高，救治过程中外周血管收缩，液体转入中央循环，进一步增加了肺动脉压，使肺毛细血管渗透性增加，引起肺水肿。

3. 肺栓塞　深静脉血栓形成在急性脊髓损伤患者中发生率很高，据报道其发生率为3%，弛缓性瘫痪、颈髓损伤以及肥胖者发生深静脉血栓形成以及肺栓塞的危险性相对更大。急性脊髓损伤后下肢肌肉的瘫痪及外周静脉的扩张使下肢静脉回流量明显减少，再加上凝血因子的异常改变和血管内膜的损伤等因素，均可导致深静脉血栓形成。实际上脊髓损伤后深静脉血栓形成患者仅有少数表现出相应的临床症状与体征，但却有可能由此所引起的肺栓塞常可导致猝死。

4. 泌尿系统感染、肾衰竭　脊髓损伤后，膀胱尿道功能障碍伴同发生并随之而产生一系列泌尿系统并发症，脊髓损伤患者中 85% 伤后出现高张力、高反射的痉挛性膀胱。患者膀胱容量减少，残余尿量增加，出现膀胱贮尿及排尿双重功能障碍，最终可因泌尿系统感染、梗阻、肾积水、尿毒症和慢性肾衰竭，导致死亡。因此急诊麻醉前应当了解患者肾功能情况，避免使用损伤肾功能药物。

二、脊柱创伤手术麻醉管理

（一）术前评估和麻醉前准备

脊柱创伤患者病情复杂多变，麻醉科医师应该对患者伤情迅速做出判断，及时采取正确的急救措施和麻醉方案。

1. 一般情况　通过检查患者神志、面色、呼吸、血压、脉搏、体位、姿势、排便情况、血迹和呕吐物等情况，初步了解患者全身状况和损伤部位。

2. 快速评估患者呼吸循环状态　检查呼吸道是否通畅，如果存在问题，应该立即设法处理，在最短时间内令患者的呼吸道畅通，必要时紧急气管插管，机械通气。快速了解患者循环状态，判断是否存在代偿期休克或者休克失代偿，如果存在这类状态，立即实施液体复苏，及时输血。

3. 麻醉前用药慎用镇静镇痛剂　由于脊柱损伤患者如果存在脊髓损伤病情，呼吸功能可能已经受到影响，术前镇静镇痛后风险性增加，尽量避免。

（二）麻醉选择

脊柱损伤骨折复位减压手术一般在俯卧位下实施，同时由于可能存在呼吸功能受累，所以手术时极易影响患者呼吸功能，手术适宜在全身麻醉下实施。

（三）麻醉处理

1. 麻醉诱导　非颈部损伤患者，可采用快速诱导气管插管，颈部损伤患者应该根据患者颈椎稳定情况决定采取何种气管插管方法，如果损伤轻微颈部活动不会损伤颈髓，估计患者插管条件良好，非可疑困难气道，可以采用快速诱导插管；否则应当实施清醒气管插管，或者纤维支气管镜引导气管插管，必要时气管切开插管。由于采用俯卧位手术，最好选用钢丝螺纹气管导管，并且必须将气管导管固定确实，术中管理好气道，防治因体位改变使气管导管脱出。如果患者处于休克代偿期或者失代偿期，使用麻醉药物剂量应当相应减小，对于截瘫患者应尽量避免使用琥珀酰胆碱，以防使患者血钾急剧升高出现意外。

2. 呼吸功能支持　术中控制呼吸参数设置合理，$EtCO_2$ 维持在 30～40mmHg 范围，可以适当降低颅内、椎管内压，同时使患者处于微酸状态，有利于组织氧供。

3. 循环支持　脊柱创伤后休克代偿期或者失代偿期患者的处理是抢救脊柱创伤患者的基础，只有维持患者循环稳定，进一步抢救措施才能得以继续开展。对于脊休克患者，在适当补液的基础上应用适量 α－受体激动剂，对于失血性休克，应当补充血容量，输血补液尽快纠正血容量不足。输血补液过程中应该监测心脏功能（CVP、PCWP 等），预防循环容量负荷迅速增加导致心衰或者肺水肿。

4. 体位　脊柱手术有时会采用俯卧位，这时就要注意选用钢丝螺纹气管导管，并且要固定确实，预防导管脱出、打折等不良事件。胸腹垫的位置应当放置合理，当心体位原因影响呼吸循环和静脉回流，使静脉压增加，甚至增加出血量。此外，要注意预防眼、耳等部位压迫损伤及其他部位挤压伤。

5. 手术结束以后再次评价呼吸循环功能，通气功能恢复不良的患者应当继续接受机械通气治疗。

（唐玲玲）

第九节　挤压综合征和筋膜间区综合征与麻醉

挤压综合征是指肢体、臀部等肌肉丰富部位受到压砸或长时间重力压迫后，受压肌肉组织大量变性、坏死，出现以肌红蛋白尿、高钾血症和急性肾衰竭为特征的一种病理过程。其病势凶险，死亡率较高，占发病总数的 50%～60%。由于挤压综合征多在筋膜间区综合征的基础上发病，故 Mubarek 等（1976）提出二者属于同一疾病范畴的新概念。骨筋膜室综合征，又称急性筋膜间室综合征、骨筋膜间隔区综合征。骨筋膜室由骨、骨间膜、肌间隔和深筋膜所构成，骨筋膜室内的肌肉、神经因急性缺血、缺氧而产生的一系列症状和体征。多见于前臂掌侧和小腿。

1. 麻醉选择

（1）如果手术范围局限于下肢，可以根据具体情况选择腰麻、硬膜外麻醉或者 CSEA。

（2）如果手术范围局限于单侧上肢，可以选择臂从神经阻滞。

（3）手术范围广，或者患者一般状态差的情况选择全身麻醉是比较理想的麻醉方式。

2. 麻醉管理

（1）麻醉过程中应该严密监测各项指标，包括血压、心电图、体温、脉搏氧饱和度、呼吸频率和幅度，以及留置导尿管监测尿量等，必要时监测 CVP、PCWP。此外，针对挤压综合征患者组织损伤大量细胞内钾入血，应该密切监测血钾浓度，早期发现高钾血症，早期治疗。

（2）维持血容量：对这类患者应给予充分的液体复苏，维持血容量充足，从而保障肾脏血流量充分，进一步保护肾功能。

（3）碱化尿液：在维持充分的血容量前提下，给予一定量的碳酸氢钠以碱化尿液，减少肌红蛋白的沉淀，保护肾脏。

（4）利尿：在扩容的基础上使用利尿剂，保护肾功能。

（5）高钾：挤压综合征后横纹肌溶解，导致高钾血症，需及时控制 K^+ 浓度，必要时实施血液透析疗法，预防急性肾衰。

（6）呼吸支持。

（唐玲玲）

第十节　显微骨外科手术的麻醉

1. 特点

（1）手术时间长，操作精细，要求麻醉平稳、镇痛完善。

（2）断肢再植者多为创伤患者，有的合并多处创伤，因而应注意对全身的检查和处理。

（3）术中常用抗凝药。

2. 注意事项

（1）大多数可在神经阻滞麻醉下手术，尤其是连续硬膜外阻滞，还可用于术后镇痛和防止吻合血管痉挛。对于手术范围广泛、复合伤及不能合作者，宜选用全麻。

（2）避免发生低血压，可行适当血液稀释以降低血液黏稠度，有利于修复组织的血运。

（3）为防止移植血管痉挛，尽量避免使用血管收缩药和防止发生低温。

（4）注意创伤患者的监测和处理。

（唐玲玲）

第十一节　骨科急诊手术的特殊问题

一、止血带使用

1. 止血带对生理的影响

（1）细胞缺氧和细胞内酸中毒。

（2）血管内皮细胞损伤而导致漏出性水肿。

（3）松开时可出现一过性代谢性酸中毒，外周血管阻力降低及血容量相对不足，有可能发生循环功能失代偿。

2. 放置部位　上肢止血带应放在中、上1/3处，下肢应尽量靠近腹股沟部。

3. 充气压力　上肢以高于动脉收缩压6.67kPa（50mmHg）为宜，下肢高于动脉收缩压13.3kPa（100mmHg）为宜。

4. 充气持续时间 上肢一次不超过1h，下肢不超过1.5h。必要时可松开10～15min后再充气，以免发生神经并发症或肌球蛋白血症。

二、脂肪栓塞

（1）在长骨骨折和严重创伤者中发病率为1%～5%。

（2）脂肪从骨髓释放，使血液中游离脂肪酸增加，并累及肺和脑血管。

（3）临床表现为急性呼吸和中枢神经功能的障碍；突然呼吸困难，肺间质水肿及低氧血症；意识障碍，昏迷。

（4）治疗的关键是防治低氧血症和维持循环稳定。

三、骨黏合剂（骨水泥）

当骨黏合剂充填并将假体置入后1～10min，约有5%的患者发生血压明显降低，甚至心搏骤停。

1. 病因

（1）与液态或气态单体的吸收有关。单体有扩张血管和直接心肌抑制作用。

（2）假体置入时，可因压力使气体、脂肪或骨髓进入循环而引起肺栓塞。

2. 治疗　吸氧，补充血容量，必要时用血管活性药物。

（唐玲玲）

第十二节　骨科麻醉的常见问题与对策

一、骨科患者的麻醉特点

骨科麻醉是麻醉学领域的一个分支，不同的患者群体由一些因素联系到一起。虽然患者年龄差异很大，但涉及骨骼、肌肉以及相关软组织的外科手术，要求类似的监测和麻醉技术。骨科麻醉可选用区域阻滞、全身麻醉或两者合用的方式。除了掌握常规的麻醉方法外，还需要高度熟练的其他技能，如纤维支气管镜插管、休克的紧急处理、自体输血、急性等容性血液稀释、红细胞回收、诱发电位检测等技术。另外，对术中的体位、液体平衡、末梢血供应及特殊的并发症如深静脉血栓和肺栓塞等也应引起足够的重视。麻醉医生还必须透彻理解抗凝药、抗血小板药与麻醉药或区域麻醉技术之间潜在的相互作用，这样就能减少围术期出血的风险。该类患者术后早期活动和功能锻炼十分重要，从而对麻醉选择及术后良好的镇痛提出要求。

二、骨科手术体位摆放的常见问题与对策

骨科手术常要求多种体位，不合适的体位可以导致术后的多种问题。当手术区域在心脏平面以上时，可能出现空气栓塞，这种手术包括颈椎手术、坐位肩部手术、侧卧位全髋置换术和俯卧位腰椎手术等。虽然空气栓塞十分罕见，但在上述手术中发生不易纠正的循环抑制时，应考虑到空气栓塞的可能。

麻醉中可能发生关节牵拉伤或错位；骨突起处受压，可引起组织缺血和坏死，尤其是应用控制性降压的长时间手术更易发生；俯卧位对眼眶周围软组织的直接压迫，可导致视网膜动脉的闭塞；呼吸道导管扭曲或移位；对其他周围神经的直接压迫可导致术后功能性麻痹；过度脊椎前凸导致脊髓损伤等。侧卧位时，可在上胸部下面放置腋垫来缓解对腋动、静脉的压迫。长时间侧卧位手术的患者，患者的固定架必须仔细安置，以免影响股静脉回流。俯卧位在摆放时应全方位观察呼吸道、血管、神经及头颈面等部位受压迫情况，及时调整，术中还应注意呼吸循环管理，防止并发症。肢体动脉阻塞可通过氧饱和度监护仪或触摸末梢动脉来监测，静脉阻塞可致静脉栓塞综合征，表现为下肢水肿、功能性麻痹、术后血中肌酸磷酸激酶增高和肌红蛋白尿。

类风湿性关节炎患者的手术体位是非常重要的，不能过度屈曲颈部。对该患者应选择区域阻滞，因为患者自己可以保持颈部的稳定。

三、几种主要骨科手术麻醉的常见问题与对策

（一）全髋置换术

全髋手术的麻醉处理因手术复杂程度和患者全身情况不同而异。复杂手术如髋骨移植、长段股骨植入、拆除人工假体以及有可能进入盆腔或损伤髂血管的手术，麻醉和术中管理要求高，风险大。

大多数全髋置换术由于患者活动受限，心肺功能难以估计。老年患者常常伴有全身性疾病，术中输液量和速度不易掌握，加上通气/血流比例失调，以及栓子导致的肺血管内膜损伤等因素，易产生低氧血症和肺水肿。为此，对老年或全身条件差的患者，尤其复杂的手术，应使用有创血流动力学监测。

大多数全髋置换术取侧卧位，对潜在肺功能障碍患者易产生体位性通气/血流比例失调，引起低氧血症。肩部受压可能影响腋动脉和臂丛神经，股部加压影响股部神经血管，尤其控制性降压患者容易发生。应在上胸部下边放置腋垫和谨慎安置股部的固定架，以避免或减轻对血管和神经的压迫。

（二）全膝置换术

全膝置换术的患者通常患有类风湿性关节炎和骨关节的退行性变，该类患者除了骨关节

病变外，一般还并存其他重要脏器的损害和功能不全，这给麻醉带来一定风险。

当胫骨和股骨腔内置入骨黏合剂时，急性血流动力学改变并不常见，但在大幅度扩髓后嵌入长干的股骨假体时却可发生。小幅度的扩髓可以减少栓塞的发生率。完成全膝置换放松止血带后，在右心房内可发现大量栓子，这可能引起全麻中肺血管阻力的增加。术中应密切观察血流动力学波动。

由于术中采用止血带，术中失血较少，但是术后引流每侧平均达500～1000ml。因此，许多高危患者需要在监护室内监测24小时或更长时间，直到伤口引流量减少，故保持术后血流动力学稳定是术后处理的重点。全膝置换术较全髋置换术相比，前者术后疼痛更加明显，可采用硬膜外和股神经、坐骨神经阻滞或鞘内注射吗啡的方法进行术后镇痛。

（三）脊椎手术

1. 脊髓损伤　虽然人们在工作生活中的安全意识逐渐加强，但是每年发生脊髓损伤患者却没有明显减少，其中大约1/2的患者损伤发生在颈椎。怀疑有脊髓损伤的患者，要立即进行神经学检查并快速评价其他系统可能存在的损伤。颈椎损伤经常伴有颅脑损伤，胸椎骨折会伴有肺部和心血管损伤，腰椎骨折会伴有腹部和长骨损伤。要立即检查患者有无呼吸功能不全、呼吸道堵塞、肋骨骨折、胸壁或面部外伤等体征。

（1）呼吸道管理：对于颈髓损伤的患者，呼吸道管理是关键。急性颈髓损伤的患者，最常见的死因是呼吸衰竭。所有的严重创伤以及颅脑损伤患者，都要考虑存在不稳定性颈椎骨折，直到X线检查证明不是如此的运输过程中，应将患者放置在脊柱板上，固定颈部以防止进一步损伤脊髓。清醒患者有必要进行纤维光导喉镜插管。当患者没有面部和颅脑基底部骨折时，可以经鼻盲探插管。非常紧急的情况下，用直接喉镜经口进行气管插管是常用方法。气管插管时，应最小程度的屈曲或后仰颈部。

（2）维持脊髓的完整性：所有的脊髓外伤患者都应考虑脊髓功能受损，麻醉处理的一个重要方面就是保证脊髓的血流量。麻醉医师应把患者血压和血管内容量维持在正常水平，以保证足够的脊髓灌注压。持续的低血压会加重神经损伤。应避免过度通气，因为低碳酸血症减少脊髓血流。神经生理学监测，如躯体感觉诱发电位（SSEPs）、运动诱发电位（MEPs）、肌电图，有助于快速诊断神经学改变和早期治疗潜在的神经缺血。当存在MEP和SSEP波形改变时，还可以采用唤醒试验以证实神经功能障碍。

（3）呼吸问题：脊髓损伤平面越高，通气功能受损越严重。较高平面的脊髓损伤，如果累及支配膈肌的$C_{4\sim5}$，患者将出现呼吸衰竭，除非进行机械通气，否则患者将死亡。$C_5\sim T_7$节段的脊髓损伤，由于失去了腹式呼吸与肋间肌的支持，患者呼吸功能会发生明显的改变。弛缓的胸廓肌肉在吸气期产生反常呼吸，使肺活量减少60%。患者不能咳嗽和有效地清除呼吸道分泌物，所以导致肺不张和肺部感染。

（4）心血管问题：脊髓休克期间，脊髓损伤平面以下的交感缩血管张力丧失。起源于$T_{1\sim4}$的心脏加速神经纤维受到损伤，导致心动过缓。因此如果发生失血性休克，这类患者不会出现代偿性心动过速；心率可能仍维持在40～60/min。对于高位颈椎损伤的患者，有必要监测中心静脉压和肺动脉压，这样有助于患者的液体管理。对于自主神经功能不稳定状态，根据需要可以用缩血管药、扩血管药和正性变时药进行处理。

（5）琥珀胆碱诱发的高钾血症：由脊髓损伤造成运动障碍的患者，在应用琥珀胆碱后，可能出现高钾血症。钾释放的量取决于患者瘫痪程度。通常在瘫痪后最初48小时内，使用琥珀胆碱是安全的。超过这个时间，骨骼肌内乙酰胆碱受体数量增多，并且对去极化肌松药高度敏感。脊髓损伤后，从第4周到第5个月，血钾升高幅度最大。血钾可以从正常水平升至14mmol/L，导致室颤和心跳骤停。因此所有脊髓损伤超过48小时的患者，要避免使用琥珀胆碱。这类患者对非去极化肌松药没有禁忌证。

（6）温度控制：传导温度感觉的交感神经通路被破坏，以及随后损伤水平以下血管收缩活性的丧失，使脊髓损伤患者的体温容易变化。维持正常体温可以通过以下几种方法，如用外源性热量对皮肤进行保温，增加患者周围空气的温度，给静脉输入液体加温，湿化吸入气等。

2. 脊柱侧凸　脊柱侧凸是一种脊柱畸形，它导致脊柱侧弯和脊柱旋转以及胸腔畸形。脊柱侧凸的发病主要是特发性脊柱侧凸，它约占总例数的75%～90%。其余10%～25%的病例与神经肌肉性疾病，包括先天性心脏病的先天性异常，外伤和间叶细胞疾病有关。因此对患者做出脊柱侧凸的诊断，要包括其家族史和体格检查，尤其要注意呼吸、心脏和神经肌肉系统。

（1）呼吸功能：脊柱侧凸对患者的呼吸和心血管系统有很大的影响。患者的脊柱侧凸如果不处理，患者通常在45岁前发生呼吸衰竭并死亡。预测围术期患者的呼吸功能储备，肺活量是可靠指标。肺活量低于预测值的40%的患者很可能在术后需要进行机械通气。虽然脊柱侧凸矫治术的长期作用是中止患者呼吸功能的下降，但术后7～10天，患者的肺功能明显恶化。

患者基本的气体交换改变是通气血流比失调，低氧血症。因为代偿机制失效，高碳酸血症随年龄增加而加重。长期的低氧血症、高碳酸血症和肺血管收缩，使患者肺血管发生不可逆的病理改变并出现肺动脉高压。总之，由神经肌肉疾病所致的脊柱侧凸比特发性脊柱侧凸预后更差。这类患者术后经常需要通气支持。

（2）心血管功能：脊柱侧凸患者的心血管功能也受影响。对这类患者进行尸检，发现存在右心室肥厚和肺高压性血管改变。通气不足和通气血流比失调使肺泡长期缺氧，这最终导致不可逆的血管收缩和肺动脉高压。脊柱侧凸常伴有先天性心脏病，包括二尖瓣脱垂、主动脉缩窄、发绀性心脏病等，这提示胚胎受损或胶原缺陷。

（3）术前评估：对脊柱侧凸患者进行术前评估，其基本目标是了解患者是否存在心脏或肺部损害以及损害程度。通过运动耐量、肺活量和动脉血气评估患者呼吸功能储备。心脏的研究是为了术前把患者心血管调节到最佳状态。术前评估时，还需要简短地做一些神经学检查，以证明术前存在的神经缺陷。最后，要检查患者颈部活动度和上呼吸道解剖，以确定呼吸道或摆体位有无潜在困难，并决定是否需要用纤维光导喉镜进行气管插管。麻醉医师要鼓励患者术前储存自体血。在术前1个月通常可以收集4单位或更多的自体血。

（4）麻醉处理：脊柱侧凸的手术麻醉要考虑以下几点，患者俯卧位的管理，由于长时间大面积术野暴露导致的患者低体温，失血失液的补充，在这种手术中失血失液非常广泛。近年来，重点集中到维持脊髓完整性，防止和治疗静脉气体栓塞（VAE），通过控制性降压减少患者失血等问题。

进行脊柱融合术和器械操作的患者，适宜的监测和静脉通路的保证对于麻醉处理是必不可少的。桡动脉穿刺置管可以直接测量动脉血压，还可以测定动脉血气。中心静脉置管对指导输血输液非常有用，如果患者发生静脉气泡栓塞，还可用来抽出气体。有肺动脉高压迹象或并存严重的心血管或肺部疾病的患者，可能需要放置肺动脉导管。

(5) 失血的处理：脊柱手术的失血大部分发生在脊柱游离过程中，并与游离的脊柱节段数量成比例。通过恰当地摆放体位、术中使用血液回收、控制性降压、术中血液稀释等方法，麻醉医师可以减少患者失血量和输血量，虽然报道结果不一。

患者体位应保证腹部放松，减轻硬膜外静脉充盈。术前储存自体血或手术开始前输入大量晶体液使红细胞比容降至25%～28%。可以降低患者血液黏滞度并提高器官血流量。等容血液稀释、控制性降压和自身输血等技术合并使用，可以减少甚至避免输入异体血。

适度的控制性降压（收缩压基础值降低20mmHg，或正常血压患者的平均动脉压降到65mmHg）已被证明能减少患者失血，能使患者输血量减少50%，并且能够缩短手术时间。然而控制性降压也存在风险，已有报道它能导致脊髓缺血，神经功能障碍，包括失明。增加脊髓损伤的危险因素包括术前高血压、低碳酸血症、术中平均动脉压低于60mmHg、血压急剧降低以及贫血等因素。

（四）显微骨科手术

各种显微外科手术，包括断指再植、手指转位、游离肌肉和皮瓣移植、游离腓骨移植、足趾移植及手再造术等日益推广，而且成功率不断提高。四肢显微手术的特点为手术时间长，要求手术野清晰和稳定，且要保持良好的末梢血供。麻醉中最易出现的失误为疼痛不完善或药物（血管收缩药等）诱发血管痉挛。为此，麻醉应注意以下几点：①麻醉作用完善，防止因疼痛而引起血管痉挛或手术野的移位；②有良好的血管扩张，有利于精确缝合以提高成功率；③麻醉时间可根据手术需要而延长；④术中循环稳定，防止低血压，忌用血管收缩药；⑤术后能有持续的镇痛效果。

维持吻合处血管内有血流通过是肢体或移植物能否存活的极重要因素。可以通过提高灌注压，防止低血压，使用扩血管药和交感神经阻滞等方法来增加血流。区域阻滞联合轻、中度镇静可满足大多数四肢显微手术的要求，并有利于患肢的血供。复杂的手术（如背阔肌移植术）需用全麻。常规静脉输入低分子右旋糖酐500ml，既可降低血液黏滞度，又能改变红细胞膜的电荷，防止红细胞凝集。术中应注意失血补充和体液平衡。因手术时间长，应防止局部压迫引起的组织损伤、神经麻痹、关节强直和疼痛。

（五）小儿骨科手术

小儿患者有许多种骨科疾病，包括先天性畸形、创伤、感染以及恶性肿瘤等。小儿骨科手术患者的麻醉处理，不仅要包括通常的儿科处理如呼吸道管理、液体管理、体温维持等，而且要考虑骨科手术的特殊性。并存的神经肌肉疾病，如关节挛缩或脊髓脊膜突出，使小儿骨科患者易发生乳胶变态反应和恶性高热。另外，必须考虑患者体位和区域阻滞技术（术中麻醉、术后镇痛）的应用。

基础麻醉是小儿骨科手术麻醉中极为常用的方法。现在最常用的基础麻醉方法是肌肉注射氯胺酮，剂量为5～7mg/kg，也可静脉注射，剂量为2mg/kg，注药后常可导致呼吸抑制、恶心呕吐、喉痉挛和呼吸道梗阻等并发症，故应密切观察呼吸、循环功能，以免发生意外。

四、骨科手术中的特殊问题与对策

（一）失血

复杂的矫形手术会引起大量失血。骨组织血运丰富，手术时骨断面和骨髓腔的渗血不易控制。术中的常见失误在于对术中失血、潜在性失血及后续失血的估计不足，进而导致失血性休克、酸碱失衡及电解质紊乱等严重并发症。常见病例类型的失血量为：全髋置换术失血量为500～3 000ml；骨盆切除术、脊柱手术和同种异体骨移植术失血量有时可达7 000～8 000ml，甚至10 000ml。影响出血的因素包括手术部位、手术时间、操作技巧、患者的凝血功能及麻醉管理质量。脊柱手术时，如腹部受压，也会导致出血量增多。为最大限度地减少失血，减少异体血输入量，可采用多种措施。

术前自体血储备可以避免丢失20%～73%的自体血成分，一般可储备2～4个单位，但必须选择好患者，收集过程中注意监测以保安全。术前红细胞生成素（EPO）可加快红细胞系组代分裂和分化，并阻止红细胞凋亡，常和术前自体血收集联合应用，可增加收集血量，减少异体血输入量。术中急性血液稀释可减少异体输血量，但有人也对其节约用血的效能提出了质疑。术中红细胞回收费用高。且有一定的风险性，一般只用于脊柱大手术。应尽量避免低温和过多使用血浆代用品以免降低凝血功能，增加出血量。中度控制性降压（收缩压低于基础值20mmHg或平均动脉压降至65mmHg），可减少输血量50%。对不愿输血的患者或无血源的情况下，考虑使用人工载氧溶液，但其半衰期较短。另外，也可降低需要输血的Hct阈值可低至25%左左右，以减少异体输血量。临床上常结合使用两种或多种方法，以取得更好的效果。失血超过2 000ml者，可使用抗纤溶药物和术后回收红细胞，但出血量少的手术不宜使用。

（二）骨黏合剂

有报道填充骨黏合剂（骨水泥）和嵌入股骨假体后可立即出现明显的低血压，导致心搏骤停甚至死亡，而不用骨黏合剂时不出现这种情况。目前对此有两种解释；①甲基丙烯酸酯（骨黏合剂）引起的直接血管扩张和（或）心肌抑制；②空气、脂肪、骨髓进入静脉导致肺栓塞。为减少这一并发症的发生，可采取以下措施：①待骨水泥反应到成团阶段才填充；②在所填充区的邻近骨上钻孔排气排液，避免封闭式填入；③填充骨髓腔时，应使接触面干燥无血，并将多余的黏合剂彻底清除；④局部冰水降温；⑤止血带应逐渐放松。

该类高危患者经受了大幅度的扩髓，骨髓破坏严重，在填充骨黏合剂后嵌入股骨假体时，大量骨髓进入循环，通过经食管超声心动图可观察到这一现象。大栓子可阻塞右室流出道。导致右心衰竭、低血压和心脏停搏；小栓子可通过右心，阻塞肺血管，增加肺动脉压，但不会引起心脏停搏。栓子可经过肺循环或未闭的卵圆孔进入体循环引起心梗或中风，这可能与术后患者的意识障碍和认知功能下降有关。低血压常在嵌入股骨假体的同时或术后发生，因此当填充骨黏合剂时须密切注意血压和心电图的变化，并注意以下几点：①填充骨黏合剂前需维持收缩压在90mmHg以上，必要时用升压药；②避免低血容量；③严密观察患者；④吸入纯氧；⑤为预防血压突然下降，可静脉缓慢滴注多巴胺，维持血压平稳，出现心动过缓时，分次静注阿托品。

一旦发现低血压，静脉注射肾上腺素（4～50μg）是一个非常有效的方法，用药剂量应根据低血压的程度而定。在高危人群中，填充骨黏合剂后，只要发现动脉压下降，就应通过肺动脉导管或深静脉注入肾上腺素 10～20μg。一旦出现心跳停止，则需要更大剂量的肾上腺素进行复苏。

植入骨黏合剂和假体后即刻至术后 5 天内都可能发生持续的低氧血症。术后低氧血症在打鼾的患者中更为常见。该类患者应首先查明是否存在_ 些特殊原因如肺不张、肺通气不足或液体过量。然而在没有特殊原因的情况下低氧血症也会持续许多天，这可能与骨黏合剂栓子或脂肪栓塞有关。低氧血症处理应包括以下几点：①鼻导管吸氧；②指脉搏血氧监测；③术后用阿片类药物镇痛要谨慎，避免通气不足和呼吸道梗阻；④补充适当的液体；⑤利尿。持续低氧血症和液体过多会逐渐增加肺动脉压力，导致肺水肿和右心衰。

（三）止血带问题

止血带用于上、下肢手术可以最大限度地减少出血并提供良好的手术条件，防止恶性细胞、脂肪栓子和骨水泥扩散。但止血带是非生理性过程，有许多不利因素。

1. 止血带充气时的局部反应　止血带充气后 8 分钟，细胞线粒体内的氧分压降至零，从而引起无氧代谢。在随后的 30～60 分钟内，烟酰胺腺嘌呤二核苷酸（NAD）降低，磷酸肌酸酶明显增高且在肌肉中积蓄，很快产生细胞内酸中毒（pH <6.5），缺氧和酸中毒导致肌红蛋白、细胞内酶和钾离子的释放。如果止血带时间超过 60 分钟，血管内皮完整性受到损害，会产生组织水肿，以至切口缝合困难。随时间延长肢体温度下降，可与室温相同。由于止血带下面的肌肉受压，可能延迟患者康复。

2. 放止血带的全身反应　放止血带后，肢体得到灌注，代谢产物就进入了血循环。静脉氧饱和度在 30～60 秒内下降 20%，中心体温在 90 秒内降低 0.7℃，呼气末二氧化碳明显增高。但除非有显著的肺内分流，一般很少发生动脉血氧饱和度下降的现象。

3. 血流动力学反应　血流动力学改变发生在止血带充气、持续充气及放气后。

（1）充气时：止血带充气时，回心血量增多，外周血管阻力增加，临床上表现为中心静脉压或动脉压轻微增高。然而当患者有严重的静脉曲张或心室顺应性极差时，肺动脉压会显著升高。若双侧下肢止血带同时充气，可导致中心静脉压力明显增高。

（2）放气时：止血带放松时缺血的肢体发生再灌注，通常会导致中心静脉压和动脉压降低。若血压下降极其明显时可导致心跳骤停，发生因素包括外周血管阻力突然下降，急性失血以及代谢产物对循环的抑制。

（3）持续充气期：在全身麻醉时，持续充气 45～60 分钟，可引起高血压，其原因尚不清楚，有人认为这可能反映了肌肉或神经细胞缺血已达到临界水平。有时加深麻醉也不能使血压降低，需加用血管扩张剂如肼苯哒嗪、硝苯地平、拉贝洛尔等才能起效。

4. 止血带疼痛　蛛网膜下腔或硬膜外阻滞的患者，止血带超过 1 小时后，可感到远端肢体疼痛或烧灼感，有时静脉使用吗啡类镇痛药也无效，但放松止血带后便可缓解，这可能与细胞内酸中毒有关。用长效局部麻醉药作完善的臂丛神经阻滞，即使 3～4 小时的手术也不引起止血带疼痛。等比重的腰麻比高比重的腰麻发生止血带疼痛的机会少。

5. 神经损伤　止血带使用超过 2 小时，或压力过大会产生神经损害。上止血带 30 分钟内神经传导就会中断，说明轴索缺氧或在止血带下面的神经过度受压。为了减少神经损伤，必须在每 90～120 分钟内放松和重新充气。另外，当患者收缩压在 90～100mmHg 时，止血带的压．力可以降低到 250mmHg，止血带压和收缩压之间的压力梯度为 150mmHg。这样既可以完全阻断肢体的血流，也减轻了对神经的压迫损伤。

（四）脂肪栓塞

多发性创伤以及长骨骨折的患者都可能会产生不同程度的肺功能障碍，但临床上出现明显脂肪栓塞症状者仅占10%～15%。危险因素包括男性、年龄（20～30岁）、低血容量性休克、髓内的手术操作、类风湿性关节炎、全髋置换术等。临床表现为低氧血症、心动过速、意识改变、肺水肿以及在结膜、腋下、上胸部有出血点等。在尿中查出脂肪滴还不能诊断脂肪栓塞，而当胸片显示肺浸润者基本可诊断为脂肪栓塞。

脂肪栓塞的病理生理是毛细血管内皮细胞破坏导致毛细血管周围出血渗出，主要表现在肺部和脑部。肺血管渗出造成肺水肿和低氧血症，脑缺氧和脑水肿可导致神经功能障碍。

比较严重的脂肪栓塞常发生于股骨和胫骨骨折术后，延迟骨折固定和大幅度扩髓可增加其发病率和严重性。脂肪栓子可通过未闭的卵圆孔或肺循环进入体循环，导致心脑血管栓塞。因此，适当降低肺动脉压可减少通过肺循环的栓子数量，限制肺毛细血管的液体渗出量。

麻醉处理包括及早发现，充分供氧和控制输液量。大剂量激素在严重创伤后短期应用可减轻脂肪栓塞的临床症状，但大多数患者只要适当的输液，充分通气以避免低氧血症，其预后通常都很好。

我院曾有1例双股骨骨折中年患者，手术及麻醉过程平稳。术后3天出现发热，呼吸急促，心率快，大于120/min，双肺闻及湿性啰音，呼吸渐浅，SaO_2降至70%～80%，胸片见斑片状阴影，吸氧无效，行气管插管辅助呼吸。我科急会诊，拟诊为脂肪栓塞。立即予以：①高浓度给氧，持续机械通气；②脱水、降颅压、头部降温；③低分子右旋醣酐500ml/d静滴，扩充血容量，改善微循环；④激素治疗；⑤纠正水电解质紊乱和营养；⑥预防并发症，防治应激性溃疡出血；⑦病情稳定后高压氧治疗；⑧早期应用白蛋白；⑨出现DIC时予肝素化等治疗。患者于8天后逐渐好转。

（五）深静脉栓塞

骨科手术常发生深静脉栓塞，其术中和术后发生的栓塞包括脂肪、骨水泥、空气和血栓，而且肺栓塞是造成术后死亡的主要原因。上肢手术、脊柱手术和膝关节镜手术深静脉栓塞发生率约3%；全髋置换术则明显增加，为30%～50%；全膝置换约40%～60%；下肢创伤为20%～50%。全髋置换后容易发生近端深静脉（股静脉和髂静脉）栓塞约10%～20%，而且容易产生肺栓塞。

血栓可在手术时的血流淤滞期间形成。全膝置换术的患者，止血带充气后，患肢血流完全停止，放气后，血中凝血物质急剧增加，同时在右心室可监测到血栓。全膝置换术时股静脉回流受阻，髋关节重新安置时股静脉再通，血中凝血物质增加，血流中出现血凝块。术中预防血栓形成的措施包括缩短手术时间，增加下肢血流量，给予抗凝药物等。在股骨、胫腓骨手术前先使用15～20U/kg肝素可使深静脉血栓发生率降至6%。

硬膜外或蛛网膜下腔阻滞下行全膝置换术和全髋置换术时，深静脉血栓发生率可分别降低20%和40%。如硬膜外麻醉下行全髋置换术时，同时使用小剂量肾上腺素输注可使其发生率降至10%。这一现象的机制尚不清楚，可能与肾上腺素能提高下肢血流速度有关。全麻合用肝素时，深静脉血栓的发生率为33%，而硬膜外麻醉合用肝素时，发生率为19%，但硬膜外麻醉时能否使用肝素存在争论。

术后预防深静脉血栓形成的措施有间歇气体压迫下肢，活动足部，早期下床活动，手术后当天就开始给予阿司匹林或华法林等。但对于膝关节镜诊疗和脊柱手术，一般不主张术后使用抗凝药物。硬膜外镇痛有利于患肢的早期活动，从而避免下肢深静脉血栓形成。对于易发生深静脉血栓的高危患者，可在术前安置腔静脉过滤器。

（唐玲玲）

参考文献

[1] 陈义泉，袁太珍．临床骨关节病学．北京：科学技术文献出版社，2010.
[2] 戴国锋．急诊骨科学．北京：人民军医出版社，2012.
[3] 邱贵兴．骨科学高级教程．北京：人民军医出版社，2015.
[4] 范卫民．骨科疾病诊断流程与治疗策略．北京：科学出版社，2008.
[5] 邱贵兴．戴尅戎．骨科手术学．北京：人民卫生出版社，2005.
[6] 赵定麟．现代骨科手术学．上海：世界图书出版公司，2012.
[7] 陶天遵．新编临床骨科学．北京：北京科学技术出版社，2002.
[8] 孙婕，刘又文，何建军，汤志刚．实用微创骨科学．北京：北京科学技术出版社，2012.
[9] 郝定均，王岩，田伟．脊柱创伤外科治疗学．北京：人民卫生出版社，2011.
[10] 蒋保国．严重创伤救治规范．北京：北京大学医学出版社，2015.
[11] 鲁玉来，刘玉杰，周东生．骨科微创治疗技术．北京：人民军医出版社，2010.
[12] 赵定麟，陈德玉，赵杰．现代骨科学．北京：科学出版社，2014.
[13] 田伟，王满宜．积水潭骨折．第2版．北京：人民卫生出版社，2013.
[14] 冯华，姜春岩．关节镜微创术．北京：人民卫生出版社，2010.
[15] 张铁良，刘兴炎，李继云．创伤骨科学．上海：第二军医大学出版社，2009.
[16] 杨扬震，林允雄．骨与关节创伤．上海：上海科学技术出版社，2013.
[17] 谢宁，倪斌，叶晓健，等．合并颈椎先天性畸形的下颈椎损伤的治疗策略．中华创伤骨科杂志，2009，10（5）：425－428.
[18] 陈德玉，卢旭华，陈宇，等．颈椎病合并颈椎后纵韧带骨化症的前路手术治疗．中华外科杂志，2009，47（8）：600－612.
[19] 郝定均，贺宝荣，许正伟，等．腰椎间盘突出症术后翻修术的原因分析．中国骨与关节损伤杂志，2010，25：781－783.
[20] 郝永宏，邓树才，李建江，等．经椎间孔腰椎体间融合术在腰椎翻修术中的应用．中国修复重建外科杂志，2011，25：87－90.
[21] 段纲，朱自强，王建强，等．蝶形减压治疗退行性腰椎管狭窄的疗效分析．齐齐哈尔医学院学报，2012，33：2651－2652.
[22] 关骅，张光铂．中国骨科康复学．北京：人民军医出版社，2011.
[23] 林建华，杨迪生，杨建业，等．骨病与骨肿瘤．上海：第二军医大学出版社，2009.
[24] 刘义兰，罗凯燕，熊莉娟．关节镜手术及运动康复护理．北京：人民军医出版社，2012.
[25] 邓爱民，郭永昌．骨性关节炎．郑州：郑州大学出版社，2005.

[26] 燕铁斌．骨科康复评定与治疗技术．北京：人民军医出版社，2015.
[27] 敖英芳．关节镜外科学．北京：北京大学医学出版社，2012.
[28] 吕厚山．膝关节外科学．北京：人民卫生出版社，2010.
[29] 王亦璁．骨与关节损伤．北京：人民卫生出版社，2001.
[30] 刘玉杰，等．实用关节镜手术学．第 2 版．北京：人民军医出版社，2011.